普通医药院校创新型系列教材

护理四级技能培训教程

刘永兵　康美玲　主编

科学出版社
北　京

内 容 简 介

《护理四级技能培训教程》是为满足护理专业人才培养的需求，强化学生的综合护理能力，促进操作技能的教育教学改革而编写的。在该教材编写过程中，本着实用性、创新性的教学理念，设置综合性、设计性的案例情境，全面提升本科学生的综合能力和素质。培养具有扎实的护理专业知识和能力，较强的临床综合护理技能，同时具备人文护理素质和护士职业精神的优秀护理人才，突出护理应用型人才培养特色。

本教材按照护理本科生应掌握的操作技能学习规律和难易程度共分为四篇，共设置四级培训内容，集内科护理、外科护理、妇产科护理、儿科护理、急救护理、老年护理、社区护理等多门课程于一体，精选、编制综合性实验案例，形成综合性实验教学体系，训练学生的临床护理思维能力和综合技能，从而使学生能应用所学的护理知识和技能为服务对象提供高质量的护理服务。

本教材是扬州大学重点教材，可供普通医药院校护理学专业本、专科学生，在职临床护理人员，继续教育学员，以及从事各层次护理专业教学、管理工作者参考、学习使用。

图书在版编目（CIP）数据

护理四级技能培训教程 / 刘永兵，康美玲主编.—北京：科学出版社，2018.6

普通医药院校创新型系列教材

ISBN 978-7-03-056562-4

Ⅰ. ①护… Ⅱ. ①刘… ②康… Ⅲ. ①护理学–医学院校–教材 Ⅳ. ①R47

中国版本图书馆CIP数据核字（2018）第027472号

责任编辑：闵 捷

责任印制：谭宏宇 / 封面设计：殷 靓

科学出版社 出版

北京东黄城根北街16号

邮政编码：100717

http：// www. sciencep. com

南京展望文化发展有限公司排版

广东虎彩云印刷有限公司印刷

科学出版社发行 各地新华书店经销

*

2018年6月第 一 版 开本：889×1194 1/16

2022年12月第六次印刷 印张：18

字数：516 000

定价：65.00 元

（如有印装质量问题，我社负责调换）

普通医药院校创新型系列教材

专家指导委员会

普通医药院校创新型系列教材

《护理四级技能培训教程》编辑委员会

主 编

刘永兵 康美玲

副主编

胡兰英 陈玉瑛 刘晓红

杨 琴 韩 荟 李 霖

编 委

（按姓氏笔画排序）

丁 卉 丁平俊 万小娟 马建芬 刘永兵

刘晓红 李 萍 李 霖 杨 琴 严俊丽

芦 飞 张 菁 张 瑜 张志霞 陈玉瑛

房 丽 胡兰英 祝娉婷 贾金芳 倪春梅

康美玲 彭晓燕 韩 荟 谢 薄 薛 谨

前　言

护理学是一门实践性很强的应用性学科。现代护理事业的发展需要我们培养优秀的护理学生，为我国护理队伍的不断壮大储备人才。具有扎实的护理操作技能是护理工作的基础，也是临床各项护理措施有效实施的有力保障，是提升临床护理质量的重要环节。而现有的护理本科实验教学体系和内容在提高护理学生的临床思维能力、综合护理能力、实践创新能力等方面有所欠缺。

根据护理本科人才培养目标和教学计划，为了加强实践性教学环节，强化护理技能培训，在总结多年实验教学经验和相关研究成果的基础上，整理和编写了《护理四级技能培训教程》。本教材从教学体系、教学内容、教学方法等方面对护理专业实验课程教学进行改革，以推进高等学校护理本科教育质量为目标，对实验教学内容进行整合与优化，构建独立的实验课程体系。一方面，为护理专业本科生、临床实习生及医院年轻护士学习和掌握护理操作技能提供有益的帮助；另一方面，为护理教师进行课堂教学和临床带教提供参考。

本教材按照护理学生操作技能学习规律进行编写，从护士专业思想、行为规范、护士礼仪修养开始，逐步过渡到基础及专业基础护理技能、临床专科护理技能，最后为临床综合护理技能，彻底打破学科界限，根据护理学科特点和功能，进行一体化设计，避免学科重复，形成符合护理学科特点的实验教学新体系。本教材具有以下特色。

一是以符合临床实际的案例或情景导入，促进学生自主学习和思考，使学生能将理论和实践相结合，明确学习重点和目标，按照规范完成各项技能操作，培养临床综合实践技能。

二是每项技能设置考核标准，以便对学生采取综合性形成性评价，形成科学合理的考核评价体系，客观评价学生学习能力，也便于学生自学、自测，培养其自主学习的能力及兴趣。

三是教材内容设置深入浅出，由基础到专科、由单项到综合，使学生逐步适应和掌握各项护理技能，并在后续学习过程中能不断对前期学习的技能进行巩固和应用，从而更好地应对临床工作，增强岗位胜任能力，为成为一名优秀的护理工作者奠定坚实的基础。

总之，《护理四级技能培训教程》是学校教学与临床衔接的桥梁课程，是学生在进入临床实习前对基础护理技能、专科护理技能及人文关怀能力进行综合实训的课程。

本教材由扬州大学出版基金资助。由于编者水平有限，加之编写时间仓促，难免有不足之处，在此恳请各位专家、同行和学生们提出宝贵意见和建议，从而促进我们不断完善该教材。

主　编

2018年1月

目　录

第三篇 三级技能 141

第四篇 四级技能 266

主要参考文献 279

第一篇

一 级 技 能

技能一　护士基本素养培养

弗洛伦斯·南丁格尔(Florence Nightingale),英国人,1820年5月12日生于意大利的佛罗伦萨。她生于一个名门富有之家,自幼便在家庭里受教育。南丁格尔女士以最高贵的奉献精神把一生献给了护理事业,为护理事业奋斗终身。英国人把她看作是英国的骄傲,为她在伦敦树立了铜像,并把她的大半身像印在英国10英镑纸币的背面(正面是英国女王伊丽莎白二世的半身像)。美国大诗人Longfellow(1807～1882)为她作诗,赞美她的精神是高贵的,是女界的英雄。如今,5月12日被定为护士节以纪念她。南丁格尔被列入世界伟人之一,受到人们的尊敬。

【目的】

学习南丁格尔精神。

【护理情景导入】

带领学生来到护理实训中心南丁格尔铜像旁,引入南丁格尔精神,引发学生对南丁格尔事迹的兴趣和思考。

【评估】

(1) 视频资料及参考资料是否齐全。

(2) 多媒体设备是否完好。

【计划】

1. 护生准备　洗手,着装整齐,怀着崇敬的心情进入实训中心示教室。

2. 用物准备　南丁格尔事迹视频资料,教材和参考资料准备,打开多媒体,每组A4纸1张,笔1支。

3. 环境准备　安静,整洁。

【实施】

(1) 观看南丁格尔事迹录像。

(2) 以小组为单位讨论南丁格尔事迹。

(3) 选派小组代表总结南丁格尔精神对当下护生的影响,包括在校阶段的学习及将来临床工作的设想。

【评价】

(1) 学生全面了解南丁格尔事迹。

(2) 南丁格尔事迹对当代护生的在校学习有着积极的影响。

(3) 南丁格尔事迹让当代护生对将来所要从事的临床工作有了正确的认识和积极的准备。

【反思】

(1) 南丁格尔精神的精髓是什么?

(2) 南丁格尔精神对当代护生的指引作用是什么?

笔记栏

操作程序及考核标准

考核时间：15 min。
考核资源：A4纸，笔。

项　目	操 作 要 点	分　值	得　分	扣分及说明
	报告姓名，计时开始			
仪　表	仪表端庄，服装整洁	5		
评　估	视频及参考资料的准备情况	10		
计　划	南丁格尔事迹相关教材和参考资料准备齐全	5		
实　施	（1）小组资料准备充分	10		
	（2）小组各个成员都能积极发言	10		
	（3）小组代表能详细阐述南丁格尔精神	10		
	（4）以小组为单位能上交一份关于“南丁格尔精神对当代护生的影响”的文章	30		
	（5）小组成员间的配合	10		
综合评价	（1）学生全面了解南丁格尔事迹	5		
	（2）南丁格尔事迹让当代护生对将来所要从事的临床工作有了正确的认识和积极的准备	5		
总　分		100		

（张　瑜）

技能二　人的基本需要实践

亚伯拉罕·马斯洛（Abraham Harold Maslow，1908 ～ 1970）出生于美国，是美国社会心理学家、人格理论家和比较心理学家，人本主义心理学的主要发起者和理论家，心理学第三势力的领导人。马斯洛在1943年发表的《人类动机的理论》(*A Theory of Human Motivation Psychological Review*)一书中提出了需要层次论。这种理论的构成基于3个基本假设。

（1）人要生存，他的需要能够影响他的行为。只有未满足的需要能够影响行为，满足了的需要不能充当激励工具。

（2）人的需要按重要性和层次性排成一定的次序，从基本的（如食物和住房）到复杂的（如自我实现）。

（3）当人的某一级的需要得到最低限度满足后，才会追求高一级的需要，如此逐级上升，成为推动继续努力的内在动力。

马斯洛理论把需要分成生理需要、安全需要、社会需要、尊重需要和自我实现需要五类，依次由较低层次到较高层次。

【目的】

验证马斯洛的人的基本需要理论，掌握马斯洛的人的基本需要理论在护理中的应用。

【护理情景导入】

通过事先剪辑的各种类型患者和健康者的视频，引入人的基本需要层次论的讨论。

【评估】

（1）视频资料及参考资料是否齐全。

（2）多媒体设备是否完好。

笔记栏

【计划】

1. 护生准备　洗手,着装整齐,提前分组并分配角色扮演的任务。

2. 用物准备　视频资料、教材和参考资料准备,打开多媒体,每组角色扮演道具齐全。

3. 环境准备　床单位、模拟病房环境。

【实施】

(1) 观看事先剪辑的各种类型患者和健康者的视频。

(2) 根据设定的护理情景,以小组为单位,开展角色扮演活动。

(3) 根据每组的角色扮演,全班同学能够阐述影响其基本需要获得满足的因素,识别个体各种基本需要的层次。

【评价】

(1) 学生全面了解人的基本需要。

(2) 学生能够阐述影响各种类型人群基本需要获得满足的因素。

(3) 能识别个体各种基本需要的层次。

【反思】

如何将马斯洛关于人的基本需要理论恰当地应用到护理实践中?

操作程序及考核标准

考核时间: 15 min。

考核资源: 床单位、模拟病房环境。

项　目	操　作　要　点	分　值	得　分	扣分及说明
	报告姓名,计时开始			
仪　表	仪表端庄,服装整洁	5		
评　估	视频、教材及参考资料的准备情况	10		
计　划	(1) 事先设定一个医疗和护理情景	2		
	(2) 表演该情景的人员到位,相关道具准备齐全	3		
实　施	(1) 小组资料准备充分	10		
	(2) 小组各个成员都能积极扮演角色	10		
	(3) 小组成员能全面了解马斯洛人的基本需要理论	20		
	(4) 阐述影响基本需要获得满足的因素	15		
	(5) 识别角色扮演中个体各种基本需要的层次	15		
综合评价	(1) 学生全面了解人的基本需要理论	5		
	(2) 学生能够阐述影响各种类型人群基本需要获得满足的因素,能识别个体各种基本需要的层次	5		
总　分		100		

(张　瑜)

技能三　护理程序实践

护理程序(nursing process)是指导护理人员以满足护理对象的身心需要,恢复或增进护理对象的健康为目标,科学地确认护理对象的健康问题,运用系统方法实施计划性、连续性、全面整体护理的一种理论与实践模式。

笔记栏

在护理程序中,主要包含着人、环境、健康、护理这四个基本概念,护理程序建立在这四个基本概念之上。在不同的护理模式（理论）中，这四个基本概念的含义、注解并不一致，因而表现在护理程序执行上也存在一些差别。下面所介绍的是多种护理模式中共有的并被普遍认同的四个基本概念的含义。人是由身体、心理、社会等方面组成的整体的人；人有基本的需要和各发育成长阶段的需要，并与环境相互作用以求适应；人是护理在社会和环境中的服务对象。环境分为内环境（包括生理环境和心理环境）和外环境（包括社会环境和自然环境）。人可适应环境，也可改造环境，同时又受环境影响，护理可以创造一个适于恢复或保持健康的环境。健康是人对环境的一种积极反应，是指一个人达到身体上、心理上、社会上的完满状态。健康与疾病是相互关联的一个连续体，人经常在此连续体内变动，护理即保持人的身心、社会等方面处在最佳的协调状态，并可促进人的健康。护理贯穿于人的生命全过程，护理工作重点是帮助患者对疾病做出积极的反应。护士要应用护理程序与交流技巧帮助患者与环境保持平衡，达到最佳健康状况。护士通过照料患者，促使其达到自理；护士还要预防疾病，维护健康。

护理程序一般可分为五个步骤，即评估、诊断、计划、实施和评价。

【目的】

验证护理程序的基本过程。

【护理情景导入】

以护士采集病史资料或与患者交谈沟通的视频切入护理程序的主题。

【评估】

（1）入院评估表是否齐全。

（2）评估患者前是否对其病史有全面了解。

【计划】

1. 护生准备　洗手，着装整齐，一切按照医院的要求整理完备。
2. 用物准备　入院评估单，给患者进行护理查体所需要携带的物品。
3. 环境准备　真实病房环境。

【实施】

（1）学生3～4人一组，在临床带教老师的带领下与患者沟通交谈获取资料。

（2）在临床带教老师的带领下对患者进行护理查体。

（3）阅读分析病历，小组讨论刚刚获得的患者的主客观资料。

（4）在临床带教老师的指导下制定一份完整的护理病历，要求格式规范、内容可靠、资料完整、数据准确。

【评价】

（1）学生全面了解护理程序的基本步骤。

（2）掌握护理程序的框架结构和处理病例时的思路方法。

（3）使用统一的护理诊断名称，护理诊断书写格式。

（4）基本了解和掌握护理程序在临床护理中的应用。

【反思】

如何将护理程序更好地应用于临床整体护理？

操作程序及考核标准

考核时间：45 min。

考核资源：模拟病房，模拟患者，模拟患者的病例资料，所有评估、查体的资料、设备和用具。

项目	操作要点	分值	得分	扣分及说明
报告姓名，计时开始				
仪表	仪表端庄，服装整洁	5		
评估	根据提供的病例资料对患者基本情况的了解	10		
计划	（1）洗手，戴口罩	2		
	（2）入院评估表准备妥当，查体用品齐全，清洁适用，摆放有序，便于操作	3		

笔记栏

（续表）

项　目	操　作　要　点	分　值	得　分	扣分及说明
实　施	（1）与模拟患者沟通交谈获取可靠的临床主观资料	10		
	（2）对模拟患者进行护理查体获得客观资料	10		
	（3）根据获得的主客观资料完成入院评估单的填写	10		
	（4）阅读分析病例和入院评估单	10		
	（5）制定一份完整的护理病历，要求格式规范、内容可靠、资料完整、数据准确	30		
综合评价	（1）学生全面了解护理程序的基本步骤	5		
	（2）学生基本掌握护理程序的框架结构和处理病例时的思路方法	3		
	（3）学生基本了解和掌握护理程序在临床护理中的应用	2		
总　分		100		

（张　瑜）

技能四　护理审美

护理审美是护理领域中的审美活动，审美的主体是人，包括护理操作者、管理者、教育者和护理服务对象中的健康人、患者及其家属。护理审美是人们在参与护理实践的过程中，逐步形成的审美情感、审美意识和审美能力的总和。护理审美有特定的专业性，任何一种层次的护理审美，都必须有利于维护人的身心健康。

【目的】

（1）从美的形式、范畴、形态等方面进行美感教育。

（2）培养美的鉴别能力、欣赏能力。

（3）培养体验美、运用美、创造美的能力。

【实验内容】

（1）美学作品鉴赏。

（2）护理美主题作品演示和讨论。

【实验方法】

（1）以小组为单位对一件艺术作品（绘画、书法、音乐、舞蹈、文章等）进行赏析，推选代表进行5 min的发言，讲述对作品的理解。

（2）以小组为单位，创作一个护理美主题的作品（绘画、书法、音乐、舞蹈、文章等）。

（3）小组进行5 min主题汇报，汇报形式不限，可用幻灯片、视频、动画、图片、情景表演等方式。

【反思】

美感是如何展现的？

操作程序及考核标准

考核时间：10 min。

考核资源：美学作品，护理美主题作品。

项　目	评　价　要　点	分　值	得　分	扣分及说明
美学作品鉴赏	（1）选取作品精美	10		
	（2）对美的特征分析深入	10		
	（3）与美学知识联系	10		

笔记栏

（续表）

项　目	评　价　要　点	分　值	得　分	扣分及说明
美学作品鉴赏	(4) 发言者仪表端庄、举止得体、语言流畅	10		
	(5) 发言内容生动具体	10		
护理美主题作品展示	(1) 内容与护理美相关、信息量大	20		
	(2) 时间适度、组织合理	10		
	(3) 形式多样、制作精美	10		
	(4) 汇报者仪表端庄、举止得体、语言流畅	10		
总　分		100		

案例分析

护理美作品

提灯女神———护理美的光辉

我们已经知道许多关于男性因他们的工作而成为伟大人物的事情，而这里要讲的故事是关于医学史上一位杰出的女性——南丁格尔。南丁格尔于1820年生于意大利佛罗伦萨的贵族家庭，掌握英、法、德、意四国文字。她不顾父母的反对而毅然选择了成为一名护士。1907年，英王颁发命令，授予南丁格尔功绩勋章，南丁格尔成为英国历史上第一个接受这一最高荣誉的女性。

南丁格尔年轻时，不止一次地听到父母说："要成为一个贵夫人，这是我们的心愿。"但她并不满足于贵妇生活。当她还是小孩时，她就感到看望患者是一种责任和乐趣。她喜欢助人为乐。她经常照顾患者。她尽量多地访问其他国家的医院，她看到了许多患者遭受痛苦，她认为必须照顾他们。最后，她决心选择从事一项"助人为乐"且为之奋斗终身的事业——护士。她父亲对她说："护理工作对一个贵夫人来讲是不适合的。"但她微笑着说："那么我就要使它适合于贵夫人所做的。"从照料患者的实践中，南丁格尔认识到，护理工作并不像她原先想象得那么简单，是需要学习、需要知识的。

在1854年克里米亚战争中，英国军队医疗救护条件非常差。当这一消息传到英国，南丁格尔立即写信给作战指挥部表示要到那里去当护士。她在请求被采纳后，与38名妇女组成了一个小分队来到了克里米亚的医疗救护站。

当她们到达那里时，南丁格尔发现情况比她所想象的还要坏得多。一切东西都缺少，如床椅、衣服、毛巾、肥皂、餐具，没有绷带，也没有用来做绷带的布料。药物少得很，几乎没有适合的食物。她和她的护理团队十分辛劳。

南丁格尔比其他护士更为勤劳，她夜以继日地工作以保证伤员能得到好的护理和合理的治疗。她每天晚上提着一盏小油灯在病房里巡视。在战士们的眼里，她就是"提灯女神"。他们都很尊敬她，一个战士这样写道："看到她从我们身边走过就是一种安慰。她只对一个伤员讲话，而对另外更多的人微笑。你知道她不可能对所有的人都讲话，因为我们有数以百计的人躺在那儿，但我们都可以吻她映在墙上的影子。"当然，这只是情况的一面，这位"提灯女神"也是一位严格实干的女性，她和护士们跪着用手擦洗地板，她组织护士们为伤员们做饭、洗衣，为战士们提供精细烹调的均衡饮食，服务周到。她将糟糕的医疗环境治理得井井有条，通过她的辛勤劳动，伤员的死亡率从60%下降到2.2%。

战争结束后，南丁格尔回到英国，受到人们热烈的欢迎，她因出色的工作，受到维多利亚

笔记栏

女王的嘉奖。1860年，南丁格尔在伦敦开办了“南丁格尔护士学校”，以自己的护理思想培养护士。此后，南丁格尔在培养护士人才上倾注了毕生精力，为近代护理学的形成奠定了基础。1910年，这位九十岁高龄、劳累一生的女性在睡眠中安详地与世长辞。

护理美作品分析

16～19世纪是护理发展史上最黑暗的时代，当时的一些宗教把疾病视为对罪恶的惩罚。因此，对患者的照顾也就被认为是一种非仁慈行为，而从事护理工作的人被称为“奴仆”。那时从事护理工作的，往往是那些出身卑贱、工资菲薄，甚至是被认为道德不好的妇女。

南丁格尔出身贵族家庭，她不图豪华、安逸、舒适的生活，不顾世俗的偏见和家庭的阻挠，以她渊博的知识、远大的目光和高尚的品格，投入护理事业，这是因为她有一颗比金子还要美、还要亮的心——纯粹的利他主义精神；她的一生是闪烁着护理美光辉的一生，是护理美的典范。

南丁格尔满足了人生最高层次的美感需要——自我实现的需要——为助人为乐的事业献出毕生的精力——“我要当一名护士”。她提出：“护理学既是一门艺术，也是一门科学。”“护理是最精细的艺术。”因此，她既是护理学伟大的奠基人，也是护理美学伟大的奠基人。

南丁格尔开创了科学的护理专业，功绩卓著，为了纪念她，在英国的伦敦和意大利的佛罗伦萨城都铸有她的铜像，英国还建立了南丁格尔基金社，专供各国护士留学英国之用。同时，国际红十字会还设立了南丁格尔奖章，作为各国优秀护士的最高荣誉奖，每两年颁发一次。1999年5月12日，南丁格尔铜像在中国中日友好医院落成，“护理女神”的伟大形象是代代护理工作者心中的偶像，她手中的“油灯”照耀了代代护理工作者前进的方向。

南丁格尔是护理美的化身，是护士心灵美和仪表美融为一体的象征，是现代合格护士心中的偶像，是现代优秀护士护理美光辉的典范和学习榜样。这就是这例医学护理美案例的主题和中心思想。

（康美玲）

技能五　护士礼仪训练

礼仪是人们在社会交往中共同遵守的行为准则和规范，是人们在交往中体现出来的人与人之间相互尊重的意愿，是与人交往的程序、方式及实施交往行为时的外在表象方面的规范，包括语言、仪容、仪态、风度等。礼仪是一个人、一个组织乃至一个国家和民族内在的精神文化素养的显示，也是协调人际关系的约定俗成的行为规范。

护士礼仪是在特定的护理活动中形成的，是护士在工作岗位上应当遵守的行为规范，具有浓厚的职业色彩。护士礼仪形象塑造作为医院发展的需要，是医院无形资产的重要组成部分，是医院文化的外在体现，每一名护士的形象体现着医院的形象。护士在实施礼仪的过程中，也在潜移默化地影响护士自身的气质、情操、心理、性格、意识、理念，塑造白衣天使的灵魂。护士礼仪一般包含仪容、仪表、仪态，体态礼仪，手势礼仪，病房礼仪和语言礼仪五部分。

一、仪容、仪表、仪态

【护理情景导入】

早晨7∶30，白班护士赶到医院，整理好仪容、仪表，以一定的仪态进入护士站，准备交接班，开始一天的工作。

笔记栏

【实验内容】

（一）着装要求

1. 女护士着装要求

（1）护士服：仅供护士上班时着装，整体装束应力求简约端庄；服装要保持整洁、无皱褶；大小合身，衣长刚好过膝，袖长刚好至腕，腰部宽松适度；衣扣袖口扣好，扣无缺失。要求穿浅色内衣，于领口或袖口不外露。

（2）燕帽：戴正、戴稳，轻巧扣在头顶，两边微翘，前后适宜，前面距发际3 ～ 5 cm，用白色发夹固定于帽后，以低头或仰头时不脱落为佳。

（3）发式：要求长发盘起，戴发花或发套，前不留刘海，后不及衣领，侧不掩耳。短发要求不超过耳下3 cm。

（4）鞋袜：鞋子要注意防滑、舒适、干净，样式简洁，以平跟或浅坡跟，软底为宜，防止发出声响，颜色以白色或乳白色为佳，配穿白色、肉色袜子。

2. 男护士着装要求

（1）护士服：男护士着工作服以整齐洁净、大方适体、便于技术操作为原则，上身白大褂或分体式工作服，要求尺寸合身，以衣长刚好过膝10 cm，袖长至腕2 cm为宜；下身配白色长工作裤，裤长为裤脚前缘平鞋面，后缘裤腿盖在鞋跟上缘2 cm为宜。

（2）帽子：佩戴低圆筒帽，戴帽不露前额头发。

（3）发式：头发保持干净，选择大方稳重的发型，不留长发，前部头发不遮盖眉头，侧部头发不遮盖耳朵，不留长鬓角，后发际不超过衣领上缘，不得剃光头，不允许染发、烫发。

（4）鞋袜：穿白色、软底、大小合适的工作鞋，配白色或浅色袜，不穿硬底、带响声的鞋子，不允许光脚穿鞋，不允许穿拖鞋。

（二）仪容

1. 化妆　要求护士淡妆上岗，化妆不仅表示对他人的尊重，给人以美的享受，更能提高自己的气质和自信，完善礼仪修养，要求护士妆容以健康、自然、大方、优雅、沉稳为原则。

（1）眉毛都是以浅咖啡或者咖啡，或者是淡淡的黑色为主，切忌粗重的蓝色或者黑色。

（2）眼线要画得纤细，切忌画得粗、黑、很重。

（3）眼影以浅色为主，如浅粉色，切忌带着银光、闪亮的，或者过重的金属色。

（4）腮红以浅粉色、桃红、浅桃红为主，切忌为深色。

（5）嘴唇以接近肉色为主，如粉红色、橙色、豆沙色，或者透明的唇膏，切忌用大红色或者突出的唇线。

2. 指甲　护士指甲要求修剪整齐，不留长指甲，不可涂抹指甲油。

3. 饰品　禁止佩戴戒指、指环、手链、手镯；禁止佩戴耳坠、耳环、耳钉等；禁止佩戴夸张的项链，提倡不戴项链。

（三）仪态

微笑服务不仅是礼貌，它本身就是一种劳动的方式，是护士以真诚态度取信于患者的重要方式。微笑是人际交往中的"货币"，人人都能付出，人人也都乐于接受。微笑要领如下。

1. 松　面部肌肉放松。

2. 翘　两嘴角微微上翘。

3. 齿　可微露或不露出牙齿。

4. 声　尽量不发出声音。

5. 心　内心要有一种如沐春风的感觉，只有真诚才能使微笑更自然亲切、更令人愉快。

笔记栏

操作程序及考核标准

考核时间： 10 min。
考核资源： 简单化妆品，护士服、帽子。

项　目	评　分　要　点	分　值	得　分	扣分及说明
仪　容	（1）化妆：要求化淡妆，健康、自然、大方、优雅、沉稳	10		
	（2）发型：长发盘起，后不过领，前不过眉，戴发花或发套；短发不超过耳下 3 cm	10		
	（3）指甲：修剪整齐，不可涂抹指甲油	10		
	（4）饰品：禁止佩戴戒指、指环、手链、手镯、耳坠、耳环、耳钉	10		
仪　表	（1）燕帽：戴正、戴稳，距发际 3 ～ 5 cm，用白色发夹固定	10		
	（2）护士服：整洁、无皱褶，衣扣、袖口扣好	10		
	（3）内衣：浅色，没有高过衣领	5		
	（4）袜子：白色或肉色	5		
	（5）鞋子：白色为主	10		
仪　态	微笑要发自内心，真诚，无任何做作之态，使人感到亲切自然、轻松愉快	20		
总　分		100		

二、体态礼仪

良好的职业礼仪是护士良好的情操与修养的体现，是护士素质内涵的外延。护士的职业礼仪行为是一系列对患者表示礼貌尊重的规范要求；护士站姿、坐姿、行姿、蹲姿等体态礼仪，能够向社会展示端庄优雅的护士职业美。

【护理情景导入】

护士走进病房，向新患者问好，向患者介绍自己，然后为其测量血压。

【实验内容】

（一）站姿

优美的姿态是以正确的站姿为基础的。站立时，要以挺、直、高、稳为要领。

1. 挺　站立时身体各部位要尽量舒展挺拔，做到头平、颈直、肩夹、背挺。

2. 直　站立时身体尽量与地面保持垂直，注意收颌、挺胸、收腹、夹腿。

3. 高　站立时身体的重心要尽量提高，即昂首提气直腰绷腿。

4. 稳　足跟并拢、足尖分开，夹角呈 60°，重心落在双脚间，也可采用“丁”字形站姿，男护士可双脚分开，与肩同宽。

站姿包含基本站姿、标准站姿、沟通站姿。

1. 基本站姿　在挺、直、高、稳的基础上，双手自然下垂，面带自信和微笑，适合同事之间的交谈。

2. 标准站姿　在挺、直、高、稳的基础上，双手于体前相握。适合迎送患者、前台导医、科室大查房、晨交班等。

3. 沟通站姿　在挺、直、高、稳的基础上，双手于腹前相握，掌心向下，适合与患者沟通和交流。

（二）坐姿

1. 坐姿要领　应体现出谦逊、诚恳、娴静、端庄，上身端正挺直（交谈时上身微向前倾），双肩平正放松，坐满座位的 2/3 ～ 3/4。女士双腿并拢，两臂放松后收，双手轻握，自然放于腿上，双腿可采用前伸式、标准式或重叠式。男士双腿分开不超过肩宽。双脚平行自然摆放，双手自然摆放在双膝或座位扶手上，极正规的场合，上身与大腿、大腿与小腿，均为直角，即所谓的“正襟危坐”。

笔记栏

2. 入座、离座注意事项

(1) 左进左出：无论是从正面、侧面还是背面走向座位，通常都讲究从左侧一方走向自己的座位，从左侧一方离开自己的座位。这是一种礼貌，简称为“左进左出”，在正式场合一定要遵守。

(2) 落座无声：无论是移动座位还是落座、调整坐姿，都应不慌不忙，悄然无声，这本身也体现了一种教养。

(3) 入座得法：入座时，应转身背对座位，如距其较远，可将右脚后移半步，待腿部接触座位边缘后，再轻轻坐下。着裙装或护士服时，通常应先用手抚平裙摆，再随后坐下。

（三）走姿

1. 走姿要领

(1) 步态轻盈：步态即行走的基本态势。优美的走姿，应该是表情自然放松，昂头收颌，挺胸收腹，直腰提臀，双臂自然下垂前后摆动，身体的重心应落在反复交替移动的前面那只脚的脚掌上。

(2) 步幅适中：步幅即行走时双脚间的距离。步幅在30 cm左右(通常为自己一只脚的长度)，即一脚踩出落地后，脚跟离未踩出脚的脚尖距离恰好为自己的脚长。着装不同时步幅可有不同，穿西服裙或窄裙时，步幅宜小些。护理人员在工作时，步幅不宜过大。

(3) 步位直平：步位即脚落地时的位置。对于女性来说，最好步位是“一字步”，即两脚的内侧踩在一条直线上。同时克服身体在行进中左右摇摆。男性可步幅稍大(稍大于一脚长)。

(4) 步韵轻快：步韵是指行走时的节律。护理人员在行走时，要弹足有力，膝盖尽量绷直，步速稍快，使脚步有一种韵律感。遇有危重患者抢救或病房传出呼唤时，可采取短暂的快步姿，步履快而有序，使患者感到护理人员工作忙而不乱，从而增加安全感。

2. 行走时应注意的问题

(1) 行走时自然摆动双臂，摆动幅度不宜过大，大约45°，切忌左右摆臂，上下摆不超过上衣下面第二扣。

(2) 行走时要走成一条直线，切忌两条平行线。

(3) 行走时膝盖、脚踝都应轻松自如，避免全身僵硬，切忌外八字和内八字。

(4) 行走时应保持身体的挺直，避免左摇右晃、重心不稳；弯腰驼背，瞻前顾后。

(5) 避免趿拉着鞋走出嚓嚓声响。

(6) 避免在病房重步疾奔，慌张急迫，或婀娜而行，步履拖曳。

（四）蹲姿

1. 蹲姿要领　蹲姿的运用要优美典雅。其要领是：左脚在前，右脚在后，双腿靠紧下蹲，前脚全脚掌着地，小腿基本垂直于地面，后脚脚跟抬起，臀部要向下。俯身拾物时，应走近物体，一脚后退半步屈膝下蹲，左手扶住衣裙下摆，右手拾物，保持美观且省力。

2. 禁忌的蹲姿

(1) 下蹲时双腿平行叉开，这样做好像在上洗手间，故称“洗手间姿势”，不够文雅。

(2) 下蹲时低头、弯腰，翘臀部，特别是女性穿短裙，这种姿势十分不雅。

（五）点头礼

点头礼要领如下。

1. 原地问好　上身微前倾5°，面带微笑，目光注视对方，颈部放松，以下巴带动头部，问候“您好”。

2. 行进中问好　与同事或同辈相遇，向左侧或右侧点头致意；与领导相遇，在行使点头礼的同时，需放慢脚步，目送领导离开。

笔记栏

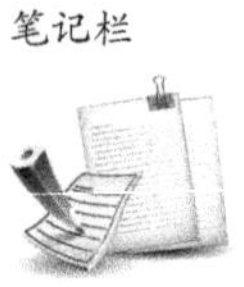

（六）鞠躬礼

1. 日常鞠躬礼　要领如下。

(1) 脱帽，立正站直，背部伸直，双手放于体侧或体前搭好。

（2）以腰为轴，上体向前倾斜约15°，同时问候“您好”。

（3）目光朝下，落在1 m以外，礼毕注视对方。

（4）鞠躬后即恢复原态，只做一次。

2. 接送客户时　　行30°鞠躬礼，表示感谢、迎送。

3. 感谢客户时　　行45°鞠躬礼；表示非常感谢。

操作程序及考核标准

考核时间： 10 min。

考核资源： 形体训练室。

项　目	质　量　标　准	分　值	得　分	扣分及说明
站　姿	（1）挺：头正、颈直、肩夹、背挺	4		
	（2）直：收颌、挺胸、收腹	2		
	（3）高：昂首提气直腰绷腿	2		
	（4）稳：足跟并拢、足尖分开，重心落在两脚间	4		
	（5）表情自然，面带微笑、自信	4		
	（6）手脚摆放正确自然	4		
坐　姿	（1）左进左出：护士坐在椅子上，应该左进左出，从椅子后面走到椅子前面走五步，然后，将右脚后移半步，稍微侧头，顺左眼余光，用左手虎口从腰间往后下挪动理顺白大褂下摆，缓缓落座，臀部占椅面的2/3 ～ 3/4	5		
	（2）面带微笑、挺胸收腹、立腰、肩平正放松、膝盖并拢，两臂后收	5		
	（3）落座无声、离座无声	5		
走　姿	（1）步态轻盈：表情自然放松，目光平视，昂头收颌，挺胸收腹，直腰提臀，抬足有力稳健，柔步无声，双肩平稳，两臂自然下垂前后摆动不超过45°	5		
	（2）步幅适中：步幅的一般标准是一个脚长（穿了鞋子的长度），男护士稍大于一脚长	5		
	（3）步位直平：直线行进，“一字步”；忌身体左右摆动，忌八字步	4		
	（4）步韵轻快：步律均匀轻快；忙而不乱	1		
蹲　姿	（1）下蹲姿势：先后移右脚半步，左手虎口整理衣摆，垂直蹲下，挺胸收腹，调整重心	5		
	（2）上身保持正直，臀部朝下	5		
	（3）拾物：俯身拾物时，应走近物体蹲下，低头，右手拾物；保持美观省力	5		
点头礼	（1）原地问好：上身微前倾5°，面带微笑，目光注视对方，颈部放松，以下巴带动头部，问候“您好”	5		
	（2）行进中与同事或同辈相遇：向左侧或右侧点头致意，问好	5		
	（3）行进中与领导相遇：在行使点头礼的同时，需放慢脚步，目送领导离开	5		
鞠躬礼	（1）标准站姿基础上，背部伸直，两手放于体侧或体前搭好	5		
	（2）以腰为轴，上体向前倾斜约15°，同时问候“您好”	5		
	（3）目光朝下，落在1 m以外地上，礼毕注视对方	5		
	（4）弯腰比起身慢，弯下腰定一会再起身，鞠躬后即恢复原态	5		
总　分		100		

笔记栏

三、手势

护士在工作中常用的手势包括招手礼、欢送礼、握手礼、鼓掌、引领等。

【护理情景导入】

护士引领新入院患者到护士站进行签字。

【实验内容】

（一）招手礼

向远距离的人打招呼时，伸出右手，右胳膊伸直高举，掌心朝着对方，轻轻摆动，不可向上级和长辈招手。

（二）欢送礼

欢送礼，五指并拢伸直，抬高至耳旁，向左右摇摆，同时送上温馨祝福，直至患者走远。

（三）握手礼

握手是最常被使用的社交礼仪之一，握手的初衷是向对方表示友好与接纳。

1. 握手礼要领　伸出右手，手掌与地面垂直，五指并拢，大拇指朝上，轻握对方的手掌，同时身体略向前倾，面带笑容，目光注视对方，问候“您好！”握手1～3 s，双方距离0.75～1 m。

2. 握手礼注意事项

（1）注意双手卫生。

（2）握手顺序为先尊后卑、先长后幼、先女后男。

（3）为表示格外尊重和亲密，可以双手与对方握手。

（4）一般握两下，握对方手的前2/3，如果是女士，最好握前1/3。

（四）鼓掌

用以表示欢迎、祝贺、支持的一种手姿。其做法是右手掌心向下，有节奏地拍击掌心向上的左手，必要时起身站立。手平胸，不可低于腰。

（五）引领

1. 原地指路　需要用手指引某样物品或为患者指路时，五指并拢，以肘为轴向指引的方向伸出，以指示方向，手指和肩平齐，同时要有目光交流，在沟通站姿的基础上（男士可在基本站姿的基础上）。身体可跟着稍偏：“先生，请往这边走”，眼睛跟着手指方向的延长线。

2. 近距离提示　上臂贴近身体，手指和前臂成一直线，掌心朝上，五指并拢，指向签字（或就座等）的方向，目光跟随手指的方向。在沟通站姿的基础上，“您好，请签字”，身体可稍前倾，头可稍向反方向倾斜。

3. 伴随引路

（1）伴随引路要领：两人同行时以右为尊，三人同行以中为尊，遇到楼梯、拐弯、台阶等情况时用手势和话语适时提醒“请小心”，适用于陪同患者检查或引导参观团体。手指向位置的方向，眼睛看着被指引者：“先生，请随我来。”

（2）伴随引路注意事项

1）自身所处的位置：若双方平行前进时，引导者应该位于被引导者的左侧。若双方单行前进时，引导者应该位于左前方1 m左右。当被引导者不熟悉前方环境时，一般不应让其先行或在外侧行走。

2）行进的速度：在引导患者前行时，速度应该保持与被引导者同步，特别是在引导老年患者和虚弱患者时更应注意。切勿时快时慢，以免患者产生不安全感和不被尊重的感觉。

3）注意关照和提醒：陪同行进过程中要注意以被陪伴者为中心，在照明欠佳，转弯、上下楼梯等环境时，应该随时提醒并给予适当的照顾，以防患者跌倒受伤。“请小心脚下”。

4）正确的体位：在陪伴引导患者时，应根据不同的情景，采取不同的姿势和体位。行进中与对方交谈，应将头部和上身转向患者回答问题。

笔记栏

操作程序及考核标准

考核时间：10 min。

考核资源：形体训练室。

项 目	质 量 标 准	分 值	得 分	扣分及说明
招手礼	伸出右手，右胳膊伸直高举，掌心朝着对方，轻轻摆动	10		
欢送礼	五指并拢伸直，抬高至耳旁，向左右摇摆，同时送上温馨祝福	10		
握手礼	伸出右手，手掌与地面垂直，五指并拢，大拇指朝上，轻握对方的手掌；同时身体略向前倾，面带笑容，目光注视对方，问候"您好"；握手1～3 s，双方距离0.75～1 m	10		
鼓 掌	右手掌心向下，有节奏地拍击掌心向上的左手。手平胸，不可低于腰	10		
原地指路	(1) 在沟通站姿的基础上(男士在基本站姿的基础上)	5		
	(2) 五指并拢，以肘为轴向指引的方向伸出，手指和肩平齐。身体可跟着稍偏	10		
	(3) 眼睛跟着手指方向	5		
近距离提示	(1) 在沟通站姿的基础上(男士在基本站姿的基础上)	5		
	(2) 上臂贴近身体，手指和前臂成一直线，掌心朝上，五指并拢，指向签字的方向	10		
	(3) 目光跟随手指的方向，身体可稍前倾，头可稍向反方向倾斜	5		
伴随引路	(1) 自身所处的位置：引导者应该位于被引导者的左侧。"先生，请随我来"目光指向被指引者	5		
	(2) 行进的速度：在引导患者前行时，速度应该保持与被引导者同步	5		
	(3) 注意关照和提醒：陪同行进过程中要注意以被陪伴者为中心，在照明欠佳，转弯、上下楼梯等环境时，应该随时提醒并给予适当的照顾，以防患者跌倒受伤	10		
总 分		100		

四、病房礼仪

【护理情景导入】

(1) 护士把治疗盘端到治疗车上，然后推着治疗车去给患者做治疗。

(2) 护士持病历夹到病房给患者做健康宣教。

【实验内容】

1. *端治疗盘* 端治疗盘时护士应双手端托治疗盘底缘中1/3处，拇指在盘边缘，不能超过盘上缘，其他四指自然分开，托住盘底，盘内缘距躯干3～5 cm，肘关节弯曲呈90°，贴近躯干，前臂同上臂及手一起用力。取放行进平稳，不触及护士服；开门时不能用脚踢门，而应用肩部将门轻轻推开。

2. *持病历夹* 持病历夹的方式包含手持病历夹、翻阅病历夹及持病历夹行走。

(1) 手持病历夹：用手掌握住病历夹中部，手心向上，左手小臂弯曲托住病历夹，病历夹下缘靠近胸下左侧，病历夹的平面与上体呈锐角。

(2) 翻阅病历夹：以右手拇指、示指从缺口处划至边缘，向上轻轻翻开。

(3) 持病历夹行走：左手持病历夹放在身体左侧，手臂伸直，其他同行走要求。

3. *推治疗车* 推治疗车时，护理人员位于车后，双手扶把，躯干略向前倾，双臂伸直，均匀用力，重心集中于前臂，行进停放平稳，步子略小而频率稍快。

笔记栏

4. *开关门* 轻敲房门经对方允许后方可进入，进入房间后应侧身将门关好，出病房时，可转身走到门口打开房门，再次转身并换手扶住门把手，身体面对房间患者致意后，轻轻关好房门离去。

开关门注意事项如下。

（1）进入房门前先通报：进入患者房门前，护士要先采取叩门等方式，向房内的患者进行通报，不能贸然进入以免惊扰他人。

（2）用手开关房门：在进出患者房门时，护士应该用手轻拉、轻开、轻关房门，不可用身体任何部位如肘或背推门、脚踢门、膝顶门或听任房门自由开关。

（3）后入后出：与其他人同时出入时，为表示自己的礼貌，护士可后入后出。

操作程序及考核标准

考核时间： 10 min。

考核资源： 治疗车、病历夹、治疗盘。

项　目	质　量　标　准	分　值	得　分	扣分及说明
端治疗盘	（1）双手端托治疗盘底缘中1/3处，拇指在盘边缘，不能超过盘上缘，其他四指自然分开，托住盘底	10		
	（2）盘内缘距躯干3～5 cm，肘关节弯曲呈90°，贴近躯干，前臂同上臂及手一起用力	10		
	（3）取放行进平稳，不触及护士服；开门时不能用脚踢门，而应用肩部将门轻轻推开	5		
持病历夹	（1）手持病历夹：用手掌握住病历夹中部，手心向上，左手小臂弯曲托住病历夹，病历夹下缘靠近胸下左侧，病历夹的平面与上体呈锐角，左手上臂和前臂呈90°	10		
	（2）持病历夹行走：左手持病历夹放在身体左侧，手臂伸直，其他同行走要求	10		
	（3）翻阅病历夹：以右手拇指、示指从缺口处划至边缘，向上轻轻翻开	5		
推治疗车	（1）护理人员位于车后，双手扶把，躯干略向前倾	5		
	（2）治疗车距身体前侧约30 cm，双臂均匀用力，重心集中于前臂，行进停放平稳，步子略小而频率稍快	10		
	（3）治疗车行进平稳，尽量减少治疗车推行过程中发出的声响	10		
开关门	（1）头、肩、上身同站立要求	5		
	（2）开门：轻敲房门经对方允许后方可进入，进入房间后应侧身将门关好	10		
	（3）关门：出病房时，可转身走到门口打开房门，再次转身并换手扶住门把手，使身体面对房间患者致意后，轻轻关好房门离去	10		
总　分		100		

五、语言礼仪

【护理情景导入】

（1）心内科护士小张在护士站接到护理部电话，要求转达护士长到护理部开会。

（2）实习护士小李向护理部干事递送名片，并介绍自己。

【实验内容】

1. 电话礼仪　接听电话要领如下。

（1）及时接听，响铃不超过三声。

（2）左手拿电话，右手记录。

（3）接听电话语气谦和，语速适中，面带微笑。

（4）接听电话时应首先自报家门。

（5）如要找的人不在，需要帮助传达信息时，应口头重复一遍并经对方加以确认。

（6）挂断电话前要说再见。

笔记栏

2. 名片礼仪

（1）递交名片礼仪：名片一般由本人当面递交，递交时，应郑重其事。要领是：起身站立，双手持名片的两端，将名片的正面面对对方，上身15°鞠躬状，将名片递给对方，同时说“请多指教”“以后保持联系”“我们认识一下吧”等。不可用左手递交名片，不可将名片举得高于胸部，不可以手指夹着名片给人。

（2）接收名片礼仪

1）当他人表示要递名片给自己或交换名片时，应立即停止手中所做的一切事情，起身站立，面含微笑，目视对方。接受名片时，应双手捧接，或以右手接过（尊者），切勿单用左手接过。

2）接过名片后立即用几秒钟的时间，从头到尾认真看一遍，若有疑问，则可当场向对方请教。

3）接过他人名片时，应口头道谢，或重复对方使用的谦辞敬语，如“认识您很高兴，以后我会多向您请教”，不可一言不发。

4）若需要当场将自己的名片递过去，最好在收好对方名片后再做，不要左右开弓，一来一往，同时进行交换。

3. 介绍礼仪

（1）自我介绍

1）在不妨碍他人工作和交际的情况下进行。

2）介绍的内容：单位名称、职位、姓名。如“您好！我是××医院××科室的护士，我叫××。”

3）给对方一个自我介绍的机会。“请问，我应该怎样称呼您呢？”

（2）介绍他人

1）介绍的手势：把手臂伸平，四指并拢，以肘关节为轴，大于90°，2点指示方向，身体正直，略向前倾，通常用右手示意。

2）介绍原则：应遵循“尊”者优先了解情况的原则。介绍的顺序：先把男士介绍给女士；先把晚辈介绍给长辈；先把职位低者介绍给职位高者；先把公司同事介绍给客户；先把非官方人士介绍给官方人士；先把本国同事介绍给外籍同事。

（3）被介绍者礼仪

1）除长者、尊者可就座微笑或略欠身致意外，一般均应立位、微笑、致意，并伴有“认识大家（您）很高兴”之类的话语。

2）在宴会桌、会议桌前也可不站立，被介绍者只需略欠身、微笑、点头，有所表示即可。

操作程序及考核标准

考核时间：10 min。

考核资源：形体训练室。

项　目	质　量　标　准	分　值	得　分	扣分及说明
电话礼仪	（1）面带微笑，及时接听，响铃不超过三声	5		
	（2）左手拿电话，右手记录	5		
	（3）语气谦和，语速适中，面带微笑	5		
	（4）接听电话时应首先自报家门	5		
	（5）如要找的人不在，应口头重复一遍加以确认并及时转达	5		
	（6）挂断电话前要说再见	5		
名片礼仪	（1）递名片 1）地位低者先给地位高者递名片 2）双手递交，名字面向对方，“您好，我是……”	15		
	（2）接名片 1）双手接过，认真读出对方的名字（××，您好，很高兴认识您） 2）看完后郑重地放在名片夹中，切忌随手一放	15		

笔记栏

（续表）

项　目	质　量　标　准	分　值	得　分	扣分及说明
介绍礼仪	（1）自我介绍 1）介绍的内容正确 2）给对方一个自我介绍的机会	10		
	（2）介绍他人 1）介绍的手势：把手臂伸平，四指并拢，以肘关节为轴，大于90°，2点指示方向，身体正直，略向前倾，通常用右手示意 2）应遵循“尊”者优先了解情况的原则	20		
	（3）被介绍者礼仪 1）被介绍后应立位、微笑、致意，并伴有“认识大家（您）很高兴”之类的话语 2）在宴会桌、会议桌前也可不站立，被介绍者只需略欠身、微笑、点头，有所表示即可	10		
总　分		100		

（万小娟）

技能六　护理沟通能力培养

沟通是一个互通信息的过程，沟通在人们的工作和生活中有着非常重要的作用，是形成良好人际关系的手段。护理沟通中，语言、表情、眼神、姿态、适时的沉默、恰当的身体接触都能发挥重要的作用。护患沟通的对象包括患者、家属和与患者相关的第三方。

【目的】

（1）掌握有效沟通的概念、沟通环节、沟通方法与技巧等基本理论知识基础。

（2）能够有效地倾听、高效地表达、高效地与人交谈和说服、正确地利用体态语言。

【护理情景导入】

候诊室人头攒动，熙熙攘攘。候诊接待护士提前半小时到候诊室，礼貌地接待患者，安排座位休息，整理门诊病历，将各诊室的挂号单整整齐齐地排列。大部分的患者把挂号单及门诊病历本认真地交到护士手里，选择最近的座位休息。随着第一批患者进入诊室，留下来的候诊患者渐渐不安，先是不停地抬腕看表，或者站起来活动腿脚，或者到门口探听就诊进展，有的干脆挤到工作台前，不一会儿，护士的前面竟排起了长队伍，作为护士，如何与患者进行沟通？

【实验内容】

1. 沟通的原则　为了更有效地进行沟通，在沟通过程中必须遵循以下原则。

（1）清晰：指表达的信息结构完整、顺序有效，能够被信息受众所理解。

（2）简明：指表达同样多的信息要尽可能占用较少的信息载体容量，这样既可以降低信息保存、传输和管理的成本，也可以提高信息使用者处理和阅读信息的效率。

（3）准确：信息发出者头脑中的信息要准确，信息的表达方式要准确。

（4）完整：片面的信息会导致判断和沟通错误。

（5）有建设性：是对沟通的目的性的强调，要考虑信息接收方的态度和接收程度，力求通过沟通使对方的态度有所改变。

（6）礼貌：礼貌的语言、姿态和表情能够在沟通中给对方留下良好的第一印象，甚至可产生移情作用，有利于沟通目标的实现。

笔记栏

2. 沟通的内容　沟通的内容可以归纳为6个方面，即何因（why）、何人（who）、何事（what）、何地（where）、何时（when）、如何（how）。

（1）“何因”就是沟通的目标、目的。

（2）“何人”指的是沟通的对象。在沟通之前，要搞清楚以下问题：沟通的对象是谁？他们的性别、年龄、种族、民族、受教育程度、地位、身份、经历如何？沟通对象对沟通信息了解多少？沟通对象对沟通本身和沟通信息的内容持什么态度？是欢迎还是排斥？会如何反应？

（3）“何事”指的是沟通的主题。沟通过程中要围绕主题进行。

（4）“何地”是指沟通活动发生的空间范围。包括地理区域、特定场所和室内布置等。场所的布局和陈设对沟通双方的心理也有影响。

（5）“何时”指确定沟通的时机。不同的人在作息规律上存在差异、具有不同的时间观念，沟通时间的长度对沟通效率也有很大的影响。一般来说，交谈、谈判的时间越长，人们的注意力越差，头脑反应越慢。注意把握沟通时段。

（6）“如何”是指实现沟通目标的手段。需要考虑以下因素：① 信息的表现形式，如文字、图片、多媒体、身体语言、符号标志、模型等。② 采用什么样的沟通媒介，主要分为口头和书面两大类形式。口头形式包括面对面交谈、不见面的语音交谈、远程多媒体视频交谈等；书面形式包括信件、备忘录、通知等。③ 信息的组织形式，可分为归纳法和演绎法。归纳法是从一个个具体的事例出发，经过分析、解释，得出主要观点或一般性结论；演绎法则从一个一般的结论或主要观点出发，对具体的事例进行解释、分析和说明。④ 采取什么样的语气和表达风格，如庄重、轻松、幽默。

3. 沟通的技巧

（1）语言沟通技巧

1）展开话题的技巧：① 展开话题前注意对方的行为和态度，正面的提示包括延伸接触、有微笑、自然的面部表情。负面的提示包括正在忙于某些事情、正与别人详谈中、正赶往别处去等。当然我们自己也得同样发出正面的提示，如采取主动，跟别人先打招呼，说声“你好”，加上微笑以示友好，很容易取得别人好感并留下好印象，从而展开话题。② 展开话题方式包括邀请式，如你今天看来容光焕发哦！问题式，如你最近忙吗？③ 展开话题题材可从以下几方面出发。可简单透露自己的感受或近况，如我近来工作比较忙，常常要加班到深夜；从对方身上发掘话题，衣着外表首饰等都是题材，如你这件外套真好看，是在哪里买的呢；当时环境或流行话题，例如，呀！最近天气凉了许多；简单问候对方，例如，你最近怎样呀？赞美的话，例如，孩子长得多可爱！④ 指出与对方相同的话。例如，你是 × × 地人吗？我也是。

在沟通过程中，需要注意以下几方面：① 平衡彼此谈话的内容，避免一方讲得太多或太少。一般情况下，较平均的参与会使双方的交谈自然。② 聆听和回应，在维持谈话时，如果能表示明白对方感受和说话背后的含义，对方更喜欢和你倾谈。

2）聆听的技巧：① 集中注意。② 不用努力寻找话题，担心下一步要说些什么，我们只管细心去听，掌握对方的说话内容、事件、意见及感受等，因为我们在努力寻找话题时，便不能同时细心聆听，也就错过了一些重要的资料和字眼。③ 留意隐藏的话，人与人之间的谈话有时不是很直接，有些资料是隐藏的，如我今天忙得要命，跑了大半天，这可能代表对方想坐下来和你谈话，也可能表示很累，不想和你交谈，那便要留心她的身体语言，或许要你直接提问了。④ 有效记忆，在我们静心聆听之时，也可以把对方的一些重要字眼和资料记下来，稍后便可作回应。

3）回应技巧：① 简单总结对方的内容，当对方用颇多时间谈论自己的经验及感受后，可用自己的说话总结对方刚才的内容。② 讲出对方观点及感受。

4）结束话题技巧：① 预备离开的讯息。当谈话停顿得太久或双方感到想结束话题时，就应该适当时候结束谈话，首先要发出预备离开的讯息，例如，我先去准备用物。② 提出再联络的表示。当你发出预备离开的讯息后，通常可提出再联络的表示，例如，一会再来看您。亦可友善及直接地表示与你谈很开心，下次再聊。③ 总结。如有需要，可简单总结谈话内容，例如，你的情况我知道了，下次再聊。

（2）非语言沟通技巧：包括面部表情、身体距离、姿势、动作、眼神、声调、音量、仪表服饰、身体

笔记栏

接触等。

1）面部表情：与人交往时，面部表情宜生动吸引，并要配合说话内容，而笑容是重要的面部表情，一个友善的笑容，表示友善，愿意开放与人交往。别人接收了这个友善的信息后，也较愿意接近及与你交往。

2）眼神接触：如果你避免注视某个人，别人将猜测你是焦虑的，不诚实的，或比较有兴趣于你的眼神正在看着的事物。眼神交流过多，如瞪视，会令人不自然。适当的接触是敬意和注意的有力象征。眼神接触能有力地表示出你的态度，如服从、胆怯、愤怒，亦是开放话语的重要技巧。眼神接触要自然，不要过频或逃避眼神，或以敌视的眼神望着对方。与人交流时，不需全时间望着对方眼睛，可不时转移至对方面部的其他地方，如鼻部等，这样会较自然。

3）身体姿势（包括坐姿、站姿）：你的身体摆出来的姿势等于告诉别人，你希望和别人有什么样的交往关系、对方所说的事你有没有兴趣。双手交叉或双腿交叠得太紧，都是封闭式的姿势，显示你紧张的心绪或没有兴趣和别人交往；双手不交叉，双腿交叠而方向指向对方或微微张开，都是开放式的姿态，这些姿势被理解成你精神放松，而且愿意和别人保持交往；面向别人并向前倾斜是非常重要的姿势，显示敬意和投入。

4）手势及其他动作：说话时可以适当地配合手势的运用，加强内容表达和感染力，不过要注意手势运用宜自然，不要太夸张。不经意地咬着指甲、耍玩原子笔等表达出坐立不安的情绪。紧张的人会手握拳，或扳折手指关节等。当一个人想表达他的友谊时，常常是张开手臂。点头是聆听技巧的一种，表示正聆听及明白对方的说话。动作要清楚、自然。简单的动作能有助于表达，加强说服力，动作过大令人觉得神经质。

5）声线：声线包括语调、声调、清晰程度及流畅程度。语调要恰当，并且高低抑扬，给人有亲近感。声调要适中，不要过于大声或过于细声，大声令人有凶恶的感觉，过于细声令人听得困难。说话尽量要清晰及流畅，不要过于简略或含糊。

6）距离：人与人之间维持距离的远近，表示不同的意义。不同的场合及熟络程度有不同的距离标准。沟通距离分为亲密距离、个人距离、社交距离、公众距离，不同的人所需要的距离不同。亲密距离范围在6英寸（约15 cm）之内，体现出亲密友好的人际关系。个人距离的近范围为1.5～2.5英尺（46～76 cm），正好能相互亲切握手，友好交谈。这是与熟人交往的空间。个人距离的远范围是2.5～4英尺（76～122 cm）。在通常情况下，较为融洽的熟人之间交往时保持的距离更靠近远范围的近距离（2.5英尺）端，而陌生人之间谈话则更靠近远范围的远距离（4英尺）端。社交距离体现出一种社交性或礼节上的较正式关系。其近范围为4～7英尺（1.2～2.1 m），一般在工作环境和社交聚会上，社交距离的远范围为7～12英尺（2.1～3.7 m），表现为一种更加正式的交往关系。公众距离是公开演说时演说者与听众所保持的距离。其近范围为12～25英尺（3.7～7.6 m），远范围在25英尺之外。

7）外表：包括发型、衣着等，影响给人的第一印象。外表可以显示某种角色，亦可作为隐藏角色的工具。有时人会特意以穿着来传送某些有关个人的信息。

【实验步骤】

（1）学生分组，每组5～6人。

（2）对所给情景进行分析，设计沟通方案。

（3）以小组为单位，分角色扮演情景，注意沟通时的方式。

（4）小组发言对本组表现进行阐述，主要说明运用了哪些沟通方式、沟通效果如何。

（5）其余小组参与讨论并参考评分标准给予评分。

【评价】

（1）沟通技巧运用恰当，能有效沟通。

（2）遵守沟通原则。

（3）沟通内容合理。

笔记栏

【反思】

（1）与新入院患者沟通需要注意什么？

（2）与情绪低落患者沟通需要注意什么？

考核评分标准

考核时间：10 min。

考核资源：病房、床单位。

项　目	评　价　要　点	分　值	得　分	扣分及说明
小组表演	（1）面部表情：注意自己的面部表情变化，避免因不恰当的表情引起患者的猜疑和误解	10		
	（2）倾听：表情专著，认真听取患者的倾诉，在倾听过程中做出合适的语言及肢体回应	10		
	（3）语言技巧：用亲切、温暖、关心安慰、鼓励的语言与患者交流，注意文化差异，采用合适的沟通方式	10		
	（4）行为举止：姿态稳重大方，自然，行走敏捷，手足轻柔，仪表端庄	10		
	（5）身体姿态：面对面沟通，目光平视、距离适中	10		
	（6）尊重患者：使用妥当的称呼，让患者占主导地位，注意观察患者的反应，并用点头和微笑表示赞同和理解	10		
	（7）专业知识：扎实的理论知识、娴熟的操作技术及果断的判断处理能使患者产生信任感	10		
	（8）心理护理：给予关心，鼓励，安抚，做好患者的心理疏导，给予支持	10		
	（9）健康教育：在给患者做治疗、护理时根据患者不同时期不同情况，向他们讲述所需了解的知识，促进患者对自身情况的了解	10		
小组分析	（1）能正确阐述沟通方式	5		
	（2）能正确分析评价沟通效果	5		
总　分		100		

案例分析

沟通模拟情景

（1）男性，56岁，知识分子，腹痛消瘦月余，CT提示胰腺占位，无手术指征，患者情绪低落。请与他沟通，使之初步树立信心，配合诊疗工作。并请回答以后如何更好地与他沟通。

沟通要点：自信神志，亲和目光，得体称呼，自我介绍，耐心询问以前病史、诊疗情况；鼓励并安慰，可使用家常话，关切语气等。关于病情，对患者介绍时尽量不要下肯定的结论，强调有效的部分，增强患者对治疗的信心。对患者家属，一定要讲明病情的严重性，以及目前治疗效果不确定，治疗有可能减轻病痛，提高生存质量的真实情况。对可能出现的治疗效果不佳、病情进展快甚至危及生命的情况，一定要让患者家属知晓，并签署知情同意书。

（2）一老年患者住院期间自行出走未归，其子女言辞激烈，冲着你要人。你如何接待？

沟通要点：耐心倾听，肯定和接受，语言和非语言沟通技巧，适度沉默。商量寻人方案，展开全面调查（如患者出走的时间、原因、动机、证据、证人等）。

（3）你正在抢救一危重患者，无法脱身，一老年性慢性支气管炎患者的家属过来告诉你患

笔记栏

者感到胸口不适。你如何应对?

沟通要点:通知做床边心电图检查,请求其他医生帮忙(该实例因医生说"不要紧的,等等再说"后不久突然死亡,引发医患纠纷)。

(4) 某患者在甲医院治疗确定A方案,而其后到乙医院治疗,乙院主任又为其制订B方案,患者表示不能理解,请与之沟通,进行解释。

沟通要点:向患者介绍其病情状况,认真向患者解释A、B两方案的异同点;耐心做好解释工作;不诋毁甲医院的诊疗水平,实事求是地对两方案的优缺点进行分析,将选择权交给患者,充分尊重患者的同意权。

(5) 你是肿瘤病区医生,对于晚期肿瘤患者,正确的临终关怀应该怎么做?

沟通要点:正确的做法是不要不作为,而是要与患者及其家属充分交流,提供一切可能的方法减轻患者的痛苦。

(6) 一患者因牙痛至口腔科补牙,但听到机器鸣叫声又极度害怕疼痛,拒绝治疗,作为主治医生,你应当如何与其交流?

沟通要点:暂停治疗,与患者进行交流,向患者解释机器工作原理及操作程序,舒缓患者的紧张情绪;从专业角度,向患者讲解牙有洞不补的种种不良后果;耐心说服患者接受治疗。

(7) 患者女性,54岁,家庭主妇,身体健康。因右上颌磨牙龋坏要求拔除。初诊医生检查后发现右上颌第一磨牙龋坏,牙冠大部分龋失,仅存残冠少许,部分已龋坏至龈下,波及髓室底。符合拔除适应证,考虑给予拔除患牙。询问无药物过敏史及高血压史,予2%利多卡因上颌结节阻滞麻醉,注射后患者右面部突然肿胀,拔牙手术无法继续。患者意见很大,精神紧张,认为医生技术不过关,请给予沟通使患者配合治疗。

沟通要点:主动道歉,态度和蔼。解释肿胀成因是上颌结节阻滞麻醉过程损伤翼静脉丛致血肿形成。缓解患者紧张情绪,告知局部给予冷敷,48 h后热敷促进血肿吸收的处理,局部血肿可于1周左右吸收。解释面部可能出现青紫等情况为正常情况,给予抗生素预防感染。争取得到患者的理解和原谅。

(8) 妇科门诊患者,50岁,在丈夫陪同下要求取节育环。医生在例行取环术前常规检查时,发现其外阴有数枚似人乳头状病毒感染的赘生物并经实验室相关检测得到证实。请与其沟通,使其对自己所患疾病有所了解,并积极配合治疗。

沟通要点:医生须调整心态,尊重平等对待患者。注意保护其隐私(避开其丈夫),耐心倾听和解答。进行必要的卫生宣教,尤其是性病的防治知识。

(9) 男性患者,四川口音,80岁,1周前因牙痛到口腔科就诊。此次一来就怒气冲冲地指责上位医生没本事应该下岗等。接诊医生看其前次病历上诊断为"牙龈炎"处理为"抗炎药自备"。请与其沟通,在了解诊治过程的基础上化解矛盾,使患者配合治疗。

沟通要点:面对老年患者、外地口音,同时医学常识贫乏所造成交流沟通上的困难,要耐心亲切,语言通俗易懂。要了解上次就诊后有没有服药,服的什么药,解释本病特点,努力化解老人的不满情绪。医嘱要明了,让老人懂得如何配合治疗。不可当患者面指出前面医生的不足(抗炎药应该具体记载药名和用法)。

(10) 一晚期肠癌肝转移老年患者,其家属在陪护中常流露出抱怨、无奈,对经济承受能力担忧,每天当着患者面向医生和护士追问费用等情况,致使患者多次向医护人员表示要求安乐死的想法。你如何与患者和家属沟通?

沟通要点:首先与家属沟通,对其所承担的义务和辛苦表示同情和理解,告知疾病的一般

笔记栏

转归属和费用估计，明确告诉会从他们家庭实际情况来定治疗方案，尽力提高患者生活质量，减轻痛苦。诚恳要求家属配合医疗，多给予患者信心和安慰。再与患者本人交流，给予治疗和生活的信心等，并注意保护性的医疗措施，以防不测事件发生。

(11) 对于悲观、忧郁、紧张、焦虑的传染病患者，应如何与之沟通？

沟通要点：应积极与其亲属和单位联系，积极地解决他们的心理问题，以表达对患者的安慰、关怀和理解。

(12) 一发热3 d的患儿，在门诊诊断为发热待查，病毒感染？予抗炎、抗病毒综合治疗2 d，体温下降，但全身出现凹陷性水疱，再诊为水痘病，要求家长带患儿去传染病专科医院诊治，遭家长回绝。医生拒绝再予诊治，故家长带患儿到院部投诉，要求院方开除该诊治医生，不然没完。你认为该医生处理是否合适，为什么？如何化解此医疗纠纷？

沟通要点：首先认可患儿家长部分意见，医生不能随意回绝诊治患者。同时告知治疗疾病分专科的意义，目的是对患者负责。最后表示理解其转院治疗的困难，征询家长意见，是否需要帮助联系转院事宜或请传染病专科医院派医生会诊。

(13) 对儿科患者如何进行有效的沟通？

沟通要点：① 创造良好的诊疗环境，努力消除患儿的恐惧感和紧张情绪。② 正确处理好医生—患儿—家长的三角关系。③ 注意与患儿语言沟通的特点，多使用表扬和称赞的语言。

（康美玲）

技能七　护理人际关系

人际关系是人们在社会交往过程中形成的社会关系网络，是人与人之间在情绪基础上形成的心理关系。护理人际关系特指在护理职业活动中所产生的，主要包括护士和患者之间的关系、护士相互之间的关系、护士与医生及其他医务工作者之间的关系、护士与社会的关系等。良好的护理人际关系是做好护理工作的基本保证。

护患关系是护理人际关系的重要方面。护患冲突是指护患双方在诊疗护理过程中，为了自身礼仪，或对某些医疗护理方法、态度、行为及后果等存在理解、认识上的分歧，以致发生争执或对抗。护患冲突改善途径有以下几点。

1. 社会方面　优化资源，构建和谐。
2. 医院方面　精心管理，优质服务。
3. 患者方面　合理期望，尊重护士。
4. 护士方面　完善自我，重铸信任。

【目的】

(1) 从案例中进行护理人际关系教育。

(2) 培养护患关系中权利和义务的知晓能力。

(3) 培养正确处理护理人际关系的能力。

【实验内容】

(1) 护理人际关系案例作品演示。

(2) 护理人际关系案例作品剖析。

笔记栏

【实验方法】

（1）分小组进行5～10 min情景案例表演，可借助多媒体工具。

（2）以小组为单位对一件案例（护患、医护关系等）进行分析，推选代表进行5 min的发言，讲述对案例的理解。

【反思】

试述护理人际关系冲突产生的原因及如何解决。

考核评分标准

考核时间：15 min。
考核资源：护理人际关系作品。

项　目	评　价　要　点	分　值	得　分	扣分及说明
护理人际关系案例演示	（1）选取案例典型	20		
	（2）时间适度、编排合理	10		
	（3）有针对性的冲突改善措施	10		
	（4）演员间配合默契，团队协作能力较强，表演生动	10		
护理人际关系案例剖析	（1）内容与护理人际关系相关、信息量大	10		
	（2）对护理人际关系矛盾分析深入	10		
	（3）与实际临床工作联系	10		
	（4）发言者仪表端庄、举止得体、语言流畅	10		
	（5）发言内容生动具体	10		
总　分		100		

案例分析

护理人际关系案例参考

（一）案例一

2017年5月20日晚，一位患儿输液巡视卡上共有4瓶液体，在每次接瓶后必须签上护士名字以表示已执行。但其中一组接瓶后当班护士未及时签名，由于当时患者较多，加上在交接班时未向下一班护士交代说明。待输液完毕，患儿家属发现巡视卡上有一组液体未签名，从而质疑护士未给患儿用此瓶药，引起不满而投诉。

原因分析如下。

1. 医院管理因素　缺乏有效管理、监督和处理机制；护理人力资源缺乏。

2. 护士因素　当班护士换液后未及时签名，下一班护士未做好交接班，违反了护士工作相关制度；护患沟通不良。

吸取教训及整改措施如下。

（1）召开科室护士会议，通报此事。

（2）组织全科护士学习相关制度。

（3）要求护士掌握当班输液患者的输注情况。

（4）要求护士交接班时做到“三清”，尤其是床头交清。

（5）医院层面完善相关机制。

笔记栏

（二）案例二

某日上午来一急诊患者，医生匆忙开好医嘱后即上手术室做手术（因手术室催得紧），至中午该患者输液完毕，一低年资护士检查治疗台及巡视卡后发现无液体即准备拔针，正好被一高年资护士瞧见，该护士清楚地知道该患者为禁食患者，不可能输液完毕，当即制止拔针行为，并马上翻阅病历，发现是医生开的液体量过少，及时通知医生，补开了医嘱。避免了该患者可能因补液量不足导致脱水现象的发生。

原因分析如下。

1. 护士因素　　临床经验缺乏；对患者的病情不了解，只顾机械性执行医嘱。

2. 医生因素　　临床经验缺乏。

吸取教训及整改措施如下。

（1）在全科护士会议上进行讨论，强调护士对医嘱把关的重要性。

（2）护士应掌握禁食患者的补液原则。

（3）切忌凭主观印象行事。

（4）表扬高年资护士具有高度责任心，批评低年资护士不详细掌握患者的病情。

（5）加强低年资护士专科知识的培训。

（6）与医生进行沟通。

（薛　谨）

技能八　生命伦理道德体验

生命伦理是对涉及人的生命和健康的行为实践中的道德问题进行综合研究的一门应用伦理学科。它主要探讨的是如何运用生命科学的问题，即生命科学应用中的价值选择问题。其内容包括计划生育与优生的伦理问题，人类辅助生殖技术的伦理问题，器官移植的伦理问题及安乐死、临终关怀的伦理问题。临终关怀是对临终患者和家属提供姑息性和支持的医护措施，希望帮助患者了解死亡，进而接纳死亡的事实。给予患者及亲人精神上的支持，给予其承受所有事实的力量，进而接受一切即将来临的问题，在心理上缓解患者对死亡的恐惧和不安，在社会伦理方面提高生命的质量和人的尊严，使临终者平静、安然地度过人生的最后历程。

【目的】

（1）熟悉临终患者心理分期及护理。

（2）掌握临终关怀的伦理道德。

（3）培养护生提早树立职业意识，形成良好的职业行为习惯。

【实验内容】

案例：患者李某，男，41岁，胃痛十余年，反复发作。此次再次入院，经检查发现癌肿已扩散至肝、结肠、直肠等处。腹部包块逐日增大，白细胞下降，患者不能进食，极度衰竭，全靠输血、输液维持。患者不堪忍受病痛折磨，要求告诉真实病情，如不可治愈就放弃治疗，早日解脱病痛之苦。而妻子也陷入难以决断的境地。医务人员也意见不一。

讨论下列问题。

（1）什么是临终关怀（hospice care）？临终关怀的根本目的是什么？

（2）结合本案例谈谈临终关怀的护理伦理要求。

笔记栏

(3) 本案例中,该患者如放弃治疗是属于主动安乐死还是被动安乐死?

【实验方法】

以小组为单位对上述案例进行探讨,并讨论实践过程中的伦理难点,讨论结束时每小组进行10 min口头汇报。

【反思】

(1) 树立正确的死亡观,如何使临终关怀伦理取向价值利益最大化?

(2) 换位思考,从伦理价值取向探讨如何使得临终患者体验人性化的关怀。

考核评分标准

考核时间: 10 min。

考核资源: 临终关怀案例。

项 目	评 价 要 点	分 值	得 分	扣分及说明
临终关怀伦理道德	(1) 缓解患者不适,慰藉患者心灵	10		
	(2) 创造合适的修养环境,尊重患者的权利和尊严	10		
	(3) 照料患者日常生活	10		
	(4) 保持患者仪表整洁	10		
	(5) 帮助患者家属	10		
小组汇报	(1) 内容与临终关怀伦理道德相关	20		
	(2) 时间适度、组织合理	10		
	(3) 正确描述临终护理的伦理道德	10		
	(4) 汇报者仪表端庄、举止得体、语言流畅	10		
总 分		100		

案例分析

临 终 关 怀

(一) 案例一

在临终关怀中,不确定疾病状况,或得知癌症诊断、疾病进展、预后不良、疾病进入终末阶段、临近死亡等情境下,患者和家属常常难以接受,甚至引起强烈的心理情绪反应。从事安宁疗护的护士应能恰当地应用评估工具连续评估患者的焦虑、抑郁和谵妄等症状并记录,能够遵循基于循证依据的照护路径,对患者的心理症状进行管理和再评估。患者常常感受到强烈的失落、疏离、悲伤和威胁感,这种灵性痛苦往往与躯体和心理痛苦同时存在,且多数与生命意义和死亡相关联。护士通过细心观察和应用恰当的沟通技巧,评估患者存在灵性困扰,包括对孩子的不舍、不甘心、心愿未了、对死亡的恐惧、活着的意义等,并制订了相应的护理计划。

首先,请家属把相册拿到病房,当患者感到身体舒适和精神状态较好时,一起陪伴她翻阅相册,每一张照片对于患者来说都是一个美好的回忆。护士在旁边倾听患者故事的同时,引导患者回顾一生,帮助患者回忆自己曾经付出的努力、取得的成就。如护士发现患者枕边放着儿子的照片,在交流中得知患者特别想见远在国外的儿子,但又怕影响他的学业,这时护士说:"如果您想见儿子就遵从自己的内心,学习以后可以再补,妈妈只有一个,如果您儿子知道您现在的状况,一定会回来的,咱们把您的病情和儿子说一下可以吗?"她先生说:"护士说得对,咱们和儿子说说,他想回来就回来,免得留有遗憾",患者看着儿子的照片,握着丈夫的手,默许地点点头。

笔记栏

几天后，远在美国的儿子步入病房的一刹那，患者张开双臂，抱住儿子，失声痛哭，护士轻轻地走出病房，把空间留给久别重逢的一家人。护士再次进入病房时，患者虚弱地躺在病床上，儿子握着妈妈的手，轻轻地唱着歌，温馨、宁静，听到护士的问候声，患者轻轻地说，"我最喜欢儿子的歌声了，一听什么烦恼和不适都没有了，儿子说啦，先不回美国了，好好地陪着我，我终于踏实了。"随后的几天，患者把家里的事情逐项做了安排，包括画上淡妆，把自己打扮漂亮，通过录像给孩子们未来的每个阶段留下叮咛和嘱托；和丈夫倾心交谈，希望他考虑再婚；和父母一起分享过去的点点滴滴，希望母亲能够表达悲伤，走出悲伤；和好友一一道别。在生命的最后阶段，患者与他人分享情感，表达爱和支持等，在家人和朋友的陪伴下，过得平静、舒适和安详。

（二）案例二

患者的父母难以接受患者即将离世的事实，总是眉头紧蹙地在走廊上徘徊，并不断询问，"还有什么更好的办法，留下我们俩怎么办？她不让抢救，可是我们怎么忍心让她走……"以患者—家庭为中心的照护是安宁疗护中的一个基本原则。面对亲人疾病症状的复杂性、治疗的长期性及预后的不确定性等，主要照顾者承受着来自社会、家庭、自身工作和发展的压力，以及可能失去至亲的恐惧和伤痛，从而产生无助、无奈、焦虑、抑郁、恐惧等不适，如得不到及时的疏导，可能会严重影响其身心健康。护士应关注主要照顾者的需求，及时给予支持和辅导，对主要照顾者的支持应从患者疾病确诊后开始，直到患者离世后的整个居丧期。责任护士全面评估家属的顾虑和需求，应用同理心和他们沟通交流，详细讲解患者发生疾病的原因和目前多器官功能衰竭的事实，积极抢救不能逆转病情、挽回生命，还会增加患者离世前的痛苦，适时放手也是一种爱。当下要做的是给她最温暖的陪伴，表达爱，协助她完成心愿，让最后的时光成为美好回忆。

（祝娉婷）

技能九　护理实践中的道德修养

护理实践是护士为患者服务的过程，是患者患病后接受治疗与护理的过程，也是医护人员与患者之间相互适应的过程。护士应满足患者心理上、生理上的需要，使之处于接受治疗所需要的最佳状态。要达到这样的标准，取决于在临床工作的医护人员是否具备良好的道德修养。理论知识是护士进行伦理修养的基本条件，高尚的伦理品质形成源于护理实践，护理伦理修养贯穿于护士职业生活的始终，热爱专业、无私奉献，是力行慎独的先决条件。护士只有加强伦理修养，培养强烈的事业心、责任感和使命感，才能圆满地完成本职工作，促进护理工作质量的提高。

【目的】

（1）培养护生热爱护理工作，工作认真负责，技术精益求精，使之更好地适应患者的需要。

（2）培养护生提高外在素质、内在素质、知识素质和其他素质。

（3）培养护生掌握科学的护理道德修养方法，学习求知、躬行实践、持之以恒、力行慎独。

【实验内容】

学习以下材料，根据素材讨论并总结临床实践中护士应具备的道德素质。

护士职业客观地要求护士人员承担起本职工作对所服务对象的道德使命与职责，并在对道德使命和职责、任务的深刻体验中，产生一种职业义务感。护士职业道德修养的目的，就在于提高护理人员对本职工作社会责任的认识，使护理人员具有强烈的职业道德义务感，能做到没有他人监督、没有要求获得某种报酬的情况下，都能很好地履行自己应尽的职业道德义务。护士所处的社会环境、工作环境、生活经历、文化素质、性格特征等各不相同，但从护士职业道德修养的总要求来讲，

笔记栏

有其内在相同的地方。要求护士做到以下方面。

（1）正确认识自我：认识自我，就是作为主体对自身的认识、对自己与周围环境的认识。护士职业道德修养中的自我认识，包括对自己工作能力、工作水平的认识和对护士职业中人际关系能力的认识。正确认识自己的能力和水平，是人们从事职业活动的先决条件。护士人员要对自己的长处、短处、优势和劣势等，都要有比较客观的、全面的估价，这样才能由热爱本职工作到干好本职工作。过高估计自己的能力，追求不切实际的职业目标，结果会一事无成；反之，过低地评价自己的实际水平，也容易造成畏缩不前，不见成效。正确认识自我，有利于正确处理护士职业中的人际关系。护士认识自我要通过媒介，以认识他人为媒介，把对他人的认识当作一面对比镜，从中更好地认识自己，努力找出自己的差距和不足，注意倾听他人对自己的评价，虚心向同行学习，促使自己不断进步。

（2）严格要求自己：在工作中，时时严于律己，把握好是非界限，自觉地运用各种制度约束自己的言行，不仅做到自己遵纪守法，还能督促单位其他医护人员遵纪守法，共同捍卫法律的尊严和人格的尊严，确保护士护理质量。

（3）学会自我约束：护士的自我约束，就是对自己的言行有意识地进行控制和管束，使之符合护士职业道德的要求。自我约束包括思想、情绪、言语方面，护士在守法、护法的同时，要有理、有利、有节，既要防止浅尝辄止应付差事，又要防止过犹不及，影响工作的实际效果。要能够平等待人，善于听取不同意见，不要为浮名而一意孤行。同时告诫自己继续保持振奋向上的精神状态，努力把本职工作做得更好。

（4）培养慎独精神：护理工作者每天面对的常常是忧郁的面容和痛苦的呻吟，再加上有时得不到应有的尊重和理解，以及在学习深造、职称晋升等方面得不到平等待遇，造成许多人思想上不稳定，进取心受挫，工作热情和责任感降低，甚至不少护士有消极应付工作的心态。如果工作中产生倦怠、懒惰情绪，违反操作规程和护理措施不到位，会出现影响医疗护理秩序和情绪的负面影响，甚至引起护患纠纷的发生，因此，要加强医德教育，引导护理人员树立正确的人生观和价值观，及时调整不良的心态，摆正自己的位置，培养良好的职业情操，确立为人民服务的真诚信仰和为患者解除痛苦的强烈责任感，才能使护理质量得到保证。

【实验方法】

（1）以小组为单位对护理实践中的道德修养进行讨论。

（2）推选代表进行10 min的发言，讲述临床实践中护士应具备的内在素质和外在素质。

（3）组间评价，教师评价并总结。

【反思】

如何培养护士的“慎独”意识？

操作程序及考核标准

考核时间：10 min。

考核资源：护理实践中的道德修养案例。

项　目	评　价　要　点	分　值	得　分	扣分及说明
护理实践中的伦理道德探讨	（1）选取素材准确	10		
	（2）对护理实践中应具备的内在道德修养分析深入	30		
	（3）对护理实践中应具备的外在道德修养分析深入	30		
	（4）发言者仪表端庄、举止得体	10		
	（5）发言者语言流畅、逻辑明确	10		
	（6）时间适度，组织合理	10		
总　分		100		

笔记栏

知识拓展

在临床护理工作中提升护生的伦理道德

首先，用正确的护理伦理学观念培养护士的良好心理素质。患者情况复杂，病情千变万化，护士如何保证患者始终处于接受治疗或康复的最佳身心状态，取得满意的护理效果，需要讲求心理护理艺术。要求护士具备良好的心理素质，在护理工作中始终保持愉快、稳定的情绪，积极影响患者的心理状态向好的方面转化，尤其对患者的非正常心理反应表现出高度的耐心和容忍，以优质的服务取得患者的信赖和尊重。护士良好的心理素质对患者的治疗与康复有着重要的作用。只有树立正确的医学伦理观，才能培养护士良好的心理素质。护士的伦理素质包括很多方面，主要指事业心和强烈的责任感。树立献身护理事业的信念和全心全意为人民服务的高尚情操。同时还必须具备谦虚诚实的品质和稳重大方、富有同情心的外在形象。医护之间应相互尊重和信任，双方在平等的基础上，充分认识对方的作用，承认对方的独立性和重要性，支持对方的工作。护士和患者之间应在患者利益第一的基础上，相互尊重、信任和愉快合作。护士首先是尊重患者的生命、人格、权利、风俗与生活习惯等。对待患者一视同仁，不得以任何借口歧视和刁难患者。要把患者利益当作护理工作的出发点，发扬革命人道主义精神，处处关心和爱护患者，为他们提供优质的护理服务，不做任何损害患者利益的事。

其次，要从传统文化教育中提升护士的道德素质。护理学引进我国不过百年，但我们却有上千年的传统文化。在临床护理工作中，传统文化在我们每一位工作者身上都或多或少留有印记，我们应当善于发现其中的精华并很好地与时代精神结合起来。如“医本仁术”“仁者爱人”与“护理是关怀、同情、照料患者的技术”的契合。将我们传统文化中的“仁义”“诚信”“忠恕”“慎独”等精粹与护理伦理学的“关怀照顾”“相互协作”“支持维护”“行动负责”理论新成果融合，从而使临床实践获得理论的支持与推动，提升护士的道德素质。一个人正确的伦理道德观念的形成是一个长期教育的过程，并需要在实践中反复强化。护理实践中，常常由于工作量大、工作强度高，工作后学习道德理论知识时间少，道德教育常常被浓缩成职责要求、岗位规范、模范说教，带有很大的被动性。但如果我们能从工作者自身已经具备的优良传统出发，加以引导、强化，这无疑是一个值得探索的方法。

再次，对不同患者护士应具备的护理原则如下。

（1）危重患者的护理：危重患者病情严重，变化多端，生活不能自理。护士有时为了抢救要日夜守护在患者身边。一些慢性的重病患者常因久病，身体情况很差，护士要帮助他们翻身、喂食、吸痰、处理排泄物等。以高度的同情心对待患者，做好危重患者的护理。有时为了进行某一项治疗或护理措施，要承担一定风险，这就要求护士以患者利益为重，以娴熟的技巧及科学的方法认真做好每项工作，帮助患者渡过难关。

（2）女性患者的护理：护士应该尊重患者的人格。例如，做各种暴露身体部位的检查时，应该注意用屏风遮挡。男医生在为女患者做某些检查时，应有女护士陪伴协助，态度严肃认真。女性患者常在生理或病理上有一些不愿透露的隐患，护士了解后应为患者保密，患者由于服某些药物，如男性激素引起嗓音变粗、毛发增生等情况时，护士要事先给予解释。对个别患者宣传计划生育等问题时，应尽量照顾到患者害羞的心理，要轻声而和蔼地告知。

（3）儿科患者的护理：护士对待患儿除应遵守基本道德标准外，对患儿要倍加爱护，儿科护士同时还担任着“母亲”“阿姨”的角色，对待患儿要循循诱导，取得合作，切勿训斥、强迫。否则使患儿产生反抗的心理，反而不利于治疗。

（4）老年患者的护理：随着社会的发展，科学的进步，人的寿命在不断延长，老龄人的比例上升，老年患者的比例亦相应上升。老年患者慢性病多，如高血压、冠心病、糖尿病等。久治不愈的慢性病往往会形成患者心理上的压力。老年患者由于抵抗力差，极易引起各种并发症。护士在对待

笔记栏

老年人时应加倍耐心。应谅解老年人，对老年人要特别尊重，以消除其心理压力，调动其积极性。

（5）精神异常患者的护理：护士对精神异常的患者应尊重他们的人格，不能有任何辱骂、恐吓的行动。对这类患者应特别注意他们的安全，加强各方面的护理，防止一切不安全的情况发生，如坠床、自伤等。

（祝娉婷）

笔记栏

第二篇

二 级 技 能

技能一　洗　　手

有效的洗手可清除手部99%以上的各种暂住菌，是防止医院感染传播最重要的措施之一。

【目的】

清除手部皮肤污垢、碎屑和部分致病菌，切断通过手传播感染的途径。

【护理情景导入】

护士为患者进行静脉输液前洗手。

【评估】

(1) 操作环境是否宽敞明亮。

(2) 双手污染程度、是否符合洗手指征。

【计划】

1. 护士准备　修剪指甲、取下手表、着装整齐、卷袖过肘。

2. 用物准备　流动水洗手设施、清洁剂（肥皂或皂液），干手物品（清洁、干燥的干手巾或擦手纸），盛放用过的干手巾、擦手纸的容器。

3. 环境准备　环境清洁、宽敞。

【实施】

(1) 打开水龙头，湿润双手。

(2) 将清洁剂均匀涂抹整个手掌、手背、手指和指缝。

(3) 洗手掌，掌心相对，手指并拢相互摩擦。

(4) 洗背侧指缝，手心对手背沿指缝相互搓擦，双手交换进行。

(5) 洗掌侧指缝，掌心相对，双手交叉沿指缝相互摩擦。

(6) 洗拇指，一手握另一只手拇指旋转搓擦，双手交换进行。

(7) 洗指背，弯曲各手指关节，半握拳把指背放在另一手掌心旋转搓擦，双手交换进行。

(8) 洗指尖，弯曲各手指关节，把指尖合拢在另一手掌心旋转搓擦，双手交换进行。

(9) 搓揉结束用流水冲净手上的洗手液（或肥皂）。

(10) 用干燥的擦手毛巾或一次性纸巾擦干双手。

【评价】

(1) 正确应用六步或七步洗手法。

(2) 冲洗双手时未溅湿衣裤。

【反思】

洗手注意事项是什么？

笔记栏

操作程序及考核标准

考核时间：5 min。

考核资源：流动水洗手设施，清洁剂(肥皂或皂液)，干手物品(清洁、干燥的干手巾或擦手纸)，盛放用过的干手巾、擦手纸的容器。

项　目	操　作　要　点	分　值	得　分	扣分及说明
报告姓名，计时开始				
仪　表	修剪指甲，取下手表，着装整齐	2		
评　估	(1) 操作环境是否宽敞明亮	5		
	(2) 双手污染程度、是否符合洗手指征	5		
操作前	(1) 着装整齐	3		
	(2) 物品准备齐全	8		
	(3) 环境宽敞、明亮	2		
操作过程	(1) 打开水龙头，湿润双手	4		
	(2) 将清洁剂均匀涂抹整个手掌、手背、手指和指缝	7		
	(3) 洗手掌，掌心相对，手指并拢相互摩擦	7		
	(4) 洗背侧指缝，手心对手背沿指缝相互搓擦，双手交换进行	7		
	(5) 洗掌侧指缝，掌心相对，双手交叉沿指缝相互摩擦	7		
	(6) 洗拇指，一手握另一只手拇指旋转搓擦，双手交换进行	7		
	(7) 洗指背，弯曲各手指关节，半握拳把指背放在另一手掌心旋转搓擦，双手交换进行	7		
	(8) 洗指尖，弯曲各手指关节，把指尖合拢在另一手掌心旋转搓擦，双手交换进行	7		
	(9) 搓揉结束用流水冲净手上的洗手液(或肥皂)	5		
	(10) 用干燥的擦手毛巾或一次性纸巾擦干双手	7		
评　价	(1) 正确应用六部或七步洗手法	5		
	(2) 冲洗双手时未溅湿衣裤	5		
总　分		100		

（王红丽）

技能二　铺　床　法

铺床法是指为住院患者准备一个合适的床单位。患者床单位是指医疗机构提供给患者使用的家具与设备。床单位包括固定设备和床头墙壁上的设备。固定设备包括床、床上用品、床旁桌、床旁椅和床上小桌；床头墙壁上的设备包括照明灯、呼叫装置、供氧和负压吸引管道。患者床单位是患者最基本生活单位，也是病房中的主要设备，病床要符合实用、耐用、舒适、安全、美观的原则。常用的铺床法分为备用床、暂空床、麻醉床。

一、备用床

【目的】

准备迎接新患者，保持病室整洁美观。

【护理情景导入】

患者经住院治疗和护理后，身体康复出院，病区护士在患者离开病房后，撤除床上用品对床单位进行消毒处理后整理床单位。

笔记栏

【评估】

(1) 床及床旁设施是否齐全、清洁、功能完好。

(2) 病房温度、季节气候、准备合适的床品。

(3) 同病房有无患者进行治疗或进餐。

【计划】

1. 护士准备　洗手、戴口罩、着装整齐。

2. 用物准备　床、床垫、床褥、枕芯、棉胎或毛毯、大单、被套、枕套、护理车。必要时备橡胶单和中单。正确折叠物品，按顺序放置护理车上。

3. 环境准备　病室内无患者进餐或治疗。

【实施】

(1) 准备：备好用物携至床旁。

(2) 移开床旁桌椅：移桌距床旁20 cm，移椅距床尾15 cm，用物按序置于椅上。

(3) 翻床垫：将床垫自床尾向床头过半折起，上缘紧靠床头，再将下缘向床尾拉出，对齐（亦可自近侧向对侧翻转大垫），按需铺床褥。

(4) 铺大单：将大单放在床垫的1/2处，中缝和床的中线对齐，向床头、床尾展开，先铺床头再铺床尾。一手将床头的床垫托起，另一手伸过床头中线，将大单塞入垫下。铺床角在离床头约30 cm处，向上提起大单边缘使其与床沿垂直，呈一横直等腰三角形。以床沿为界，将三角形分为两半，先将下半三角平整地塞于床垫下，再将上半三角翻下塞于床垫下。至床尾拉紧大单，用同法铺好床角。拉紧大单中部边沿，向内塞入（双手掌心向上），平铺于床垫下。转至对侧，同法铺大单。

(5) 套被套：被套头边齐床头，对齐中线，向床尾展开，拉平被套，将被套上层开口处向上翻开1/3，将S形棉被放置开口处，抓住棉被头送至被套内顶端，套好棉胎两上角，将竖折的棉胎两边打开和被套平齐（先近侧后对侧），至床尾依次拉平被套内层、棉胎、被套上层，系好带子，然后将被的左右侧及被尾内折，齐床垫。

(6) 套枕套：轻轻拍松针芯，枕套套于枕芯上，四角充实，系好系带。用两手平托（或从床尾托）至床头被上，平放于床头，开口处背向门。

(7) 桌椅复位：床、桌、椅放置有序，病室整齐。

(8) 其他：推护理车回准备室，整理用物，洗手。

【评价】

(1) 病床符合实用、耐用、舒适、安全的原则。

(2) 大单中缝对齐，四角平整、紧扎。

(3) 被头充实、盖被平整、两边内折对称。

(4) 枕头平整充实，开口背门。

(5) 操作流畅，注意节力。

(6) 病室及患者单位环境整洁、美观。

【反思】

(1) 铺备用床的目的是什么？

(2) 通过铺床操作，你觉得护理人员需要具备什么样的素质？

操作程序及考核标准

考核时间： 5 min。

考核资源： 治疗车、床、床垫、床褥、棉胎或毛毯、枕芯、大单、被套、枕套。

项　目	操　作　要　点	分　值	得　分	扣分及说明
报告姓名，计时开始				
仪表	仪表端庄，衣帽整洁，不留长指甲，按医院要求着装要求	5		

笔记栏

（续表）

项　目	操　作　要　点	分　值	得　分	扣分及说明
评　估	(1) 病房内有无患者进餐或进行治疗	2		
	(2) 病床及床垫有无损坏,床单、被套是否符合床及棉胎的尺寸,适合季节需要	4		
操作前	(1) 洗手,戴口罩	2		
	(2) 用物齐全,清洁使用,摆放有序,便于操作	3		
操作过程	(1) 携用物至床旁,移开床旁桌、椅	4		
	(2) 翻转床垫	2		
	(3) 铺大单:大单放置正确,中线正(偏斜>4 cm不得分)	10		
	(4) 包床角:床角整齐、美观,手法、顺序正确	12		
	(5) 床单床头、床尾包紧,外观平紧、美观	4		
	(6) 被套放置正确	2		
	(7) 套被套方法正确、内外无皱折	10		
	(8) 被头充实平床头(空>3 cm不得分)	6		
	(9) 被筒对称,中线正	6		
	(10) 两侧被筒齐床沿、被尾内折齐床尾	6		
	(11) 枕头四角充实、平整	2		
	(12) 枕头开口背门、平床头放置	2		
	(13) 桌椅归原位	4		
操作后	(1) 整理用物	2		
	(2) 洗手,报告操作完毕	2		
评　价	(1) 动作轻巧、准确、省时、省力	5		
	(2) 床单平紧、舒适、美观	5		
总　分		100		

二、暂空床

【目的】

保持病室整洁;供新入院患者或暂时离床活动患者使用。

【护理情景导入】

脑外伤患者入院后,经过管床医生常规的问诊和体格检查后,医嘱予行CT检查,现患者在护士陪同下离开病室前往相关科室做检查。

【评估】

(1) 患者目前病情是否可以外出检查。

(2) 同病室有无患者进行治疗或进餐。

【计划】

1. 护士准备　　洗手,戴口罩,着装整齐。
2. 用物准备　　同备用床,必要时备一次性中单。
3. 环境准备　　病室内无患者进餐或治疗。

【实施】

笔记栏

(1) 同备用床步骤(1)～(5)。

(2) 在右侧床头,将备用床的盖被上端向内折1/4,然后扇形三折于床尾,并与床尾平齐。

(3) 根据病情,加铺一次性中单,中单上缘距床头45～50 cm,中线与床中线对齐,两侧下垂部分平整地塞于床垫下。

(4) 同备用床步骤(6)～(8)。

(5) 桌椅复位,床、桌、椅放置有序;病室整齐。

(6) 推护理车回准备室,整理用物,洗手。

【评价】

(1) 病室及患者床单元整洁、美观。

(2) 患者上下床方便。

(3) 操作流畅,注意节力。

【反思】

铺暂空床的目的是什么?

操作程序及考核标准

考核时间: 6 min。

考核资源: 治疗车、床、床垫、床褥、棉胎或毛毯、枕芯、大单、被套、枕套。

项　目	操　作　要　点	分　值	得　分	扣分及说明
	报告姓名,计时开始			
仪　表	仪表端庄,衣帽整洁,不留长指甲,按医院要求着装	5		
评　估	(1) 病房内有无患者进餐或进行治疗	2		
	(2) 患者目前病情是否可以外出检查	4		
操作前	(1) 洗手,戴口罩	2		
	(2) 用物齐全,清洁使用,摆放有序,便于操作	3		
操作过程	(1) 携用物至床旁,移开床旁桌、椅	4		
	(2) 翻转床垫	2		
	(3) 铺大单:大单放置正确,中线正(偏斜>4 cm不得分)	6		
	(4) 包床角:床角整齐、美观,手法、顺序正确	10		
	(5) 床单床头、床尾包紧,外观平紧、美观	4		
	(6) 被套放置正确	2		
	(7) 套被套方法正确、内外无皱折	10		
	(8) 被头充实平床头(空>3 cm不得分)	6		
	(9) 被筒对称,中线正	6		
	(10) 两侧被筒齐床沿、被尾内折齐床尾	6		
	(11) 在右侧床头,将备用床的盖被上端向内折1/4,然后扇形三折于床尾,并与床尾平齐	4		
	(12) 根据病情,加铺一次性中单,中单上缘距床头45～50 cm,中线与床中线对齐,两侧下垂部分平整地塞于床垫下	2		
	(13) 枕头四角充实、平整	2		
	(14) 枕头开口背门、平床头放置	2		
	(15) 桌椅归原位	4		
操作后	(1) 整理用物	2		
	(2) 洗手,报告操作完毕	2		
评　价	(1) 动作轻巧、准确、省时、省力	5		
	(2) 床单平紧、舒适、美观	5		
总　分		100		

笔记栏

三、麻醉床

【目的】

（1）便于接收和护理麻醉手术后的患者。

（2）保护被褥不被血液和呕吐物污染。

（3）使患者安全、舒适，预防并发症发生。

【护理情景导入】

张女士，70岁，诊断为乳腺癌，于术日上午在全麻下行左侧乳腺癌改良根治术，护士为手术患者准备麻醉床。

【评估】

（1）患者的诊断、病情、术前准备状况、手术部位、麻醉方式及术后需要的急救设备。

（2）床及床旁设施是否齐全、清洁、功能完好。

（3）同病室有无患者进行治疗或进餐。

【计划】

1. *护士准备*　洗手、戴口罩、着装整齐。

2. *用物准备*　同备用床，另加橡胶单和中单各两条，床上用物按序放置于护理车上。

3. *全麻护理盘用物*　无菌巾内放置开口器、舌钳、压舌板、牙垫、治疗碗、镊子、通气导管、吸氧管、吸痰管纱布数块。无菌巾外放血压计、听诊器、护理记录、笔、治疗巾、弯盘、胶布、剪刀、棉签、电筒等。

4. *环境准备*　病室内无患者进餐或治疗。

【实施】

（1）备好用物携至床旁。

（2）拆除原有大单、被套、枕套，翻转床垫，上缘紧靠床头，床褥铺于其上。

（3）移开床旁桌椅移桌距床旁20 cm，移椅距床尾15 cm，用物按序置于椅上。

（4）按铺备用床法铺好近侧床基。

（5）将橡胶单和中单分别对好中线铺在距床头45 ～ 50 cm处，根据病情和手术部位的需要，可将另一橡胶单和中单分别对好中线，铺在床头或床尾。铺在床头时，上端平床头，下端压在中部橡胶单及中单上，边缘塞入床垫下，铺在床尾时，下端齐床尾。

（6）同法铺好对侧床基、橡胶单和中单。

（7）套被套，同备用床法套好被套后，上端齐床头，两侧边缘内折与床垫齐，尾端向内折叠与床尾齐，盖被开口对门扇形三折于一侧床沿。

（8）套枕套，拍松枕芯，套上枕套，各角要拉出，开口背门，横立于床头。

（9）移回床旁桌，床旁椅放于背门床侧。

（10）放妥麻醉盘及床边物。

（11）推护理车回准备室，整理用物，洗手。

【评价】

（1）病床符合实用、耐用、舒适、安全的原则。

（2）患者感觉舒适、安全。

（3）护理术后患者的用物齐全，保证患者能够得到及时的抢救和护理。

【反思】

（1）铺麻醉床的目的是什么？

（2）如何护理全麻术后患者？

笔记栏

操作程序及考核标准

考核时间：8 min。

考核资源：

1. 床上用物　床垫、床褥、棉胎或毛毯、枕芯、大单、橡胶单2条、中单2条、被套、枕套、治疗车。
2. 麻醉护理盘

（1）治疗巾内：开口器、舌钳、通气导管、牙垫、治疗碗、氧气导管或鼻塞管、吸痰管、棉签、压舌板、平镊、纱布或纸巾。

（2）治疗盘外：电筒、心电监护仪（血压计、听诊器）、治疗巾、弯盘、胶布、护理记录单、笔。

3. 备用物品　另备输液架，必要时备好吸痰装置和给氧装置等。

项　目	操 作 要 点	分　值	得　分	扣分及说明
选手报告参赛号码，比赛计时开始				
仪　表	仪表端庄、衣帽整洁，不留长指甲，符合着装要求	2		
评　估	（1）了解患者的病情、手术部位和麻醉方式；术后可能需要的抢救或治疗物品	4		
	（2）根据季节选择被褥，选择大小合适的床单、被套	3		
	（3）病房内有无患者进餐或进行治疗	3		
操作前	（1）洗手，戴口罩	3		
	（2）拆除原有大单、被套、枕套，检查床部件无损坏松动，摇平床支架，物品准备齐全并按操作顺序放在护理车上	10		
操作过程	（1）移开床旁桌、床旁椅，距离适中	3		
	（2）必要时翻转床垫，床垫接缝与床板接缝吻合	3		
	（3）打开大单一次性成功，中缝对齐床中线，两头距离相等	5		
	（4）按铺备用床法铺好近侧床基，折角手法正确	5		
	（5）铺橡胶单及中单，边缘塞于床垫下，根据患者的麻醉方式和手术部位放置，放置位置正确	3		
	（6）齐床头铺另一块橡胶单和中单	3		
	（7）同法铺好对侧床基和橡胶单、中单，折角手法正确	8		
	（8）床基中缝对齐，床单平紧	3		
	（9）打开被套一次成功，中缝对齐床中线	3		
	（10）打开被套上层至1/3处，放入“S”形折叠的棉胎，展开棉胎，平铺于被套内，吻合好，系好被套尾部系带	9		
	（11）盖被尾端向内反折平床尾，一侧扇形折叠于床沿，开口对门	5		
	（12）拍松枕芯，套上枕套，各角拉出；立于床头，别针固定，方法正确	5		
	（13）移回床旁桌、椅放于背门床侧	3		
	（14）放妥麻醉盘及床边用物	2		
操作后	（1）整理用物	5		
	（2）洗手，报告操作完毕			
评　价	（1）操作中要应用节力原则，动作娴熟、流畅，无不必要来回走动	5		
	（2）棉胎与被套吻合好，被头充实；床单平紧；枕头平整充实，中单完全遮盖橡胶单	5		
总　分		100		

（王红丽）

笔记栏

技能三　常用卧位的安置及变换卧位的方法

卧位是患者休息和适应医疗护理需要时所采取的卧床姿势。卧位与诊断、治疗和护理有着密切的关系，正确的卧位对减轻症状、治疗疾病、预防并发症均起到良好的作用。舒适卧位是指卧位姿势符合人体力学要求，体重平均分配于身体各部分，关节处于功能位置。

一、常用卧位的安置

临床常用卧位有仰卧位、侧卧位、半坐卧位、端坐位、俯卧位、头低足高位、头高足底位、膝胸卧位、截石位。

（一）仰卧位

1. 去枕仰卧位

（1）适用范围：昏迷或全麻未清醒者，可防止呕吐物误入气管而引起窒息或肺部并发症；腰麻或脊髓腔穿刺后的患者，可预防颅内压减低而引起的头痛。

（2）姿势：去枕仰卧，头偏向一侧，枕头横立于床头，两臂置于身体两侧，两腿自然放平。

2. 中凹卧位

（1）适用范围：休克患者。抬高头胸部，保持气道通畅，有利于通气，改善缺氧症状；抬高下肢，有利于静脉回流，增加回心血量。

（2）姿势：用垫枕抬高患者的头胸部10°～20°，抬高下肢20°～30°。

3. 屈膝仰卧位

（1）适用范围：腹部检查，接受导尿或会阴冲洗。

（2）姿势：患者仰卧，两臂置于身体两侧，双腿屈起，稍向外分开。

（二）侧卧位

1. 适用范围　灌肠、肛门检查及配合胃镜肠镜检查。与平卧位交替运用，预防压疮。臀部肌肉注射（上腿伸直、下腿弯曲）。

2. 姿势　患者侧卧，臀部稍后移，两臂屈肘，一手置于胸前，另一手置于枕旁，下腿稍伸直，上腿弯曲。必要时，后背和胸腹前、两膝之间放置软枕，使其舒适与安全。

（三）半坐卧位

1. 适用范围　头面部及颈部手术后患者。心肺疾病所引起的呼吸困难的患者。腹腔、盆腔手术后或有炎症的患者。腹部手术后患者。疾病恢复期体质虚弱的患者。

2. 姿势

（1）摇床法：患者仰卧，先摇起床头支架，与床呈30°～50°，再摇起膝下支架，防止身体下滑。必要时床尾可置一软枕，防止足底触及床尾栏杆。放平时，先摇平膝下支架，再摇平床头支架。

（2）靠背架法：协助患者上半身抬高，在床头垫褥下放一靠背架，患者下肢屈膝，用中单包裹的膝枕垫在膝下，中单两端固定于床缘，防止下滑，足底垫软枕。放平时，先放平下肢，再放平床头。

（四）端坐位

笔记栏

1. 适用范围　支气管哮喘发作患者、心力衰竭患者、心包积液患者。

2. 姿势　扶患者坐起，身体稍前倾，床上放一跨床小桌，桌上放软枕，患者可扶桌休息。并用床头支架或靠背架抬高床头70°～80°，使患者背部能向后倚靠，膝下支架抬高15°～20°，必要时加床栏，保证患者安全。

（五）俯卧位

1. 适用范围

（1）腰背部检查，或配合胰、胆管造影检查时。

（2）脊椎手术后腰、背、臀部有伤口。

（3）胃肠胀气致腹痛。

2. 姿势　患者俯卧，头偏向一侧，双臂屈曲放于头的两侧，双腿伸直；胸下、髋部及踝部各放一软枕。

（六）头低足高位

1. 适用范围

（1）肺部分泌物引流，利于排痰。

（2）十二指肠引流，利于胆汁引流。

（3）妊娠时胎膜早破，防脐带脱垂。

（4）跟骨、胫骨结节牵引者。

2. 姿势　患者仰卧，将软枕横立于床头，以防碰伤头部。床尾用支托物垫高 15 ～ 30 cm。处于这种体位患者会感到不适，因此不宜长时间使用，颅内高压者禁用。

（七）头高足低位

1. 适用范围

（1）颈椎骨折进行颅骨牵引者。

（2）预防脑水肿，减轻颅内压。

（3）颅脑手术后者。

2. 姿势　患者仰卧，床头用支托物垫高 15 ～ 30 cm，或视病情而定，床尾横立一软枕。

（八）膝胸卧位

1. 适用范围

（1）矫正子宫后倾及胎位不正。

（2）肛门、直肠、乙状结肠检查及治疗。

（3）促进产后子宫复原。

2. 姿势　患者跪卧，两小腿平放于床上稍分开，大腿与床面垂直，胸及膝部紧贴床面，腹部悬空，臀部抬起，头转向一侧，两臂屈肘放于头的两侧。

（九）截石位

1. 适用范围

（1）会阴、肛门部位的手术和治疗，如阴道灌洗及会阴冲洗护理、膀胱镜。

（2）产妇分娩。

2. 姿势　患者仰卧于检查台上，双腿分开，放于支腿架上，臀部齐台缘，双手放于胸部或身体两侧。做好保暖和遮挡。

二、协助患者更换卧位的方法

患者由于疾病或治疗的限制，需长期卧床，容易出现食欲不振、消化不良、肌肉萎缩等症状；局部组织长期受压，血液循环障碍，呼吸道分泌物不易咳出，易发生压疮、坠积性肺炎等并发症。护士应定时为患者更换卧位，保证患者的安全和舒适。

（一）协助患者移向床头

【目的】

帮助滑向床尾而自己不能移动的患者移向床头，使患者舒适。

【护理情景导入】

食道癌手术后患者，神志清楚，精神萎靡，禁食，身上带有多根导管，体位欠舒适，无法自行上移

笔记栏

身体，需协助患者移向床头。

【评估】

（1）患者病情、年龄、体重、肢体肌力、伤口、配合能力。

（2）患者有无约束、各种管路情况。

（3）病室内温度、光线。

【计划】

1. 护士准备　洗手、戴口罩、着装整齐，视患者情况决定护士人数。

2. 用物准备　根据需要备软枕。

3. 环境准备　安静、保暖、光线充足。

【实施】

（1）核对床号、姓名。

（2）向患者及家属解释操作的目的、方法及配合事项，说明操作要点。

（3）将各种导管及输液装置妥当安置，必要时将盖被折叠于床尾或一侧；视患者病情放平床头支架或靠背架，枕横立于床头。

（4）移动患者

1）一人协助患者移向床头法：① 协助患者仰卧屈膝，双手上举握住床头栏杆，也可搭在护士肩部或抓住床沿。② 护士靠近床侧，双腿适当分开，一手托住患者肩部，另一只手托住臀部，托起患者的同时，嘱患者双脚蹬床面，挺身上移。

2）两人协助患者移向床头法：患者仰卧屈膝，护士两人分别站于病床两侧，交叉托住患者颈肩部和臀部，或一人托住颈、肩及腰部，另一人托住臀部及腘窝，同时抬起患者移向床头。

（5）整理，放回枕头，视病情抬高床头，取舒适卧位，整理床单元。

（6）洗手、记录。

【评价】

（1）操作流畅，注意节力。

（2）移动患者时，动作轻稳、协调一致。

（3）妥当安置各种导管、牵引、输液装置。

【反思】

两人协助患者移向床头法如何做到动作协调一致？

操作程序及考核标准

考核时间：5 min。

考核资源：根据需要备软枕。

项　目	操　作　要　点	分　值	得　分	扣分及说明
报告姓名，计时开始				
仪　表	仪表端庄，衣帽整洁，不留长指甲，按医院要求着装	5		
评　估	（1）患者病情、年龄、体重、肢体肌力、伤口、配合能力	6		
	（2）患者有无约束、各种管路情况	6		
操作前	（1）洗手，戴口罩	2		
	（2）用物齐全，清洁使用，摆放有序，便于操作	3		
操作过程	（1）核对床号、姓名	5		
	（2）向患者及家属解释操作的目的、方法及配合事项，说明操作要点	8		
	（3）将各种导管及输液装置妥当安置，必要时将盖被折叠于床尾或一侧；视患者病情放平床头支架或靠背架，枕横立于床头	8		

笔记栏

（续表）

项 目	操 作 要 点	分 值	得 分	扣分及说明
操作过程	（4）移动患者			
	1）一人协助患者移向床头法			
	a. 协助患者仰卧屈膝，双手上举握住床头栏杆，也可搭在护士肩部或抓住床沿	10		
	b. 护士靠近床侧，两腿适当分开，一手托住患者肩部，另一只手托住臀部，托起患者的同时，嘱患者两脚蹬床面，挺身上移	15		
	2）两人协助患者移向床头法：患者仰卧屈膝，护士两人分别站于病床两侧，交叉托住患者颈肩部和臀部，或一人托住颈、肩及腰部，另一人托住臀部及腘窝，同时抬起患者移向床头	15		
	（5）整理，放回枕头，视病情抬高床头，取舒适卧位，整理床单元	3		
操作后	洗手，报告操作完毕	2		
评价	（1）操作流畅，注意节力	4		
	（2）移动患者时，动作轻稳、协调一致	4		
	（3）妥当安置各种导管、牵引、输液装置	4		
总 分		100		

（二）协助患者翻身侧卧

【目的】

（1）协助不能起床的患者更换卧位，使其舒适。

（2）预防压疮、坠积性肺炎等并发症。

（3）满足检查、治疗、护理的需要。

【护理情景导入】

食道癌手术后患者，神志清楚，精神萎靡，禁食，身上带有多根导管，平卧位时间较长，无法自行翻身活动，需协助患者翻身侧卧。

【评估】

（1）患者病情、年龄、体重、治疗情况、心理状态、是否合作。

（2）患者有无约束、各种管路情况。

（3）病室内温度、光线。

【计划】

1. 护士准备　洗手、戴口罩、着装整齐，视患者情况决定护士人数。
2. 用物准备　根据需要备软枕。
3. 环境准备　安静、保暖、光线充足。

【实施】

（1）核对床号、姓名。

（2）向患者及家属解释操作的目的、方法及配合事项，说明操作要点。

（3）妥当安置各种导管及输液装置，必要时将盖被折叠于床尾或一侧；协助患者仰卧，双手放于腹部，双腿屈膝，各种导管安置妥当。

（4）翻身

1）一人协助患者翻身侧卧法：① 将患者肩部、臀部移向护士侧床缘，再将双下肢移向床缘，协助或嘱患者屈膝。② 护士一手扶患者肩部，另一手扶膝部，轻推患者转向护士对侧。

2）两人协助患者翻身侧卧法：① 两名护士站于病床同侧，一人托住患者颈肩部和腰部，另一人托住臀部和腘窝；同时抬起患者移向近侧。② 两人分别托扶患者的肩部、腰部和臀部、膝部，轻轻

笔记栏

将患者转向对侧。

（5）整理：按侧卧位法，在患者背部、胸前及双膝之间放置软枕，必要时使用床栏，使患者舒适、安全；检查并安置患者肢体各关节处于功能位置；观察背部皮肤并进行护理；整理床单元。

（6）洗手、记录。

【评价】

（1）操作流畅，注意节力。

（2）移动患者时，动作轻稳、协调一致。

（3）妥当安置各种导管、牵引、伤口、输液装置。

【反思】

如何为手术后有引流管的患者翻身？

操作程序及考核标准

考核时间：5 min。

考核资源：根据需要备软枕。

项　目	操 作 要 点	分　值	得　分	扣分及说明
	报告姓名，计时开始			
仪　表	仪表端庄，衣帽整洁，不留长指甲，按医院要求着装	5		
评　估	（1）患者病情、年龄、体重、治疗情况、心理状态、是否合作	6		
	（2）患者有无约束、各种管路情况	6		
操作前	（1）洗手，戴口罩	2		
	（2）用物齐全，清洁使用，摆放有序，便于操作	3		
操作过程	（1）核对床号、姓名	5		
	（2）向患者及家属解释操作的目的、方法及配合事项，说明操作要点	8		
	（3）妥当安置各种导管及输液装置，必要时将盖被折叠于床尾或一侧；协助患者仰卧，双手放于腹部，双腿屈膝，各种导管安置妥当	8		
	（4）翻身			
	1）一人协助患者翻身侧卧法			
	a. 将患者肩部、臀部移向护士侧床缘，再将双下肢移向床缘，协助或嘱患者屈膝	10		
	b. 护士一手扶患者肩部，另一手扶膝部，轻推患者转向护士对侧	10		
	2）两人协助患者翻身侧卧法			
	a. 两名护士站于病床同侧，一人托住患者颈肩部和腰部，另一人托住臀部和腘窝；同时抬起患者移向近侧	15		
	b. 两人分别托扶患者的肩部、腰部和臀部、膝部，轻轻将患者转向对侧	3		
	（5）整理：按侧卧位法，在患者背部、胸前及两膝之间放置软枕，必要时使用床栏，使患者舒适、安全；检查并安置患者肢体各关节处于功能位置；观察背部皮肤并进行护理；整理床单元	5		
操作后	洗手，记录，报告操作完毕	2		
评　价	（1）操作流畅，注意节力	4		
	（2）移动患者时，动作轻稳、协调一致	4		
	（3）妥当安置各种导管、牵引、伤口、输液装置	4		
总　分		100		

笔记栏

（三）协助患者轴线翻身

【目的】

（1）协助颈椎损伤、脊髓损伤、脊髓手术、髋关节置换术后患者在床上翻身。

（2）预防脊髓再损伤及关节脱位。

（3）预防压疮，增加患者舒适感。

【护理情景导入】

脊髓损伤患者，由于伤情，无法自行床上翻身，需协助患者轴线翻身，以预防压疮，增加患者舒适感。

【评估】

（1）患者病情、意识状态、四肢活动情况及配合能力。

（2）患者损伤部位、伤口情况、管路情况。

（3）病室内温度、光线。

【计划】

1. 护士准备　洗手、戴口罩、着装整齐，视患者情况决定护士人数。

2. 用物准备　根据需要备软枕。

3. 环境准备　安静、保暖、光线充足。

【实施】

（1）核对床号、姓名。

（2）向患者及家属解释操作的目的、方法及配合事项，说明操作要点。

（3）妥当安置各种导管及输液装置，必要时将盖被折叠于床尾或一侧；协助患者仰卧。

（4）翻身

1）两人协助患者轴线翻身法：① 两名护士站于病床同侧，将大单置于患者身下，分别抓紧靠近患者肩、腰部、髋部、大腿等处大单，将患者拉至近侧并放置床栏。② 护士绕至对侧，将患者近侧手臂置在头侧，远侧手臂置于胸前，双膝间放一软枕。③ 护士双脚前后分开，两人双手分别抓紧患者肩、腰背、髋部、大腿等处的远侧大单。一名护士发口令、两人动作一致地将患者整个身体以圆滚轴式翻转至侧卧。

2）三人协助患者轴线翻身法：① 由三名护士完成，一名护士固定患者头部，纵轴向上略加牵引，使头、颈部随躯干一起慢慢移动；第二名护士双手分别置于患者肩、背部；第三名护士双手分别置于患者腰、臀部，使患者头、颈、腰、髋部保持在同一水平线上，移至近侧。② 翻转至侧卧位，翻转角度不超过60°。

（5）整理：按侧卧位法，在患者背部、胸前及双膝之间放置软枕，使患者舒适、安全；检查并安置患者肢体各关节处于功能位置；观察背部皮肤并进行护理；整理床单元。

（6）洗手，记录。

【评价】

（1）操作流畅，注意节力。

（2）移动患者时，动作轻稳、协调一致。

（3）妥当安置各种导管、牵引、输液装置。

（4）颈椎、颅骨牵引者行轴线翻身，保持有效牵引。

【反思】

颈椎损伤的患者如何行轴线翻身？

笔记栏

操作程序及考核标准

考核时间：10 min。

考核资源：根据需要备软枕。

项　目	操　作　要　点	分　值	得　分	扣分及说明
	报告姓名，计时开始			
仪　表	仪表端庄，衣帽整洁，不留长指甲，按医院要求着装	5		
评　估	(1) 患者病情、意识状态、四肢活动情况及配合能力	6		
	(2) 患者损伤部位、伤口情况、管路情况	6		
操作前	(1) 洗手，戴口罩。视患者情况决定护士人数	2		
	(2) 用物齐全，清洁使用，摆放有序，便于操作	3		
操作过程	(1) 核对床号、姓名	5		
	(2) 向患者及家属解释操作的目的、方法及配合事项，说明操作要点	8		
	(3) 妥当安置各种导管及输液装置，必要时将盖被折叠于床尾或一侧；协助患者仰卧	8		
	(4) 翻身			
	1) 两人协助患者轴线翻身法			
	a. 两名护士站于病床同侧，将大单置于患者身下，分别抓紧靠近患者肩、腰部、髋部、大腿等处大单，将患者拉至近侧并放置床栏	10		
	b. 护士绕至对侧，将患者近侧手臂置在头侧，远侧手臂置于胸前，两膝间放一软枕	10		
	c. 护士双脚前后分开，两人双手分别抓紧患者肩、腰背、髋部、大腿等处的远侧大单。一名护士发口令、两人动作一致地将患者整个身体以圆滚轴式翻转至侧卧	8		
	2) 三人协助患者轴线翻身法			
	a. 由三名护士完成，一名护士固定患者头部，纵轴向上略加牵引，使头、颈部随躯干一起慢慢移动；第二名护士双手分别置于患者肩、背部；第三名护士双手分别置于患者腰、臀部，使患者头、颈、腰、髋部保持在同一水平线上，移至近侧	6		
	b. 翻转至侧卧位，翻转角度不超过60°	4		
	(5) 整理：按侧卧位法，在患者背部、胸前及两膝之间放置软枕，使患者舒适、安全；检查并安置患者肢体各关节处于功能位置；观察背部皮肤并进行护理；整理床单元	5		
操作后	洗手，记录，报告操作完毕	2		
评　价	(1) 操作流畅，注意节力	3		
	(2) 移动患者时，动作轻稳、协调一致	3		
	(3) 妥当安置各种导管、牵引、伤口、输液装置	3		
	(4) 颈椎、颅骨牵引者行轴线翻身，保持有效牵引	3		
总　分		100		

（王红丽）

笔记栏

技能四　卧床患者更换床单

【目的】

（1）保持病室整洁美观。

（2）患者睡卧舒适，预防压疮等并发症发生。

【护理情景导入】

李先生，45岁，因车祸导致肠破裂来院行急诊剖腹探查术，术后生命体征平稳，切口有渗液，被服污染，护士应及时为患者更换清洁的被服。

【评估】

（1）病情、意识状态、活动能力、配合程度、局部皮肤情况等。

（2）向患者及家属解释更换床单的目的、方法、注意事项及配合方法。

（3）病室温度、同病房有无患者进行治疗或进餐。

【计划】

1. 患者准备　患者了解更换床单的目的、方法、注意事项及配合要点。

2. 护士准备　洗手、戴口罩、着装整齐。

3. 用物准备　大单、中单、被套、枕套、床刷及床刷套（略湿润），需要时备清洁衣裤。护理车。必要时备橡胶单和中单。用物折叠整齐，按更换的先后顺序置于护理车上。

4. 环境准备　病室内无患者进餐或治疗。酌情关门窗、根据季节调节室温。

【实施】

（1）备好用物携至床旁。

（2）放平床头及膝下支架。

（3）移开床旁桌椅距离适中。

（4）松开床尾盖被，移动枕头至对侧，协助患者往对侧翻身。

（5）从床头至床尾松开近侧各层床单，清扫近侧橡胶单和床褥

1）中单污染面向内翻卷塞于患者身下。

2）扫净橡胶单上的渣屑，将橡胶单搭于患者身上。

3）将大单污染面向内卷于患者身下。

4）从床头至床尾扫净床褥上的渣屑。

（6）铺近侧清洁大单、橡胶单和中单

1）将近侧大单展开，对侧一半大单向内翻转塞于患者身下。

2）铺好床头、床尾及中部。

3）铺平橡胶单，将清洁的中单铺于橡胶单上，对侧中单向内翻转塞于患者身下，将近侧橡胶单、中单拉紧一并塞于床垫下。

（7）移动枕头于近侧，协助患者向近侧翻身。

（8）松对侧污单，清扫对侧橡胶单和床褥

1）向上翻卷取出污中单置于护理车污衣袋内。

2）扫净橡胶单，搭于患者身上。

3）将大单自床头内卷至床尾处，取出污大单，置于护理车污衣袋内。

4）清扫床褥。

（9）依次将大单、橡胶单、中单拉平铺好。

（10）移动枕头至患者头下，协助患者平卧。

笔记栏

（11）套被套

1）被套平铺于盖被上。

2）自污被套内将棉胎取出，装入清洁被套内。

3）撤出污被套，将棉胎展平，系好被套尾端开口处系带。

（12）更换枕套。

（13）桌椅复位，根据病情摇起床头和膝下支架，开窗通风。

（14）处理用物，洗手。

【评价】

（1）患者舒适、安全，受压部位皮肤完好。

（2）各种导管在位通畅，肢体呈功能位。

（3）动作敏捷轻稳，协调一致，注意节力。

【反思】

（1）卧床患者更换床单的目的是什么？

（2）卧床患者更换床单的方法是什么？

操作程序及考核标准

考核时间：15 min。

考核资源：大单、中单、被套、枕套、床刷及床刷套（略湿润），需要时备清洁衣裤，护理车，必要时备橡胶单和中单。

项　目	操　作　要　点	分　值	得　分	扣分及说明
	报告姓名，计时开始			
仪　表	仪表端庄，衣帽整洁，不留长指甲，符合着装要求	2		
评　估	（1）病情、意识状态、活动能力、配合程度、局部皮肤情况等	3		
	（2）向患者及家属解释更换床单的目的、方法、注意事项及配合方法	4		
	（3）病房内无患者进餐或进行治疗	3		
准　备	（1）护士：洗手，戴口罩	3		
	（2）病房内无患者进餐或进行治疗，酌情关门窗、调室温；必要时遮挡别人	5		
	（3）物品准备齐全，并按操作顺序放在护理车上	5		
操作过程	（1）核对患者：解释操作方法，请患者配合	3		
	（2）移开床旁桌椅，距离适中，放平床头及膝下支架	3		
	（3）移动枕头于对侧，协助患者往对侧翻身	2		
	（4）更新近侧各单，撤单、清扫方法正确	2		
	（5）打开大单一次性成功，两头距离相等，折角手法正确	8		
	（6）移动枕头于近侧，协助患者往近侧翻身	2		
	（7）撤污中、大单，床垫去尘，方法正确	3		
	（8）依次将大单、橡胶单、中单拉平铺好，大单平紧、中缝对齐，折角手法正确	8		
	（9）移动枕头于中间，协助患者平卧	2		
	（10）打开清洁被套一次性成功，正面在外铺于盖被上，中缝对齐床中线	3		
	（11）取出棉胎方法正确，动作轻柔	2		
	（12）套被套方法正确，棉胎平整，吻合好，被头充实	7		

笔记栏

（续表）

项 目	操 作 要 点	分 值	得 分	扣分及说明
操作过程	(13) 撤出污被套，方法正确	2		
	(14) 托起患者颈部，取出枕头	2		
	(15) 拍松枕芯，套上枕套，各角要拉出，置患者头下	5		
	(16) 安置舒适体位，保持和患者交流	3		
	(17) 移回床旁桌椅，开窗通风	3		
操作后	(1) 终末处理	2		
	(2) 洗手，记护理记录，报告操作完毕	3		
评 价	(1) 操作中保持和患者交流，注意观察患者病情变化，注意保暖及保护患者隐私	4		
	(2) 操作中要应用节力原则，动作娴熟、流畅，幅度适中，翻身时无拖、拉、推等动作	3		
	(3) 棉胎与被套吻合好，被头充实；床单平紧；枕头平整充实，中单完全遮盖橡胶单	3		
总 分		100		

（王红丽）

技能五 搬运护送患者技术

不能自行移动的患者在入院、出院、接受检查或治疗、下床活动时，需要使用运送工具辅助其活动，护士应根据患者的病情选用不同的运送工具，如平车、轮椅子等。在运送患者过程中，护士应将人体力学原理正确运用到操作中，以避免发生损伤，减轻双方疲劳，提高工作效率，减少患者痛苦，保证患者安全与舒适。

一、轮椅运送法

【目的】

(1) 护送不能行走但能坐起的患者入院、出院、检查、治疗或户外活动。

(2) 协助患者下床活动，促进血液循环和体力恢复。

【护理情景导入】

脑外伤患者经住院治疗和护理后，神志清楚，生命体征平稳，四肢肌力逐渐恢复，今遵医嘱行头颅CT检查，查看脑组织恢复情况，病区护士用轮椅运送患者行CT检查。

【评估】

(1) 患者病情、意识状态、体重、躯体活动能力、合作程度。

(2) 轮椅各部件的性能是否良好。

(3) 病室内是否宽敞。

【计划】

1. 护士准备　洗手、戴口罩、着装整齐。
2. 患者准备　了解轮椅运送目的、方法及配合事项。

笔记栏

3. 用物准备　轮椅,需要时备毛毯、软枕、别针。

4. 环境准备　环境宽敞,无障碍物。

【实施】

(1) 检查轮椅性能,推轮椅至患者床旁,核对患者床号、姓名等,解释轮椅运送的目的、方法及配合事项。

(2) 将轮椅面朝向床头,椅背与床尾平齐,车闸制动,翻起脚踏板。

(3) 将毛毯平铺于轮椅,上端高过患者颈部15 cm左右。

(4) 撤掉盖被,扶患者坐起,协助患者穿衣裤、袜。

(5) 协助患者坐于床边,嘱其用手撑住床面维持坐姿,协助患者穿好鞋子。

(6) 协助患者上轮椅

1) 将患者双手置于护士肩上,护士双手环抱患者腰部,协助患者下床、转身,嘱患者用手扶住轮椅把手,坐于轮椅中。若用毛毯,则将上端围在患者颈部,别针固定,再用毛毯围好患者上身,并将下肢和双脚包好,别针固定。下肢水肿、溃疡或关节疼痛者,可在脚踏板上垫以软枕,抬高双脚。

2) 翻下脚踏板,协助患者将双脚置于脚踏板上。

3) 整理床单元,铺为暂空床。

(7) 推送患者: 观察患者,确定无不适后,松开车刹,推患者至指定地点。

1) 下坡时应减速并嘱患者抓紧扶手。

2) 过门槛时翘起前轮,避免过大震动。

(8) 协助患者下轮椅。

1) 将轮椅推至床尾,椅背与床尾平齐,患者面向床头,制动车闸,翻起脚踏板。

2) 松开患者身上固定毛毯用别针。

3) 扶患者站起、转身、坐于床缘; 对于不能自行站立者,护士面对患者双脚前后分开,屈髋、屈膝,环抱患者腰部协助站立并坐到床缘。

4) 协助患者脱去鞋子及外衣。

5) 协助患者取舒适卧位,盖好盖被,整理床单元。

(9) 轮椅归位。

(10) 洗手,记录。

【评价】

(1) 运送过程中,患者安全、无不适。

(2) 护患沟通良好,患者主动配合。

(3) 操作省力、动作协调。

【反思】

轮椅运送法的注意事项是什么?

操作程序及考核标准

考核时间: 10 min。

考核资源: 轮椅,需要时备毛毯、软枕、别针。

项　目	操　作　要　点	分　值	得　分	扣分及说明
报告姓名,计时开始				
仪　表	仪表端庄,衣帽整洁,不留长指甲,按医院要求着装	2		
评　估	(1) 患者病情、意识状态、体重、躯体活动能力、合作程度	5		
	(2) 轮椅各部件的性能是否良好	3		
	(3) 病室内是否宽敞	2		

笔记栏

（续表）

项　目	操作要点	分值	得　分	扣分及说明
操作前	(1) 洗手，戴口罩	2		
	(2) 用物齐全，清洁使用，摆放有序，便于操作	3		
	(3) 环境宽敞、无障碍物	1		
操作过程	(1) 检查轮椅性能，推轮椅至患者床旁，核对患者床号、姓名等，解释轮椅运送的目的、方法及配合事项	4		
	(2) 将轮椅面朝向床头，椅背与床尾平齐，车闸制动，翻起脚踏板	2		
	(3) 将毛毯平铺于轮椅，上端高过患者颈部 15 cm 左右	6		
	(4) 撤掉盖被，扶患者坐起，协助患者穿衣裤、袜	3		
	(5) 协助患者坐于床边，嘱其用手撑住床面维持坐姿，协助患者穿好鞋子	5		
	(6) 协助患者上轮椅			
	1) 将患者双手置于护士肩上，护士双手环抱患者腰部，协助患者下床、转身，嘱患者用手扶住轮椅把手，坐于轮椅中。若用毛毯，则将上端围在患者颈部，别针固定，再用毛毯围好患者上身，并将下肢和双脚包好，别针固定。下肢水肿、溃疡或关节疼痛者，可在脚踏板上垫以软枕，抬高双脚	10		
	2) 翻下脚踏板，协助患者将双足置于脚踏板上	2		
	3) 整理床单元，铺为暂空床	3		
	(7) 推送患者：观察患者，确定无不适后，松开车刹，推患者至指定地点			
	1) 下坡时应减速并嘱患者抓紧扶手	6		
	2) 过门槛时翘起前轮，避免过大震动			
	(8) 协助患者下轮椅			
	1) 将轮椅推至床尾，椅背与床尾平齐，患者面向床头，制动车闸，翻起脚踏板	5		
	2) 松开患者身上固定毛毯用别针	2		
	3) 扶患者站起、转身、坐于床缘；对于不能自行站立者，护士面对患者两脚前后分开，屈髋、屈膝，环抱患者腰部协助站立并坐到床缘	10		
	4) 协助患者脱去鞋子及外衣	2		
	5) 协助患者取舒适卧位，盖好盖被，整理床单元	3		
	(9) 轮椅归位	2		
操作后	(1) 整理用物	2		
	(2) 洗手，记录。报告操作完毕	2		
评　价	(1) 运送过程中，患者安全、无不适	5		
	(2) 护患沟通良好，患者主动配合	5		
	(3) 操作省力、动作协调	3		
总　分		100		

笔记栏

二、平车运送法

【目的】

运送不能起床的患者入院、检查、治疗、手术或转运。

【护理情景导入】

因车祸致胸部外伤、肋骨骨折患者，由急诊用平车护送至病房。

【评估】

(1) 评估患者的病情、意识状态、体重、躯体活动能力、合作程度。

(2) 评估平车性能是否良好。

(3) 评估病室内是否宽敞。

【计划】

1. 护士准备　洗手、戴口罩、着装整齐。

2. 用物准备　平车(各部件性能是否良好，车上置以被单和橡胶单包好的垫子和枕头)、盖被。如为骨折患者，应备木板垫于平车上；如为颈椎、腰椎骨折患者，或病情较重者，应备帆布中单或布中单。

3. 环境准备　环境宽敞、无障碍物。

4. 其他　患者了解平车运送目的、方法及配合事项。

【实施】

(1) 检查平车性能，推平车至患者床旁，核对患者床号、姓名等，解释平车运送的目的、方法及配合事项。

(2) 移开床旁椅。

(3) 妥善固定好患者身上各种导管，避免移动中滑脱。

(4) 协助患者移至平车

1) 平车移至床边，紧靠，固定刹车，调整平车高度与床同高或稍低。

2) 将盖被扇形折向床尾，协助患者屈膝。

3) 将患者脚移至床缘。

4) 抬高臀部，将躯体移近床缘。

5) 护士站在床头，双手置于患者肩下，将患者头及枕头一起移至床缘。

6) 将患者脚移至平车上。

7) 抬高臀部，将躯体移至平车上。

8) 护士站在床头，双手置于患者肩下，将患者头及枕头一起移至平车上。

(5) 协助患者移至平车(过床器移动患者)

1) 平车移至床边，紧靠，固定刹车，调整平车高度与床同高或稍低。

2) 患者平移至床侧，靠近平车。

3) 向对侧翻转，将过床器边缘部分插入患者身下。

4) 移动患者，让其滑动至平车中央。

5) 撤去过床器，安置患者于合适、安全的卧位。

(6) 重新检查各种导管。

(7) 盖好盖被。

(8) 整理床位。

(9) 松开平车刹车，推至指定地点。

(10) 协助患者移至病床：用协助患者移至平车的方法，反向移动。

(11) 盖好盖被，整理床位。

(12) 终末处理。

(13) 洗手，记录。

笔记栏

【评价】

(1) 动作轻稳、协调一致、操作省力。

(2) 患者安全、舒适、保暖。

（3）患者持续性治疗不受影响。

【反思】

平车运送法的注意事项是什么？

操作程序及考核标准

考核时间：10 min。

考核资源：平车（各部件性能良好，车上置以被单和橡胶单包好的垫子和枕头）、盖被。如为骨折患者，应备木板垫于平车上；如为颈椎、腰椎骨折患者，或病情较重者，应备帆布中单或布中单。

项 目	操 作 要 点	分 值	得 分	扣分及说明
	报告姓名，计时开始			
仪 表	仪表端庄，衣帽整洁，不留长指甲，按医院要求着装	2		
评 估	（1）患者病情、意识状态、体重、躯体活动能力、合作程度	5		
	（2）平车性能是否良好	3		
	（3）病室内是否宽敞	2		
操作前	（1）洗手，戴口罩	2		
	（2）用物齐全，清洁使用，摆放有序，便于操作	3		
	（3）环境宽敞、无障碍物	1		
操作过程	（1）检查平车性能，推平车至患者床旁，核对患者床号、姓名等，解释平车运送的目的、方法及配合事项	4		
	（2）移开床旁椅	2		
	（3）妥善固定好患者身上各种导管	3		
	（4）协助患者移至平车			
	1）平车移至床边，紧靠，固定刹车，调整平车高度与床同高或稍低	4		
	2）将盖被扇形折向床尾，协助患者屈膝	2		
	3）将患者脚移至床缘	5		
	4）抬高臀部，将躯体移近床缘	2		
	5）护士站在床头，两手置于患者肩下，将患者头及枕头一起移至床缘	3		
	6）将患者脚移至平车上	2		
	7）抬高臀部，将躯体移至平车上	5		
	8）护士站在床头，两手置于患者肩下，将患者头及枕头一起移至平车上	5		
	（5）协助患者移至平车（过床器移动患者）	2		
	1）平车移至床边，紧靠，固定刹车，调整平车高度与床同高或稍低	5		
	2）患者平移至床侧，靠近平车	4		
	3）向对侧翻转，将过床器边缘部分插入患者身下	2		
	4）移动患者，让其滑动至平车中央	5		
	5）撤去过床器，安置患者于合适、安全的卧位	2		
	（6）重新检查各种导管	2		
	（7）盖好盖被，整理床单元	2		
	（8）松开平车刹车，推至指定地点	2		
	（9）协助患者移至病床，用协助患者移至平车的方法，反向移动	5		
	（10）盖好盖被，整理床位	2		
操作后	（1）整理用物	2		
	（2）洗手，记录。报告操作完毕	2		

笔记栏

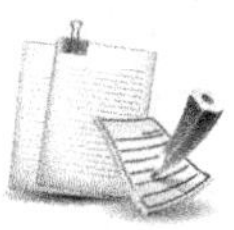

（续表）

项目	操作要点	分值	得分	扣分及说明
评价	(1) 运送过程中，患者安全、无不适	3		
	(2) 护患沟通良好，患者主动配合	2		
	(3) 操作节力、动作协调	3		
总分		100		

（王红丽）

技能六　无菌技术

无菌技术是预防医院感染的一项重要而基本的技术，其基本操作方法根据科学原则制订，医务人员必须熟练掌握，在技术操作中严格遵守操作规程，保证患者安全。无菌技术包括使用无菌持物钳法、使用无菌容器法、使用无菌包法、铺无菌盘法、取倒无菌溶液法、戴脱无菌手套法。

一、无菌持物钳及无菌容器使用法

【目的】

(1) 取放和传递无菌物品，使其保持无菌状态。

(2) 无菌容器用于盛放无菌物品并保持其无菌状态。

【护理情景导入】

遵医嘱取无菌纱布供医生换药使用。

【评估】

(1) 无菌持物钳的种类是否合适。

(2) 无菌物品的包装是否完好、标识是否清晰、有无潮湿、放置是否合理。

(3) 操作环境是否符合无菌操作要求。

【计划】

1. 护士准备　修剪指甲、洗手、戴口罩、着装整齐。
2. 用物准备　无菌持物钳、盛放无菌持物钳的容器，盛放无菌纱布的容器。
3. 环境准备　操作环境符合无菌操作要求。

【实施】

(1) 检查并核对名称、有效期、灭菌标识、无菌物品包装是否完好、有无潮湿。

(2) 放妥用物，摆放位置合理。

(3) 取出无菌持物钳

1) 打开无菌持物钳（镊）罐的上半盖。

2) 钳（镊）端闭合，垂直取出，取出无菌持物钳后及时关闭容器盖。

(4) 保持钳端闭合向下。

(5) 打开容器盖，盖内面向上置于稳妥处或拿在手中。

(6) 取物：用无菌持物钳从无菌容器中夹取物品，无菌持物钳不可触及容器边缘，取物后，立即将盖盖严。

(7) 放回无菌持物钳：用后闭合钳端，打开容器盖，垂直放回容器，关闭容器盖。

【评价】

(1) 严格遵守无菌技术操作原则。

笔记栏

(2) 无菌持物钳、无菌容器及无菌物品未被污染。

【反思】

使用无菌持物钳及无菌容器的注意事项是什么?

操作程序及考核标准

考核时间: 5 min。

考核资源: 无菌持物钳、盛放无菌持物钳的容器、盛有无菌纱布的容器。

项 目	操 作 要 点	分 值	得 分	扣分及说明
	报告姓名,计时开始			
仪 表	修剪指甲,洗手,戴口罩,着装整齐	2		
评 估	(1) 无菌持物钳的种类是否合适	5		
	(2) 无菌物品的包装是否完好、标识是否清晰、有无潮湿、放置是否合理	5		
	(3) 环境评估是否符合无菌操作要求	5		
操作前	(1) 洗手,戴口罩	3		
	(2) 物品准备齐全,并放在治疗车或宽敞的治疗台上	8		
	(3) 环境评估符合无菌操作要求	2		
操作过程	(1) 检查并核对名称、有效期、灭菌标识、无菌物品包装是否完好、有无潮湿	8		
	(2) 放妥用物,摆放位置合理	8		
	(3) 打开无菌持物钳(镊)罐的上半盖。钳(镊)端闭合,垂直取出,取出无菌持物钳后及时关闭容器盖	8		
	(4) 保持钳端闭合向下	8		
	(5) 打开容器盖,盖内面向上置于稳妥处或拿在手中	8		
	(6) 用无菌持物钳从无菌容器中夹取物品,无菌持物钳不可触及容器边缘,取物后,立即将盖盖严	8		
	(7) 用后闭合钳端,打开容器盖,垂直放回容器,关闭容器盖	8		
操作后	(1) 整理用物	2		
	(2) 洗手,报告操作完毕	2		
评 价	(1) 遵守无菌技术操作原则,无菌物品未被污染,取出物品保持无菌状态	5		
	(2) 操作时动作熟练、流畅,身体与无菌区保持一定距离,手臂保持在腰部或治疗台面以上	5		
总 分		100		

二、无菌包使用法

【目的】

无菌物品用无菌包布包裹以保持物品的无菌状态。

【护理情景导入】

从无菌包内取治疗巾用以铺无菌盘。

【评估】

(1) 无菌包名称、有效期、包裹是否完好、标签是否清晰、有无潮湿或破损、放置是否合理。

(2) 操作环境是否符合无菌操作要求。

【计划】

1. 护士准备　修剪指甲、洗手、戴口罩、着装整齐。
2. 用物准备　无菌持物钳、盛放无菌物品的容器、无菌包。

笔记栏

3. 记录　　准备纸、笔记录。

4. 操作环境　　符合无菌操作要求。

【实施】

（1）检查并核对无菌包和无菌持物钳的名称、灭菌日期、失效期、灭菌标识。

（2）打开无菌包

1）一次性使用完无菌包打开：① 解开系带卷起；② 一手托住无菌包并从包布外抓住包内物品，系带夹于指缝中；③ 另一手逐层打开无菌包，并抓住包布四角；④ 双手将无菌物品递送至无菌区；⑤ 包布折叠放于治疗车的下层。

2）一次性用不完无菌包打开：① 解开系带绕妥并打开此角；② 用拇指及示指捏起包布角依次打开其他三角；③ 用无菌持物钳（镊）夹取其中无菌物品，放在备妥的无菌区；④ 按原折痕包起来；⑤ 将系带横行缠绕包妥；⑥ 注明开包时间（年、月、日、时、分）并签名；⑦ 放妥无菌包。

【评价】

（1）遵守无菌操作原则。

（2）无菌物品及无菌包的内面未被污染。

【反思】

无菌包使用的目的是什么？

操作程序及考核标准

考核时间：5 min。

考核资源：盛有无菌持物钳的无菌罐、盛放无菌物品的容器或区域、无菌包（内放无菌治疗巾、敷料、器械等）。

项　目	操　作　要　点	分　值	得　分	扣分及说明
	报告姓名，计时开始			
仪　表	修剪指甲，洗手，戴口罩，着装整齐	2		
评　估	（1）无菌包名称、有效期、包裹是否完好、标签是否清晰、有无潮湿或破损，放置是否合理	4		
	（2）评估环境是否符合无菌操作要求	3		
操作前	（1）护士：洗手，戴口罩	3		
	（2）环境符合无菌操作要求	2		
	（3）物品准备齐全，并放在治疗车或宽敞的治疗台上	10		
操作过程	（1）检查并核对无菌包和无菌持物钳的名称、灭菌日期、失效期、灭菌标识	8		
	（2）一次性使用完无菌包打开			
	1）解开系带卷起	5		
	2）一手托住无菌包并从包布外抓住包内物品，系带夹于指缝中	5		
	3）另一手逐层打开无菌包，并抓住包布四角	5		
	4）双手将无菌物品递送至无菌区	5		
	5）包布折叠放于治疗车的下层	3		
	（3）一次性用不完无菌包打开			
	1）解开系带绕妥并打开此角	5		
	2）用拇指及示指捏起包布角依次打开其他三角	5		
	3）用无菌持物钳（镊）夹取其中无菌物品，放在备妥的无菌区	5		
	4）按原折痕包起来	4		
	5）将系带横行缠绕包妥	3		
	6）注明开包时间（年、月、日、时、分）并签名	4		
	7）放妥无菌包	3		

笔记栏

（续表）

项 目	操 作 要 点	分 值	得 分	扣分及说明
操作后	（1）整理用物	4		
	（2）洗手，报告操作完毕			
评 价	（1）遵守无菌技术操作原则，无菌物品及无菌包布的内面未被污染	6		
	（2）操作时动作熟练、流畅，身体与无菌区保持一定距离，手臂保持在腰部或治疗台面以上	6		
总 分		100		

三、取无菌溶液

【目的】

取出并使用无菌溶液。

【护理情景导入】

遵医嘱取200 mL无菌溶液，供医生换药使用。

【评估】

（1）无菌溶液的名称、浓度、剂量、有效期，瓶盖有无松动，瓶身有无裂痕，药液有无浑浊、沉淀、变质；无菌物品包装是否完好、效期、标识是否清楚、有无潮湿。

（2）操作环境是否符合无菌操作要求。

【计划】

1. 护士准备　修剪指甲、洗手、戴口罩、着装整齐。

2. 用物准备

（1）无菌溶液、启瓶器、弯盘。

（2）盛装无菌溶液的容器。

（3）治疗盘内放置棉签、消毒液、笔，必要时备无菌持物钳及其容器、无菌纱布及其容器。

3. 环境准备　操作环境符合无菌操作要求。

【实施】

（1）检查

1）检查无菌溶液。

2）检查瓶签，包括名称、剂量、浓度、有效期。

3）检查瓶盖有无松动。

4）检查瓶身有无裂痕，溶液有无沉淀、浑浊、变质、变色。

（2）准备无菌容器。

（3）倾倒无菌溶液。

1）撬开铝盖。

2）消毒瓶塞，待干，打开瓶塞。

3）手持溶液瓶，瓶签向手心，半圆形旋转冲洗瓶口。

4）由冲洗处倒出溶液至无菌容器中。

5）倒好溶液后立即塞好瓶塞。

（4）在瓶签上注明开瓶时间并签名。

（5）整理用物。

【评价】

（1）遵守无菌操作原则。

（2）无菌溶液未被污染，取液量准确。

笔记栏

（3）瓶签未浸湿，液体未溅湿桌面。

【反思】

取无菌溶液的注意事项是什么？

操作程序及考核标准

考核时间：10 min

考核资源：无菌溶液、启瓶器、弯盘、盛装无菌溶液的容器、棉签、消毒液、记录纸、笔。

项　目	操　作　要　点	分　值	得　分	扣分及说明
	报告姓名，计时开始			
仪　表	修剪指甲，洗手，戴口罩，着装整齐	2		
评　估	（1）无菌溶液的名称、浓度、剂量、有效期，瓶盖有无松动，瓶身有无裂痕，药液有无浑浊、沉淀、变质；无菌物品包装是否完好、有效期、标识是否清楚、有无潮湿	7		
	（2）评估环境是否符合无菌操作要求	3		
操作前	（1）洗手，戴口罩	3		
	（2）物品准备齐全，并放在治疗车或宽敞的治疗台上	10		
	（3）操作环境符合无菌操作要求	2		
操作过程	（1）检查瓶签：名称、剂量、浓度、有效期无缺项	5		
	（2）检查瓶盖有无松动、瓶身有无裂痕方法正确	5		
	（3）检查溶液有无沉淀、混浊、变质、变色无缺项	5		
	（4）准备无菌容器	2		
	（5）撬开铝盖动作娴熟	3		
	（6）消毒瓶盖，待干	2		
	（7）打开瓶塞方法正确，未污染皮塞	5		
	（8）手持溶液瓶，瓶签向着手心	5		
	（9）半圆形旋转冲洗瓶口方法正确	5		
	（10）由冲洗处倒出溶液，溶液量准确	5		
	（11）塞进瓶塞，消毒瓶塞，方法正确	5		
	（12）盖好瓶塞，方法正确	4		
	（13）注明开瓶日期和时间	5		
操作后	（1）整理用物	2		
	（2）洗手，报告操作完毕	2		
评　价	（1）遵守无菌技术操作原则，无菌物品未被污染	5		
	（2）取液量正确，倒出溶液时未浸湿瓶签，液体未浸湿台面	5		
	（3）操作时动作熟练、流畅，身体与无菌区保持一定距离，手臂保持在腰部或治疗台面以上	3		
总　分		100		

四、铺无菌盘

【目的】

提供无菌区，放置无菌物品。

【护理情景导入】

将抽好的皮试液放入无菌盘内，以供患者皮试使用。

笔记栏

【评估】

（1）治疗巾包名称、有效期、包裹是否完好、标签是否清晰、有无潮湿或破损，治疗盘是否清洁干燥。

（2）操作环境是否符合无菌操作要求。

【计划】

1. 护士准备　修剪指甲、洗手、戴口罩、着装整齐。

2. 用物准备　无菌持物钳、盛放无菌治疗巾的无菌包、无菌物品。

3. 环境准备　操作环境符合无菌操作要求。

4. 记录　准备纸、笔记录。

【实施】

（1）检查无菌巾包名称、有效期、包裹是否完好、有无潮湿或破损。

（2）治疗盘置于稳妥处。

（3）根据无菌包内无菌巾数，按不同方法打开无菌包。

（4）取出无菌巾置治疗盘中央处。

（5）关闭无菌包（一次性用不完无菌包的关闭）：按原折痕包好无菌巾包，系带横形缠绕，注明开包时间（24 h内有效）。

（6）铺盘

1）双手持无菌巾上层两角外面抖开（横折法：双手持无菌巾横中线外面）。

2）对折铺于治疗盘上。

3）折叠上层无菌巾成扇形，边缘向外。

4）放入无菌物品。

5）拉平上层无菌巾，上下层边缘对齐。

6）折叠无菌巾，开口处向上两折，两侧边缘向下一折。

（7）注明铺盘时间（年、月、日、时、分）并签名。

【评价】

（1）遵守无菌操作原则。

（2）无菌物品及无菌巾包布的内面及无菌巾的无菌面未被污染。

（3）无菌巾内的物品放置合理，无菌巾折叠的大小合适。

【反思】

铺无菌盘目的是什么？

操作程序及考核标准

考核时间：5 min。

考核资源：盛无菌持物钳的无菌罐、盛放治疗巾的无菌包、无菌物品、治疗盘、记录纸、笔。

项　目	操　作　要　点	分　值	得　分	扣分及说明
报告姓名，计时开始				
仪　表	仪表端庄，衣帽整洁，不留长指甲，符合着装要求	2		
评　估	（1）治疗巾包名称、有效期、包裹是否完好、标签是否清晰、有无潮湿或破损，治疗盘是否清洁干燥	7		
	（2）操作环境是否符合无菌操作要求	3		
操作前	（1）护士：洗手，戴口罩	3		
	（2）操作环境符合无菌操作要求	2		
	（3）物品准备齐全，并放在治疗车或宽敞的治疗台上	10		
操作过程	（1）检查无菌巾包名称、有效期、包裹是否完好、有无潮湿或破损	5		
	（2）治疗盘置于稳妥处	5		

笔记栏

（续表）

项目	操作要点	分值	得分	扣分及说明
操作过程	(3) 根据无菌包内无菌巾数，按不同方法打开无菌包	5		
	(4) 取出无菌巾置治疗盘中央处	5		
	(5) 关闭无菌包（一次性用不完无菌包的关闭）：按原折痕包好无菌巾包，系带横形缠绕，注明开包时间（24 h内有效）	5		
	(6) 铺盘			
	1) 双手持无菌巾上层两角外面抖开（横折法双手持无菌巾横中线外面）	5		
	2) 对折铺于治疗盘上	5		
	3) 折叠上层无菌巾成扇形，边缘向外	5		
	4) 放入无菌物品	4		
	5) 拉平上层无菌巾，上下层边缘对齐	5		
	6) 折叠无菌巾，开口处向上两折，两侧边缘向下一折	6		
	7) 注明铺盘时间（年、月、日、时、分）并签名	4		
操作后	(1) 整理用物	2		
	(2) 洗手，报告操作完毕	2		
评价	(1) 遵守无菌技术操作原则，无菌物品及无菌巾未被污染	5		
	(2) 操作时动作熟练、流畅，身体与无菌区保持一定距离，手臂保持在腰部或治疗台面以上	5		
总分		100		

五、戴脱无菌手套

【目的】

在治疗、护理中确保无菌效果，预防病原微生物。通过医务人员的手传播疾病和污染环境，适用于医务人员进行严格无菌操作时，接触患者破损皮肤、黏膜时。

【护理情景导入】

护士为肿瘤患者行PICC穿刺时，须戴无菌手套。

【评估】

(1) 无菌手套外包装上尺寸、灭菌日期，包装是否完整、干燥。

(2) 操作环境是否符合无菌操作要求。

【计划】

1. 护士准备　修剪指甲、取下手表、洗手、戴口罩、着装整齐，注意系好袖口。

2. 用物准备　无菌手套、弯盘。

3. 环境准备　操作环境符合无菌操作要求。

【实施】

(1) 检查无菌手套有效期及手套尺码。

(2) 将手套袋平放于清洁、干燥的桌面上打开。

(3) 戴手套

1) 一次提取法：① 用左（右）手捏住左（右）手套口反折处，同时取出两只手套；② 左（右）手伸入左（右）手套内戴上一只手套；③ 以戴手套的手指插入另一只手套的反折部内面，戴上另一只手套；④ 将手套的翻边扣套在工作服衣袖外面，双手对合交叉检查是否漏气，并调整手套的位置。

2) 分次提取法：① 一手拎起手套开口处，另一只手取出手套；② 戴上一只手套；③ 以戴手套的手指插入另一只手套的反折部内面，戴上另一只手套；④ 将手套的反折部翻套在工作衣袖外面；

笔记栏

⑤ 检查手套有无破损。

(4) 双手保持在腰部以上。

(5) 脱手套

1) 以一手的手指捏住另一手套外层，将手套翻转脱下。

2) 将已脱下手套的手指插入另一只手套的内侧，脱下另一只手套。

(6) 终末处理。

【评价】

(1) 遵守无菌操作原则。

(2) 手套未被污染或破损。

【反思】

戴、脱无菌手套的目的是什么？

操作程序及考核标准

考核时间： 5 min。

考核资源： 无菌手套、弯盘。

项　目	操　作　要　点	分　值	得　分	扣分及说明
	报告姓名，计时开始			
仪　表	修剪指甲，取下手表，洗手，戴口罩，着装整齐，注意系好袖口	2		
评　估	(1) 无菌手套外包装上尺寸、灭菌日期，包装是否完整、干燥	7		
	(2) 评估环境是否符合无菌操作要求	3		
操作前	(1) 护士：洗手，戴口罩	3		
	(2) 物品准备齐全，并放在治疗车或宽敞的治疗台上	8		
	(3) 环境符合无菌操作要求	2		
操作过程	(1) 检查无菌手套有效期及手套尺码	3		
	(2) 将手套袋平放于清洁、干燥的桌面上打开	5		
	(3) 戴手套			
	1) 一次提取法			
	a. 用左(右)手捏住左(右)手套口反折处，同时取出两只手套	5		
	b. 左(右)手伸入左(右)手套内戴上一只手套	5		
	c. 以戴手套的手指插入另一只手套的反折部内面，戴上另一只手套	6		
	d. 将手套的翻边扣套在工作服衣袖外面，双手对合交叉检查是否漏气，并调整手套的位置	5		
	2) 分次提取法			
	a. 一手拎起手套开口处，另一只手取出手套	4		
	b. 戴上一只手套	5		
	c. 以戴手套的手指插入另一只手套的反折部内面，戴上另一只手套	6		
	d. 将手套的反折部翻套在工作衣袖外面	5		
	e. 检查手套有无破损	2		
	(4) 双手保持在腰部以上	1		
	(5) 脱手套			
	1) 以一手的手指捏住另一手套外层，将手套翻转脱下	3		
	2) 将已脱下手套的手指插入另一只手套的内侧，脱下另一只手套	5		
操作后	(1) 整理用物			
	(2) 洗手，报告操作完毕	5		

笔记栏

(续表)

项　目	操　作　要　点	分　值	得　分	扣分及说明
评　价	(1) 遵守无菌技术操作原则,戴好手套的手未被污染	5		
	(2) 操作时动作熟练、流畅,不强拉硬拽,手套未被拽破,戴好手套的双手保持在腰部以上	5		
总　分		100		

(王红丽)

技能七　穿、脱隔离衣

隔离技术是预防微生物在患者、医务人员及媒介物中播散的技术,正确地穿、脱隔离衣对控制感染源、切断传播途径、保护易感宿主、预防感染性疾病的传播起重要作用。

【目的】

保护工作人员和患者,防止病原微生物播散,避免交叉感染。

【护理情景导入】

脑出血患者术后转入重症加强护理病房(intensive care unit, ICU), T 39.5 ℃, P 126次/分, R 29次/分, BP 159/90 mmHg, 自气管切开处吸出较多的黄脓痰,痰培养示耐甲氧西林金黄色葡萄球菌感染,医嘱予床边隔离。

【评估】

(1) 患者病情、治疗与护理。

(2) 隔离种类、隔离措施。

(3) 隔离衣是否完好、大小合适。

(4) 环境是否宽敞、整洁。

【计划】

1. 护士准备　修剪指甲、洗手、戴口罩(换圆帽、取下手表、卷袖过肘)、着装整齐。

2. 用物准备　挂衣架、隔离衣、手刷及消毒液浸泡消毒手设备、污衣袋。

3. 环境准备　环境清洁、宽敞,符合操作要求。

【实施】

1. 穿隔离衣

1) 查对隔离衣是否干燥、完好、大小适合,手持衣领取下隔离衣(衣领和隔离衣内面为清洁面)、清洁面向自己,衣领两端向外折齐,对齐肩缝,露出肩袖内口。

2) 一手持衣领,另一只手伸入一侧袖内,举起手臂,将衣袖上抖,换手持衣领,同法穿好另一袖。

3) 两手持衣领,由前向后理顺领边,扣上领扣,再扣好袖口或系袖带。

4) 自一侧衣缝顺着腰带下 5 cm处将隔离衣后身向前拉,见到衣边后捏住,再同法将另一边捏住。两手在背后将边缘对齐,向一侧折叠,按住折叠处。将腰带在背后交叉,然后再回到前面打一活结系好。

2. 脱隔离衣

1) 松开腰带,在前面打一活结。

2) 解开袖口,在肘部将部分衣袖塞入工作服衣袖内。

3) 按手的消毒法刷洗消毒双手。

4) 解开领口。

笔记栏

5）一手伸入另一侧袖口内，拉下衣袖过手（遮住手），再用衣袖遮住的手在外面拉下另一衣袖，双手在袖内使袖子对齐，双臂逐渐退出。

6）双手持领，将隔离衣两边对齐，挂在衣钩上备用；不再穿的隔离衣脱下后清洁面向外，卷好投入污衣袋中。

7）洗手，脱口罩。

【评价】

（1）隔离衣未污染环境及清洁物品。

（2）衣领及清洁面未被污染。

（3）隔离衣保持干燥。

（4）挂隔离衣时边缘对齐，如内面朝外衣袖不能露出。

【反思】

什么是保护性隔离？临床上哪些患者需要采用保护性隔离？

操作程序及考核标准

考核时间：10 min。

考核资源：挂衣架、隔离衣、手刷及消毒液浸泡消毒手设备、污衣袋。

项　目	操　作　要　点	分　值	得　分	扣分及说明
报告姓名，计时开始				
仪　表	仪表端庄、衣帽整洁，不留长指甲，按医院要求着装	5		
评　估	（1）患者病情、治疗与护理	2		
	（2）隔离种类、隔离措施	2		
	（3）隔离衣是否完好、大小合适	2		
	（4）环境是否宽敞、整洁	2		
操作前	（1）洗手，戴口罩、戴圆帽、取下手表、卷袖过肘	3		
	（2）用物齐全，清洁使用，摆放有序，便于操作	3		
	（3）环境宽敞、整洁	2		
操作过程	（1）穿隔离衣			
	1）查对隔离衣是否干燥、完好，大小合适，手持衣领取下隔离衣（衣领和隔离衣内面为清洁面）、清洁面向自己，衣领两端向外折齐，对齐肩缝，露出肩袖内口	5		
	2）一手持衣领，另一只手伸入一侧袖内，举起手臂，将衣袖上抖，换手持衣领，同法穿好另一袖	8		
	3）两手持衣领，由前向后理顺领边，扣上领扣，再扣好袖口或系袖带	6		
	4）自一侧衣缝顺着腰带下5 cm处将隔离衣后身向前拉，见到衣边后捏住，再同法将另一边捏住。两手在背后将边缘对齐，向一侧折叠，按住折叠处。将腰带在背后交叉，然后再回到前面打一活结系好	8		
	（2）脱隔离衣			
	1）松开腰带，在前面打一活结	3		
	2）解开袖口，在肘部将部分衣袖塞入工作服衣袖内	6		
	3）按手的消毒法刷洗消毒双手	8		
	4）解开领口	5		
	5）一手伸入另一侧袖口内，拉下衣袖过手（遮住手），再用衣袖遮住的手在外面拉下另一衣袖，双手在袖内使袖子对齐，双臂逐渐退出	8		
	6）双手持领，将隔离衣两边对齐，挂在衣钩上备用；不再穿的隔离衣脱下后清洁面向外，卷好投入污衣袋中	8		

笔记栏

（续表）

项　目	操　作　要　点	分　值	得　分	扣分及说明
操作后	（1）整理用物	2		
	（2）洗手，报告操作完毕	2		
评　价	（1）隔离衣未污染环境及清洁物品	3		
	（2）衣领及清洁面未被污染	2		
	（3）隔离衣保持干燥	2		
	（4）挂隔离衣时边缘对齐，如内面朝外衣袖不能露出	3		
总　分		100		

（王红丽）

技能八　特殊患者口腔护理

当个体处于疾病状态时，机体的防御功能下降，饮水、进食随之减少，唾液分泌不足和障碍等造成的自我口腔清洁能力下降，病原体在口腔内迅速繁殖，导致口腔炎症、溃疡等疾患，还可引起口腔异味。护士应认真评估患者的口腔卫生状况，指导患者重视并掌握正确的口腔清洁技术，保持口腔清洁。对于机体衰弱及存在功能障碍患者，协助完成口腔护理。

【目的】

（1）保持口腔清洁、湿润，使患者舒适，预防口腔感染等并发症。

（2）确保患者舒适，预防或减轻口腔异味。

（3）观察口腔内的变化，提供病情变化的信息。

【护理情景导入】

患者，食道癌术后第一天，神志清楚，精神萎靡，鼻胃管、鼻肠管各一个，禁食，切口敷料干燥，体温波动在38.5℃左右，口腔有异味。

【评估】

（1）评估患者年龄、病情、意识、口腔状况、气味、生活自理能力。

（2）评估患者心理状态、配合程度。

（3）评估病室内光线是否充足。

【计划】

1. 护士准备　洗手、戴口罩、着装整齐。

2. 用物准备

（1）治疗盘内准备：口腔护理包（治疗巾、治疗碗内置18个棉球、镊子、弯血管钳、弯盘、压舌板）纱布数块、吸水管、棉签、液状石蜡、手电筒。必要时备开口器。

（2）治疗盘外准备：漱口液、口腔外用药（按需准备）。

3. 环境准备　病室内光线充足。

【实施】

（1）备齐用物至床旁，核对患者床号、姓名。

（2）协助患者取侧卧位或仰卧位，头偏向一侧，面向护士。铺治疗巾于患者颌下，弯盘置于口角旁。

（3）湿润口唇。

（4）协助患者用吸水管漱口。

（5）观察口腔，嘱患者张口，护士一手持手电筒，另一手持压舌板观察口腔情况。昏迷患者可用

笔记栏

开口器协助开口。

（6）按顺序进行擦拭：用镊子夹取无菌棉球，在弯盘上方用弯血管钳拧干棉球。

1）嘱患者咬合上下牙齿，由内向外擦洗左侧牙齿外侧面，同法擦洗右侧牙齿外侧面。

2）嘱患者张口，由内向外依次擦洗牙齿左上内侧面、左上咬合面、左下内侧面、左下咬合面，弧形擦洗左侧颊部，同法擦洗右侧牙齿。擦洗硬腭及舌，不宜擦拭过深，以免引起恶心。

3）擦洗时血管钳钳端应用棉球包裹，勿直接接触黏膜及牙龈，以免损伤和引起患者不适。

4）一个棉球擦拭一个部位。

（7）协助患者用吸水管漱口，用纱布擦净口唇，再次观察口腔情况。

（8）按需涂药，口唇干裂用液状石蜡，口腔溃疡用锡类散。

（9）撤去弯盘及治疗巾，协助患者取舒适卧位，整理床单元。

（10）整理用物，洗手，记录。

【评价】

（1）操作程序正确、动作轻柔。

（2）患者口唇湿润、自感舒适、口腔无异味。

（3）患者口腔黏膜及牙龈无损伤，患者未诉不适。

（4）护患沟通有效，满足患者身心需要。

【反思】

常用漱口溶液有哪些？

操作程序及考核标准

考核时间：10 min。

考核资源：

（1）治疗盘内准备：口腔护理包（治疗巾、治疗碗内置18个棉球、镊子、弯血管钳、弯盘、压舌板）纱布数块、吸水管、棉签、液状石蜡、手电筒。必要时备开口器。

（2）治疗盘外准备：漱口液、口腔外用药（按需准备）。

项　目	操　作　要　点	分　值	得　分	扣分及说明
	报告姓名，计时开始			
仪　表	仪表端庄，衣帽整洁，不留长指甲，按医院要求着装	5		
评　估	（1）患者年龄、病情、意识、口腔状况、气味、生活自理能力	6		
	（2）患者心理状态、配合程度	2		
	（3）病室内光线是否充足	2		
操作前	（1）洗手，戴口罩	2		
	（2）用物齐全，清洁使用，摆放有序，便于操作	4		
操作过程	（1）备齐用物至床旁，核对患者床号、姓名	4		
	（2）协助患者取侧卧位或仰卧位，头偏向一侧，面向护士。铺治疗巾于患者颌下，弯盘置于口角旁	4		
	（3）湿润口唇	2		
	（4）协助患者用吸水管漱口	2		
	（5）观察口腔，嘱患者张口，护士一手持手电筒另一手持压舌板观察口腔情况。昏迷患者可用开口器协助开口	6		
	（6）按顺序进行擦拭：用镊子夹取无菌棉球，在弯盘上方用弯血管钳拧干棉球	6		
	1）嘱患者咬合上下牙齿，由内向外擦洗左侧牙齿外侧面，同法擦洗右侧牙齿外侧面	10		
	2）嘱患者张口，由内向外依次擦洗牙齿左上内侧面、左上咬合面、左下内侧面、左下咬合面，弧形擦洗左侧颊部，同法擦洗右侧牙齿。擦洗硬腭及舌，不宜擦拭过深，以免引起恶心	8		

笔记栏

（续表）

项　目	操　作　要　点	分　值	得　分	扣分及说明
操作过程	3）擦洗时血管钳钳端应用棉球包裹，勿直接接触黏膜及牙龈，以免损伤和引起患者不适	8		
	4）一个棉球擦拭一个部位	2		
	(7) 协助患者用吸水管漱口，用纱布擦净口唇，再次观察口腔情况	2		
	(8) 按需涂药，口唇干裂用液状石蜡，口腔溃疡用锡类散	2		
	(9) 撤去弯盘及治疗巾，协助患者取舒适卧位，整理床单元	4		
操作后	(1) 整理用物	2		
	(2) 洗手，记录，报告操作完毕	2		
评　价	(1) 操作程序正确、动作轻柔	6		
	(2) 患者口唇湿润、自感舒适、口腔无异味	5		
	(3) 患者口腔黏膜及牙龈无损伤，患者未诉不适	2		
	(4) 护患沟通有效，满足患者身心需要	2		
总　分		100		

（王红丽）

技能九　鼻导管给氧法

吸氧术又称氧气疗法，是指通过给氧，提高动脉血氧分压（PaO_2）和动脉血氧饱和度（SaO_2），增加动脉血氧含量（CaO_2），纠正各种原因造成的缺氧状态，促进组织的新陈代谢，维持机体生命活动的一种治疗方法。

【目的】

(1) 纠正各种原因造成的缺氧状态。

(2) 促进组织的新陈代谢、维持机体生命活动。

【护理情景导入】

患者女性，王某，62岁。因“突发胸闷、气急半小时”入院，既往有“冠心病、心功能不全”病史。现诉胸闷、不能平卧，呼吸25次/分，遵医嘱给予吸氧。

【评估】

(1) 评估患者的年龄、病情、意识、治疗情况。

(2) 评估患者的心理状态。

(3) 评估患者及家属的理解和合作程度。

【计划】

1. 患者准备

(1) 了解吸氧术的目的、方法、注意事项及配合要点。

(2) 体位符合病情需要，情绪稳定，愿意配合。

2. 护士准备　仪表端庄，衣帽整洁，洗手，戴口罩，必要时戴手套。

3. 用物准备　治疗车、治疗盘、治疗碗（内盛灭菌注射用水）、纱布、一次性吸氧管、棉签、氧气流量表、用氧记录单、笔。

4. 环境准备　室温适宜、光线充足、环境安静、远离火源。

【实施】

1. 准备　备齐用物携至床旁。

笔记栏

2. 核对患者　核对患者床号、姓名并请患者说出，护士复核并核对腕带信息。

3. 连接氧气流量表　将氧气流量表插入氧气接口，听到“咔嗒”声，向外不能拉动，确保安装牢固。

4. 检查导管是否通畅　检查各衔接部位有无漏气，氧气流出是否通畅，关流量表。

5. 清洁鼻腔　取棉签蘸治疗碗内的灭菌注射用水清洁鼻腔，连接吸氧管。

6. 调节氧流量　打开氧气流量表，按医嘱调节氧流量。

7. 给氧　润滑吸氧管前端，插入鼻孔内约1 cm，导管环绕耳郭向下固定于下颌，固定稳妥、松紧适宜。

8. 记录　记录给氧时间、氧流量。

9. 观察指导用氧　观察患者用氧情况，指导用氧注意事项。

10. 停止吸氧　停用氧气时先拔后关，方法正确。

11. 安置患者　协助患者取舒适卧位，检查鼻腔情况，询问患者感受。

12. 终末处理　整理用物，洗手，脱口罩。

13. 其他　护理记录。

【评价】

（1）操作中保持和患者交流，密切观察病情变化，患者安全。

（2）操作动作轻柔，娴熟、准确、节力。

（3）湿化液及氧流量调节符合病情需要，患者缺氧症状改善、感觉舒适。

【反思】

（1）吸氧注意事项是什么？

（2）吸氧过程中，需要添加氧气湿化液该如何操作？

操作程序及考核标准

考核时间：10 min。

考核资源：

（1）治疗盘内准备：治疗碗（内盛冷开水）、纱布、一次性吸氧管、棉签。

（2）治疗盘外准备：氧气流量表、用氧记录单、笔、治疗车。

项　目	操　作　要　点	分　值	得　分	扣分及说明
	报告姓名，计时开始			
仪　表	仪表端庄，服装整洁，不留长指甲，按医院要求着装	5		
评　估	（1）患者的年龄、病情、意识、治疗情况	4		
	（2）患者的心理状况	3		
	（3）患者及家属的理解与合作程度	3		
计　划	（1）洗手，戴口罩，必要时戴手套	2		
	（2）将灭菌注射用水倒入治疗碗，向湿化罐内倒入湿化液（1/3 ～ 1/2满），连接流量表	3		
操作过程	（1）备齐用物携至床旁	4		
	（2）核对患者床号、姓名	2		
	（3）安装氧气流量表，向外不能拉动，确保安装牢固	6		
	（4）检查各衔接部位有无漏气，氧气流出是否通畅，关流量表	12		
	（5）清洁鼻腔，连接吸氧管	4		
	（6）打开氧气流量表，按医嘱调节氧流量	2		
	（7）润滑吸氧管前端，插入鼻孔内约1 cm，导管环绕耳郭向下，固定稳妥、松紧适宜	10		
	（8）记录给氧时间、氧流量	6		

笔记栏

（续表）

项　目	操　作　要　点	分　值	得　分	扣分及说明
操作过程	(9) 观察患者用氧情况，指导用氧注意事项	6		
	(10) 停用氧气时先拔后关，方法正确	6		
	(11) 安置患者舒适卧位，检查鼻腔情况，询问患者感受	2		
	(12) 终末处理	2		
	(13) 洗手，脱口罩	4		
	(14) 护理记录，报告操作完毕	4		
综合评价 10分	(1) 操作中保持与患者交流，密切观察病情变化，患者安全	3		
	(2) 操作动作轻柔，娴熟、准确、节力	3		
	(3) 湿化液及氧流量调节符合病情需要，患者缺氧症状改善、感觉舒适	4		
总　分		100		

（韩　荟）

技能十　经口鼻腔吸痰技术

吸痰术是利用负压作用，经口、鼻腔、人工气道将呼吸道分泌物或误吸的呕吐物吸出，以保持呼吸道通畅的一种方法。吸痰装置有中心负压吸引装置、电动吸引器两种。

【目的】

(1) 吸出呼吸道分泌物，保持呼吸道通畅，保证有效通气。

(2) 防止分泌物干结、脱落而阻塞气道，造成呼吸困难、肺不张及肺部感染等。

(3) 留取痰标本。

【护理情景导入】

患者男性，李某，75岁。在蛛网膜下腔联合硬膜外阻滞麻醉下行“无张力疝修补术”，术后因伤口疼痛，不敢咳嗽、咳痰，可听见喉部有痰鸣音，不能将痰咳出。遵医嘱给予吸痰。

【评估】

(1) 评估患者的年龄、病情、意识、治疗情况、排痰能力。

(2) 检查患者口腔有无活动性义齿、鼻腔黏膜有无破损情况；听诊肺部呼吸音，评估肺部积痰情况。

(3) 评估患者的心理状态及合作程度。

【计划】

1. 患者准备

(1) 了解吸痰术的目的、方法、注意事项及配合要点。

(2) 体位舒适，配合操作。

2. 护士准备　仪表端庄，衣帽整洁，洗手，戴口罩、手套。

3. 用物准备　治疗车、治疗盘、有盖罐2只（试吸罐和冲洗罐，内盛灭菌注射用水）、负压吸引装置/电动吸引器、一次性吸痰包（手套）、压舌板（按需）、开口器（按需）、口咽通气管（按需）、听诊器、手电筒、无菌纱布、弯盘。

4. 环境准备　室温适宜、光线充足、环境安静。

【实施】

1. 准备　备齐用物携至床旁。

2. 核对患者　核对患者床号、姓名，护士复核并核对腕带信息。

笔记栏

3. 连接负压吸引装置　检查吸引器、管道有无漏气。

4. 调节压力　将负压吸引装置/电动吸引器的负压调至＜0.02 MPa（150 mmHg）。

5. 调节氧流量　将患者的吸氧流量调至10 L/min，吸氧时间2～3 min。

6. 开放气道　协助患者仰卧位，头偏向一侧。昏迷、不合作、牙关紧闭的患者，用压舌板、口咽通气管或开口器开放气道。

7. 戴手套　打开一次性吸痰包，取出手套戴于右手，将吸痰管与吸引器连接，试吸灭菌注射用水。

8. 吸痰　右手持吸痰管以负压状态插入口腔/鼻腔，左手拇指按住吸痰管可控开关使其处于负压，右手持吸痰管边旋转并向上提，吸引痰液，吸痰时间＜15 s。

9. 观察病情　观察患者痰液性状、口唇颜色，同时观察心率、SaO_2。若患者出现发绀或发绀加重、心率下降、心律失常、SaO_2＜90%时，立即停止吸痰，报告医生予以处理。

10. 脱手套　用灭菌注射用水冲洗吸痰管路，将使用过的吸痰管用手套翻转包裹丢弃，垃圾分类。

11. 关闭负压　妥善固定吸引导管。

12. 调节氧流量　为患者吸入10 L/min氧气2～3 min后，将氧气流量表调至原水平。

13. 安置患者　擦净患者面部污渍。整理床单元，协助患者取舒适体位。

14. 观察并记录　观察患者心率、SaO_2，听诊患者呼吸音。

15. 终末处理　整理用物，洗手，脱口罩。

16. 其他　护理记录。

【评价】

(1) 操作中注意和患者交流，观察患者情况，及时发现病情变化，注意患者安全。

(2) 吸痰动作轻柔、熟练，患者呼吸道分泌物及时吸净，气道通畅，缺氧改善。

(3) 患者和家属理解吸痰的必要性。

【反思】

(1) 吸痰过程中能否及时、准确判断患者病情变化？

(2) 经口鼻吸痰时，你觉得应注意什么？

操作程序及考核标准

考核时间： 10 min。

考核资源： 治疗车、治疗盘、有盖罐2只（试吸罐和冲洗罐，内盛灭菌注射用水）、负压吸引装置/电动吸引器、一次性吸痰包（手套）、压舌板（按需）、开口器（按需）、口咽通气管（按需）、听诊器、手电筒、无菌纱布、无菌手套、弯盘。

项目	操作要点	分值	得分	扣分及说明
报告姓名，计时开始				
仪表	仪表端庄，服装整洁，不留长指甲，按医院要求着装	5		
评估	(1) 患者的年龄、病情、意识、治疗情况、排痰能力	3		
	(2) 检查患者口腔有无活动性义齿，鼻腔黏膜有无破损情况，听诊肺部呼吸音，评估肺部积痰情况	4		
	(3) 患者心理状态及合作程度	3		
计划	(1) 洗手，戴口罩	2		
	(2) 用物齐全，摆放有序，便于操作	3		
操作过程	(1) 备齐用物携至床旁	4		
	(2) 核对患者床号、姓名，护士复核并核对患者腕带	2		
	(3) 连接负压吸引装置，检查吸引器、管道有无漏气	2		

笔记栏

（续表）

项　目	操 作 要 点	分　值	得　分	扣分及说明
操作过程	(4) 将负压吸引装置/电动吸引器的负压调至< 0.02 MPa（150 mmHg）	6		
	(5) 将患者的吸氧流量调至10 L/min，吸氧时间2～3 min	10		
	(6) 协助患者仰卧位，头偏向一侧。昏迷、不合作、牙关紧闭的患者，用压舌板、口咽通气管或开口器开放气道	4		
	(7) 打开一次性吸痰包，取出手套戴于右手，将吸痰管与吸引器连接，试吸灭菌注射用水	2		
	(8) 右手持吸痰管以负压状态插入口腔/鼻腔，左手拇指按住吸痰管可控开关使其处于负压，右手持吸痰管边旋转并向上提，吸引痰液，吸痰时间< 15 s	10		
	(9) 观察患者痰液性状、口唇颜色，同时观察心率、SaO_2。若患者出现发绀或发绀加重、心率下降、心律失常、SaO_2 < 90%时，立即停止吸痰，报告医生予以处理	6		
	(10) 用灭菌注射用水冲洗吸痰管路，将使用过的吸痰管用手套翻转包裹丢弃，垃圾分类	6		
	(11) 关闭负压，妥善固定吸引导管	6		
	(12) 为患者吸入10 L/min氧气2～3 min后，将氧气流量表调至原水平	2		
	(13) 擦净患者面部污渍。整理床单元，协助患者取舒适体位	2		
	(14) 观察患者心率、SaO_2，听诊患者呼吸音	4		
	(15) 整理用物，洗手，脱口罩	2		
	(16) 护理记录	2		
综合评价	(1) 操作中注意和患者交流，观察患者情况，及时发现病情变化，注意患者安全	4		
	(2) 吸痰动作轻柔、熟练，患者呼吸道分泌物及时吸净，气道通畅，缺氧改善	4		
	(3) 患者和家属理解吸痰的必要性	2		
总　分		100		

（韩　荟）

技能十一　生命体征监测技术

生命体征是体温、脉搏、呼吸、血压的总称。生命体征受大脑皮质控制，是机体内在活动的一种客观反应。正确掌握生命体征检测技术是临床护理工作极为重要的内容之一。

【目的】

（1）判断体温、脉搏、呼吸、血压有无异常。

（2）动态监测体温、脉搏、呼吸、血压变化。

（3）协助诊断，为预防、治疗、康复和护理提供依据。

【护理情景导入】

患者男性，赵某，25岁。因“体检发现颈部肿块1周”入院，拟入院后行“颈部肿块切除术”，患者办完入院手续，等待测量生命体征。

【评估】

笔记栏

（1）评估患者的病情、治疗情况及合作程度。

（2）患者测量前30 min未进食冷热饮，未进行冷热敷、洗澡、坐浴、灌肠，未剧烈活动或情绪激动。

（3）避开偏瘫、动静脉瘘、乳癌根治、PICC置管侧肢体及术侧肢体。

【计划】

1. 患者准备

（1）了解生命体征测量的目的、方法、注意事项及配合要点。

（2）体位舒适，情绪稳定。

（3）测量前30 min未进食冷热饮，未进行冷热敷、洗澡、坐浴、灌肠，未剧烈活动。

2. 护士准备　仪表端庄、衣帽整洁，洗手，戴口罩。

3. 用物准备　治疗车、治疗盘、容器2个（一为清洁容器盛放已消毒的体温计，另一为盛放测量后的体温计）、听诊器、水银血压计、纱布、棉签、秒表、记录单、笔。

4. 环境准备　室温适宜、光线充足、环境安静。

【实施】

1. 准备　备齐用物携至床旁。

2. 核对患者　核对患者床号、姓名并请患者说出，护士复核并核对腕带信息。

3. 测量体温（腋温）

（1）用纱布协助患者擦干腋下汗液。

（2）将体温计放于腋下，紧贴皮肤，夹紧屈臂过胸，计时。

（3）婴幼儿、意识模糊或不合作的患者须专人陪护。

4. 测量脉搏（桡动脉）

（1）将示、中、环指指腹轻按在患者的桡动脉处，触及动脉搏动，计数30 s。

（2）若患者脉搏频率、节律、强弱异常，应测量1 min。

5. 测量呼吸

（1）测脉搏后，手仍按在患者桡动脉处，观察患者胸腹部起伏，计数30 s。

（2）若患者的呼吸频率、节律和深度异常，应测量1 min。

（3）若患者呼吸微弱不易观察，可用棉花少许置于鼻孔前，观察棉花被吹动情况并计数1 min。

6. 测量血压（肱动脉）

（1）卷衣袖：卷袖过肘，衣袖过紧时须脱袖，伸直肘部，手心向上。

（2）打开血压计：放置并打开血压计（血压计“0”点与患者的肱动脉、心脏处于同一水平），平卧位平腋中线，坐位平第4肋，开启水银槽开关。

（3）缠袖带：袖带平整地缠于上臂中部，袖带下缘距肘窝2～3 cm，松紧以可放入1指为宜。

（4）戴听诊器：用示、中指在肘窝内侧触及肱动脉搏动，将听诊器胸件置于搏动处，手指轻压固定。

（5）充气：关闭气囊气阀，向袖带内充气至肱动脉搏动消失，再升高20～30 mmHg。

（6）放气：以4 mmHg/s的速度放气，当听到第一声搏动，此时水银柱所示刻度即为收缩压；当搏动音突然变弱或消失，水银柱所示的刻度即为舒张压。

（7）读数：读数时视线应与水银柱顶端保持同一水平。

（8）整理血压计：取下袖带，排尽袖带余气，关闭气囊气阀，平整放入盒内，血压计盒盖右倾45°，使水银流回水银槽内，关闭水银槽开关，盖上盒盖。

（9）取体温计：测体温10 min后取出，读数。将体温计放置于盛有0.05%含氯消毒液中。

7. 安置患者　告知患者测量结果，协助穿衣，取舒适体位，整理床单元。

8. 记录　将测量结果书写于记录单上，如有异常，及时报告医生处理。

9. 终末处理　整理用物，洗手，脱口罩。

10. 其他　护理记录。

【评价】

（1）操作中保持和患者交流，密切观察病情变化，保证患者安全。

（2）操作动作轻柔、娴熟、准确、节力。

笔记栏

(3) 湿化液及氧流量调节符合病情需要,患者缺氧症状改善、感觉舒适。

【反思】

(1) 对需要密切观察血压的患者,应做到哪“四定”?

(2) 脉搏短绌的患者,护士如何正确测量脉搏并记录?

操作程序及考核标准

考核时间: 10 min。

考核资源: 治疗车、治疗盘、容器2个(一为清洁容器盛放已消毒的体温计,另一为盛放测量后的体温计)、听诊器、水银血压计、纱布、棉签、秒表、记录单、笔。

项　目	操　作　要　点	分　值	得　分	扣分及说明
	报告姓名,计时开始			
仪　表	仪表端庄,服装整洁,不留长指甲,按医院要求着装	5		
评　估	(1) 患者的病情、治疗情况及合作程度	4		
	(2) 患者测量前30 min未进食冷热饮、冷热敷、洗澡、坐浴、灌肠,剧烈活动或情绪激动	3		
	(3) 避开偏瘫、动静脉瘘、乳癌根治、PICC置管侧肢体及术侧肢体	3		
计　划	(1) 洗手,戴口罩	2		
	(2) 用物齐全,清洁适用,摆放有序,便于操作	3		
操作过程	(1) 备齐用物携至床旁	4		
	(2) 核对患者床号、姓名	4		
	(3) 测量体温(腋温)			
	1) 用纱布协助患者擦干腋下汗液	2		
	2) 将体温计放于腋下,紧贴皮肤,夹紧屈臂过胸,计时	4		
	(4) 测量脉搏(桡动脉),将示、中、环指指腹轻按在患者的桡动脉处,触及动脉搏动,计数30 s	4		
	(5) 测量呼吸,测脉搏后手仍按在患者桡动脉处,观察患者胸腹部起伏,计数30 s	4		
	(6) 测量血压(肱动脉)			
	1) 卷袖过肘,衣袖过紧时须脱袖,伸直肘部,手心向上	2		
	2) 放置并打开血压计(血压计“0”点与患者的肱动脉心脏处于同一水平),平卧位平腋中线,坐位平第4肋,开启水银槽开关	6		
	3) 袖带平整地缠于上臂中部,袖带下缘距肘窝2～3 cm,松紧以可放入1指为宜	4		
	4) 用示、中指在肘窝内侧触及肱动脉搏动,将听诊器胸件置于搏动处,手指轻压固定	4		
	5) 关闭气囊气阀,向袖带内充气至肱动脉搏动消失,再升高20～30 mmHg	4		
	6) 以4 mmHg/s的速度放气,当听到第一声搏动,此时水银柱所示刻度即为收缩压;当搏动音突然变弱或消失,水银柱所示的刻度即为舒张压	6		
	7) 读数时视线应与水银柱顶端保持同一水平	4		
	8) 取下袖带,排尽袖带余气,关闭气囊气阀,平整放入盒内,血压计盒盖右倾45°,使水银流回水银槽内,关闭水银槽开关,盖上盒盖	4		
	9) 测体温10 min后取出,读数。将体温计放置于盛有0.05%含氯消毒液中	4		

笔记栏

（续表）

项 目	操 作 要 点	分 值	得 分	扣分及说明
操作过程	(7) 告知患者测量结果，协助穿衣，取舒适体位，整理床单元	4		
	(8) 将测量结果书写于记录单上，如有异常及时报告医生处理	2		
	(9) 整理用物，洗手，脱口罩	2		
	(10) 护理记录	2		
综合评价	(1) 操作中和患者交流，注意观察病情变化，注意患者保暖	3		
	(2) 患者了解目的，配合方法正确	3		
	(3) 操作中测量方法结果正确	4		
总 分		100		

（韩 荟）

技能十二 鼻 饲 法

鼻饲法是指将胃管插入胃内，通过胃管向胃内灌注流质食物、水和药物的方法。

【目的】

对不能自行经口进食的患者以鼻胃管供给食物和药物，以维持患者营养和治疗的需要。

(1) 昏迷患者。

(2) 口腔疾患或口腔手术后患者、上消化道肿瘤引起吞咽困难患者。

(3) 不能张口的患者，如破伤风患者。

(4) 早产儿、病情危重、拒绝进食者等。

【护理情景导入】

患者女性，孙某，86岁。因“进食后呛咳严重，无法经口进食1天”入院，既往有“脑梗死”病史。遵医嘱给予鼻饲流质。

【评估】

(1) 评估患者的年龄、病情、意识、鼻腔黏膜。

(2) 评估患者的心理状态及合作程度。

【计划】

1. 患者准备　①了解鼻饲的目的、方法、注意事项及配合要点。②鼻孔通畅。

2. 护士准备　仪表端庄，衣帽整洁，洗手，戴口罩。

3. 用物准备　治疗车、治疗盘、一次性50 mL注射器、治疗巾、胃管、镊子、止血钳、石蜡油、棉签、胶布、纱布、别针、电筒、听诊器、弯盘、鼻饲流质、温开水。

4. 环境准备　环境整洁、光线充足。

【实施】

1. 准备　备齐用物携至床旁。

2. 核对患者　核对患者床号、姓名并请患者说出，护士复核并核对腕带信息。

3. 摆体位　抬高床头30°～60°，协助患者取半坐卧位或右侧卧位。

4. 保护床单元　将治疗巾铺于患者胸前，弯盘置于便于取用处。

5. 标记胃管　测量胃管插入长度，为发际至胸骨尖突水平，一般成人插入长度为45～55 cm，应根据患者的身高等确定个体化长度。

6. 插胃管　润滑胃管，一手持纱布托住胃管，另一手持镊子夹住胃管前端，经鼻孔轻轻插入。

笔记栏

插入10～15 cm时，清醒患者嘱其做吞咽动作，昏迷患者协助将其下颌靠近胸骨柄，增大咽喉通道弧度，便于胃管顺利通过会厌部。

7. 确认　①抽：胃管末端连接注射器抽吸，能抽出胃液。②看：将胃管末端置于温开水中，无气泡逸出。③听：置听诊器于患者胃部，快速经胃管向胃内注入10 mL空气，听到气过水声。

8. 固定　用胶布在鼻翼及颊部固定。

9. 冲洗胃管　通过以上3种方法确认胃管在胃内方可冲洗；用一次性50 mL注射器抽取30 mL温开水，冲洗胃管管腔，防止鼻饲液黏附于管腔。

10. 注入鼻饲液　将鼻饲液缓慢匀速注入，每次鼻饲量不超过200 mL，间隔时间大于2 h。

11. 再次冲洗胃管　鼻饲液注入完毕后，再次抽取30 mL温开水，冲洗胃管管腔。

12. 包裹胃管末端　鼻饲完毕，塞紧胃管管塞，用一块无菌纱布包裹胃管末端，胶布缠绕后别针固定于患者上衣或枕旁。

13. 安置患者　用治疗巾擦拭患者面部，协助取舒适体位。

14. 终末处理　整理用物，洗手，脱口罩。

15. 记录　进行护理记录。

16. 拔管　①揭去固定胶布，用纱布包裹近鼻孔处的胃管，嘱患者深呼吸，呼气时拔管，边拔边用纱布擦胃管，到咽喉处快速拔出。②清洁患者口鼻、面颊，协助患者漱口。③协助患者取舒适卧位。

【评价】

(1) 操作中保持和患者交流，随时询问患者的感受，注意观察患者病情变化，患者安全。

(2) 患者理解插管的目的，主动配合。

(3) 操作中动作轻柔、娴熟，插管顺利。

【反思】

(1) 插胃管的注意事项是什么?

(2) 鼻饲前护理评估要点是什么?

操作程序及考核标准

考核时间：10 min。

考核资源：治疗车、治疗盘、一次性50 mL注射器、治疗巾、胃管、镊子、止血钳、石蜡油、棉签、胶布、纱布、别针、电筒、听诊器、弯盘、鼻饲流质、温开水。

项　目	操　作　要　点	分　值	得　分	扣分及说明
	报告姓名，计时开始			
仪　表	仪表端庄，服装整洁，不留长指甲，按医院要求着装	5		
评　估	(1) 患者的年龄、病情、意识、鼻腔黏膜	6		
	(2) 患者的心理状况及合作程度	4		
计　划	(1) 洗手，戴口罩	2		
	(2) 用物齐全，摆放有序，便于操作	3		
操作过程	(1) 备齐用物携至床旁	4		
	(2) 核对患者床号、姓名	4		
	(3) 抬高床头30°～60°协助患者取半坐卧位或右侧卧位	4		
	(4) 将治疗巾铺于患者胸前，弯盘置于便于取用处	2		
	(5) 测量胃管插入长度，为发际至胸骨尖突水平，一般成人插入长度为45～55 cm	4		
	(6) 润滑胃管，一手持纱布托住胃管，另一手持镊子夹住胃管前端，经鼻孔轻轻插入，插入10～15 cm时，嘱患者吞咽(昏迷患者协助将其下颌靠近胸骨柄)	4		

笔记栏

（续表）

项　目	操　作　要　点	分　值	得　分	扣分及说明
操作过程	（7）确认导管在胃内			
	1）胃管末端连接注射器抽吸，能抽出胃液	4		
	2）将胃管末端置于温开水中，无气泡逸出	4		
	3）置听诊器于患者胃部，快速经胃管向胃内注入10 mL空气，听到气过水声	4		
	（8）用胶布在鼻翼及颊部固定	2		
	（9）通过以上三种方法确认胃管在胃内方可冲洗：用一次性50 mL注射器抽取30 mL温开水，冲洗胃管管腔，防止鼻饲液黏附于管腔	6		
	（10）将鼻饲液缓慢匀速注入，每次鼻饲量不超过200 mL，间隔时间大于2 h	4		
	（11）鼻饲液注入完毕后，再次抽取30 mL温开水，冲洗胃管管腔	4		
	（12）鼻饲完毕，塞紧胃管管塞，用一块无菌纱布包裹胃管末端，胶布缠绕后用别针固定于患者上衣或枕旁	4		
	（13）安置患者，用治疗巾擦拭患者面部，取舒适体位	2		
	（14）终末处理，整理用物，洗手，脱口罩	2		
	（15）护理记录，报告操作完毕	2		
	（16）拔管			
	1）揭去固定胶布，嘱患者深呼吸，呼气时拔管，到咽喉处快速拔出	4		
	2）清洁患者口鼻、面颊，协助患者漱口	4		
	3）协助患者取舒适卧位	2		
综合评价	（1）操作中保持和患者交流，随时询问患者的感受，注意观察患者病情变化，患者安全	3		
	（2）患者理解插管的目的，主动配合	3		
	（3）操作中动作轻柔、娴熟，插管顺利	4		
总　分		100		

（韩　荟）

技能十三　导　尿　术

导尿术是指在严格无菌操作下，用导尿管经尿道插入膀胱引流尿液的方法。导尿术容易引起医源性感染，因此，在导尿的过程中应严格遵循无菌技术操作原则及操作规程，避免污染；注意保护患者隐私，由异性医务人员进行某些部位的体检治疗或护理时，要有第三者在场。

一、女患者导尿技术

【目的】

（1）为尿潴留患者引流出尿液，以减轻痛苦。

（2）协助临床诊断，如留取未受污染的尿标本作细菌培养；测量膀胱容量、压力及检查残余尿量；进行尿道或膀胱造影等。

（3）为膀胱肿瘤患者进行膀胱化疗。

笔记栏

【护理情景导入】

患者女性，陈某，30岁。全麻下行“腹腔镜阑尾切除术”。术后6 h，主诉下腹部胀满不适，有憋尿感，膀胱处叩击为浊音。经诱导排尿，尿液无法自行排出。遵医嘱给予导尿术。

【评估】

（1）评估患者的年龄、病情、意识状态、生命体征。

（2）评估患者的膀胱充盈度和会阴部皮肤黏膜情况及清洁度。

（3）评估患者的心理状态及合作程度。

【计划】

1. 患者准备　①了解导尿术的目的、意义、注意事项及配合要点。②协助清洁外阴。

2. 护士准备　仪表端庄、衣帽整洁，洗手，戴口罩。

3. 用物准备　治疗车、治疗盘、一次性导尿包（初步消毒用物：小方盘，内盛数个消毒液棉球袋、镊子、手套；再次消毒用物：弯盘、气囊导尿管、内盛4个消毒液棉球袋、镊子2把、润滑油棉球袋、自带无菌液体的10 mL注射器、试管、纱布、集尿袋、方盘、弯盘、洞巾、手套、外包治疗巾）一次性巾单、浴巾、弯盘。

4. 环境准备　围帘或屏风遮挡患者、室温适宜、光线充足。

【实施】

1. 准备　备齐用物携至床旁。

2. 核对患者　核对患者床号、姓名并请患者说出，护士复核并核对腕带信息。

3. 摆体位　松开床尾盖被，协助患者脱去对侧裤腿，盖在近侧腿部，并盖上浴巾，对侧腿用盖被遮盖，协助患者取屈膝仰卧位，两腿略外展，暴露外阴。

4. 垫巾　将一次性巾单垫于患者臀下。

5. 消毒　消毒双手，打开一次性导尿包，取出初步消毒用物，将弯盘置于近外阴处。左手戴上手套，打开消毒液棉球袋，将棉球倒入小方盘内，右手持镊子夹取消毒液棉球消毒阴阜、对侧大阴唇、近侧大阴唇，分开大阴唇消毒对侧小阴唇、近侧小阴唇、尿道口、阴道口、肛门。消毒完毕脱下手套置弯盘内，将弯盘及小方盘移至床尾处。

6. 操作前准备　消毒双手，在患者双腿之间打开导尿用物包，戴无菌手套，铺洞巾，润滑尿管，用自带无菌液体的10 mL注射器向尿管气囊内缓慢注入，观察气囊有无漏液后，抽尽液体，将集尿袋与尿管末端相连备用。

7. 再次消毒　打开消毒液棉球袋，将棉球倒入弯盘内，弯盘置于患者会阴处，左手分开大、小阴唇，暴露尿道口，右手用镊子夹取消毒棉球依次擦洗尿道口、对侧小阴唇、近侧小阴唇、尿道口，用过的棉球置于床尾弯盘内。

8. 插入尿管　右手持另一镊子夹住尿管前端，缓慢轻柔地将尿管插入至尿液流出，再插入5～7 cm（确保气囊进入）。

9. 气囊注液　用自带无菌液体的10 mL注射器向气囊内注入液体，轻拉尿管，确定有阻力。

10. 固定　尿管将集尿袋从洞巾孔处取出，经患者腿下穿过，固定于床边，集尿袋位置应低于耻骨联合水平，防止尿液倒流。

11. 安置患者　取出一次性巾单，脱去手套，协助患者取舒适体位，整理床单元。

12. 观察并记录　观察尿液流出情况、性状、量并记录。膀胱高度膨胀且极度虚弱的患者，首次放尿不超过1 000 mL。

13. 终末处理　整理用物，洗手，脱口罩。

14. 记录　护理记录。

笔记栏

【评价】

（1）操作中注意和患者交流，观察患者情况，注意保暖和保护患者隐私、患者安全。

（2）严格执行无菌技术操作。

（3）患者（家属）理解导尿的目的，患者情绪稳定，主动配合。

【反思】

（1）导尿过程中，如何严格遵循无菌技术操作原则？

（2）为女患者导尿，若尿管插入阴道口，该如何处理？

操作程序及考核标准

考核时间： 10 min。

考核资源： 治疗车、治疗盘、一次性导尿包（初步消毒用物：小方盘、内盛数个消毒液棉球袋、镊子、手套；再次消毒用物：弯盘、气囊导尿管、内盛4个消毒液棉球袋、镊子2把、润滑油棉球袋、自带无菌液体的10 mL注射器、试管、纱布、集尿袋、方盘、弯盘、洞巾、手套、外包治疗巾）一次性巾单、浴巾、弯盘。

项　目	操　作　要　点	分　值	得　分	扣分及说明
	报告姓名，计时开始			
仪　表	仪表端庄，服装整洁，不留长指甲，按医院要求着装	5		
评　估	（1）患者的年龄、病情、意识状态、生命体征	3		
	（2）患者的膀胱充盈度和会阴部皮肤黏膜情况及清洁度	4		
	（3）患者心理状态及合作程度	3		
计　划	（1）洗手，戴口罩	2		
	（2）用物齐全，摆放有序，便于操作	3		
操作过程	（1）备齐用物携至床旁	4		
	（2）核对患者床号、姓名	4		
	（3）松开床尾盖被，协助患者脱去对侧裤腿，盖在近侧腿部，并盖上浴巾，对侧腿用盖被遮盖，协助患者取屈膝仰卧位，两腿略外展，暴露外阴	4		
	（4）将一次性巾单垫于患者臀下	2		
	（5）消毒			
	1）消毒双手，打开一次性导尿包，取出初步消毒用物，将弯盘置于近外阴处，左手戴上手套，打开消毒液棉球袋，将棉球倒入小方盘内	6		
	2）右手持镊子夹取消毒液棉球消毒阴阜、对侧大阴唇、近侧大阴唇，分开大阴唇消毒对侧小阴唇，近侧小阴唇、尿道口、阴道口、肛门	6		
	3）消毒完毕脱下手套置弯盘内，将弯盘及小方盘移至床尾处	4		
	（6）消毒双手，在患者双腿之间打开导尿用物包，戴无菌手套，铺洞巾	6		
	（7）润滑尿管，用自带无菌液体的10 mL注射器向尿管气囊内缓慢注入，观察气囊有无漏液后，抽尽液体，将集尿袋与尿管末端相连备用	6		
	（8）再次消毒			
	1）打开消毒液棉球袋，将棉球倒入弯盘内，弯盘置于患者会阴处	4		
	2）左手分开大小阴唇，暴露尿道口，右手用镊子夹取消毒棉球依次擦洗尿道口、对侧小阴唇、近侧小阴唇、尿道口，用过的棉球置于床尾弯盘内	6		
	（9）右手持另一镊子夹住尿管前端，缓慢轻柔地将尿管插入至尿液流出，再插入5～7 cm（确保气囊进入）	6		
	（10）取出一次性巾单，脱去手套，协助患者取舒适体位，整理床单元	4		
	（11）观察尿液流出情况、性状、量并记录。膀胱高度膨胀且极度虚弱的患者，首次放尿不超过1 000 mL	4		
	（12）整理用物，洗手，脱口罩	2		
	（13）护理记录	2		

笔记栏

（续表）

项　目	操　作　要　点	分　值	得　分	扣分及说明
综合评价	(1) 操作中注意和患者交流，观察患者情况，注意保暖和保护患者隐私、患者安全	4		
	(2) 严格执行无菌技术操作	4		
	(3) 患者(家属)理解导尿的目的，患者情绪稳定，主动配合	2		
总　分		100		

二、男患者导尿技术

【目的】

(1) 为尿潴留患者引流出尿液，以减轻痛苦。

(2) 协助临床诊断，如留取未受污染的尿标本作细菌培养；测量膀胱容量、压力及检查残余尿量；进行尿道或膀胱造影等。

(3) 为膀胱肿瘤患者进行膀胱化疗。

【护理情景导入】

患者男性，吴某，35岁。局麻下行“肛瘘切除术”。术后4 h，主诉下腹部胀满不适，有憋尿感，膀胱处叩击为浊音。经诱导排尿，尿液无法自行排出。遵医嘱给予导尿术。

【评估】

(1) 评估患者的年龄、病情、意识状态、生命体征。

(2) 评估患者的膀胱充盈度和会阴部皮肤黏膜情况及清洁度。

(3) 评估患者的心理状态及合作程度。

【计划】

1. 患者准备　①了解导尿术的目的、意义、注意事项及配合要点。②协助清洁外阴。

2. 护士准备　仪表端庄，衣帽整洁，洗手，戴口罩。

3. 用物准备　治疗车、治疗盘、一次性导尿包(初步消毒用物：小方盘，内盛数个消毒液棉球袋、镊子、手套；再次消毒用物：弯盘、气囊导尿管、内盛4个消毒液棉球袋、镊子2把、润滑油棉球袋、自带无菌液体的10 mL注射器、试管、纱布、集尿袋、方盘、弯盘、洞巾、手套、外包治疗巾)一次性巾单、浴巾、弯盘。

4. 环境准备　围帘或屏风遮挡患者、室温适宜、光线充足。

【实施】

1. 准备　备齐用物携至床旁。

2. 核对患者　核对患者床号、姓名并请患者说出，护士复核并核对腕带信息。

3. 摆体位　松开床尾盖被，协助患者脱去对侧裤腿，盖在近侧腿部，并盖上浴巾，对侧腿用盖被遮盖，协助患者取仰卧位，双腿分开。

4. 垫巾　将一次性巾单垫于患者臀下。

5. 消毒　消毒双手，打开一次性导尿包，取出初步消毒用物，将弯盘置于近外阴处。左手戴上手套，握持患者阴茎，将包皮向后推，右手持镊子夹取消毒液棉球消毒阴茎头至冠状沟，消毒3遍。消毒完毕脱下手套置弯盘内，将弯盘及小方盘移至床尾处。

6. 操作前准备　消毒双手，在患者双腿之间打开导尿用物包，戴无菌手套，铺洞巾，润滑尿管，用自带无菌液体的10 mL注射器向尿管气囊内缓慢注入，观察气囊有无漏液后，抽尽液体，将集尿袋与尿管末端相连备用。

7. 再次消毒　打开消毒液棉球袋，将棉球倒入弯盘内，弯盘置于患者外阴处，左手用纱布包裹阴茎并提起，使之与腹壁呈60°～90°，将包皮向后推，暴露尿道口。右手用镊子夹取消毒棉球依次自

笔记栏

尿道开口起做单一方向由内往外环形消毒阴茎头至冠状沟,消毒3遍,用过的棉球置于床尾弯盘内。

8. 插入尿管　右手持另一镊子夹住尿管前端,缓慢轻柔地将尿管插入20 ～ 22 cm至尿液流出,再插入5 ～ 7 cm(确保气囊进入)。

9. 气囊注液　用自带无菌液体的10 mL注射器向气囊内注入液体,轻拉尿管,确定有阻力。

10. 固定　尿管将集尿袋从洞巾孔处取出,经患者腿下穿过,固定于床边,集尿袋位置应低于耻骨联合水平,防止尿液倒流。

11. 安置患者　取出一次性巾单,脱去手套,协助患者取舒适体位,整理床单元。

12. 观察并记录　观察尿液流出情况、性状、量并记录。膀胱高度膨胀且极度虚弱的患者,首次放尿不超过1 000 mL。

13. 终末处理　整理用物,洗手,脱口罩。

14. 记录　护理记录。

【评价】

(1) 操作中注意和患者交流,观察患者情况,注意保暖和保护患者隐私,患者安全。

(2) 严格执行无菌操作原则。

(3) 患者(家属)理解导尿的目的,患者情绪稳定,主动配合。

【反思】

(1) 导尿过程中,如何严格遵循无菌技术操作原则?

(2) 为膀胱高度膨胀且极度虚弱的患者实施导尿术,放尿时注意什么?

操作程序及考核标准

考核时间: 10 min。

考核资源: 治疗车、治疗盘、一次性导尿包(初步消毒用物:小方盘、内盛数个消毒液棉球袋、镊子、手套;再次消毒用物:弯盘、气囊导尿管、内盛4个消毒液棉球袋、镊子2把、润滑油棉球袋、自带无菌液体的10 mL注射器、试管、纱布、集尿袋、方盘、弯盘、洞巾、手套、外包治疗巾)一次性巾单、浴巾、弯盘。

项　目	操　作　要　点	分　值	得　分	扣分及说明
	报告姓名,计时开始			
仪　表	仪表端庄,服装整洁,不留长指甲,按医院要求着装	5		
评　估	(1) 患者的年龄、病情、意识状态、生命体征	3		
	(2) 患者的膀胱充盈度和会阴部皮肤黏膜情况及清洁度	4		
	(3) 患者心理状态及合作程度	3		
计　划	(1) 洗手,戴口罩	2		
	(2) 物品齐全,摆放有序,便于操作	3		
操作过程	(1) 备齐用物携至床旁	4		
	(2) 核对患者床号、姓名	4		
	(3) 松开床尾盖被,协助患者脱去对侧裤腿,盖在近侧腿部,并盖上浴巾,对侧腿用盖被遮盖,协助患者取仰卧位,两腿分开	4		
	(4) 将一次性巾单垫于患者臀下	2		
	(5) 消毒			
	1) 消毒双手,打开一次性导尿包,取出初步消毒用物,将弯盘置于近外阴处,左手戴上手套,打开消毒液棉球袋,将棉球倒入小方盘内	6		
	2) 左手戴手套,握持患者阴茎,将包皮向后推,右手持镊子夹取消毒液棉球消毒阴茎头至冠状沟,消毒3遍	6		
	3) 消毒完毕脱下手套置弯盘内,将弯盘及小方盘移至床尾处	4		
	(6) 消毒双手,在患者双腿之间打开导尿用物包,戴无菌手套,铺洞巾	6		

笔记栏

（续表）

项　目	操　作　要　点	分　值	得　分	扣分及说明
操作过程	(7) 润滑尿管，用自带无菌液体的10 mL注射器向尿管气囊内缓慢注入，观察气囊有无漏液后，抽尽液体，将集尿袋与尿管末端相连备用	6		
	(8) 再次消毒			
	1) 打开消毒液棉球袋，将棉球倒入弯盘内，弯盘置于患者会阴处	4		
	2) 左手用纱布包裹阴茎并提起，使之与腹壁呈60°～90°，将包皮向后推，暴露尿道口。右手用镊子夹取消毒棉球依次自尿道开口起做单一方向由内往外环形消毒阴茎头至冠状沟，消毒3遍，用过的棉球置于床尾弯盘	6		
	(9) 右手持另一镊子夹住尿管前端，缓慢轻柔地将尿管插入20～22 cm至尿液流出，再插入5～7 cm（确保气囊进入）	6		
	(10) 取出一次性巾单，脱去手套，协助患者取舒适体位，整理床单元	4		
	(11) 观察尿液流出情况、性状、量并记录。膀胱高度膨胀且极度虚弱的患者，首次放尿不超过1 000 mL	4		
	(12) 整理用物，洗手，脱口罩	2		
	(13) 护理记录	2		
综合评价	(1) 操作中注意和患者交流，观察患者情况，注意保暖和保护患者隐私，患者安全	4		
	(2) 严格执行无菌操作原则	4		
	(3) 患者（家属）理解导尿的目的，患者情绪稳定，主动配合	2		
总　分		100		

（韩　荟）

技能十四　灌　肠　术

灌肠术是将一定的液体由肛门经直肠灌入结肠，以帮助患者清洁肠道、排便、排气或由肠道供给药物，达到确定诊断和治疗目的的方法。其主要作用为刺激肠蠕动、软化、清除粪便，并有降温、催产、稀释肠内毒物以减少吸收的作用。根据灌肠的目的可分为保留灌肠和不保留灌肠。根据灌入的液体量又可将不保留灌肠分为大量不保留灌肠和小量不保留灌肠。为了达到清洁肠道的目的，反复使用大量不保留灌肠，则为清洁灌肠。

一、大量不保留灌肠

【目的】

(1) 解除便秘、肠胀气。

(2) 清洁肠道，为肠道手术、检查或分娩做准备。

(3) 稀释并清除肠道内的有害物质，减轻中毒。

(4) 灌入低温液体，为高热患者降温。

【护理情景导入】

患者男性，杨某，56岁。因“顽固性便秘，6天无大便”入院，遵医嘱给予温水灌肠。

【评估】

(1) 评估患者的年龄、病情、临床诊断、意识、排便情况。

(2) 评估患者的心理状态及合作程度。

笔记栏

【计划】

1. 患者准备　① 了解灌肠的目的、方法、注意事项及配合要点。② 排尿。

2. 护士准备　仪表端庄、衣帽整洁,洗手,戴口罩。

3. 用物准备　治疗车、治疗盘、灌肠筒、引流管、肛管、血管钳、弯盘、水温计、温开水(39 ～ 41℃)、纸巾、一次性巾单、棉签、石蜡油。

4. 环境准备　围帘或屏风遮挡患者、室温适宜、光线充足。

【实施】

1. 准备　备齐用物携至床旁。

2. 核对患者　核对患者床号、姓名并请患者说出,护士复核并核对腕带信息。

3. 摆体位　松开被尾,协助患者脱裤至膝部,取左侧卧位,臀部靠近床沿,屈膝,臀下垫一次性巾单,弯盘置于臀旁垫单上。

4. 悬挂灌肠筒　将灌肠筒挂于输液架上并调节高度,液面距肛门 40 ～ 60 cm。

5. 戴手套　戴上手套准备操作。

6. 润滑肛管、排气　连接并润滑肛管前端,排尽管内气体,血管钳夹闭管路。

7. 插肛管　一手垫纸巾分开臀部,暴露肛门,嘱患者深呼吸,一手将肛管轻轻插入直肠 7 ～ 10 cm,固定肛管。

8. 灌液　松开血管钳,使液体缓慢流入。

9. 观察　灌入液体过程中,密切观察筒内液面下降速度和患者情况。

10. 拔管　夹闭止血钳,左手用纸巾包住肛管近肛门处,右手反折连接管,将肛管拔出并顺势用纸巾擦净肛门,包住肛管头端分离肛管置于医疗垃圾袋内。

11. 操作后　脱手套,消毒双手。

12. 安置患者　嘱患者尽量保留 5 ～ 10 min,协助患者如厕排便或给予便盆,保证安全。

13. 观察并记录　观察患者排便次数、量、性状及患者的反应并记录。

14. 终末处理　整理用物,洗手,脱口罩。

15. 其他　护理记录。

【评价】

(1) 操作中保持和患者交流,注意观察患者情况,注意患者保暖,维护患者隐私。

(2) 正确选用灌肠溶液,掌握溶液的温度、浓度、量;剂量准确,达到预期目的。

(3) 患者理解操作的目的并积极配合操作。

【反思】

(1) 哪些患者不宜灌肠?

(2) 如何根据病情合理选择大量不保留灌肠的灌肠液?

操作程序及考核标准

考核时间: 10 min。

考核资源: 治疗车、治疗盘、灌肠筒、引流管、肛管、血管钳、弯盘、水温计、温开水、纸巾、棉签、石蜡油。

项　目	操　作　要　点	分　值	得　分	扣分及说明
	报告姓名,计时开始			
仪　表	仪表端庄,服装整洁,不留长指甲,按医院要求着装	5		
评　估	(1) 患者的年龄、病情、临床诊断、意识、排便情况	6		
	(2) 患者的心理状况及合作程度	4		
计　划	(1) 洗手,戴口罩	2		
	(2) 准备灌肠溶液:成人500~1 000 mL,小儿200~500 mL。溶液温度 39 ～ 41℃,降温用28 ～ 32℃,中暑用4℃	3		

笔记栏

（续表）

项　目	操　作　要　点	分　值	得　分	扣分及说明
操作过程	(1) 备齐用物携至床旁	4		
	(2) 核对患者床号、姓名	4		
	(3) 松开被尾，协助患者脱裤至膝部，取左侧卧位，臀部靠近床沿，屈膝，臀下垫一次性巾单，弯盘置于臀旁垫单上	6		
	(4) 将灌肠筒挂于输液架上并调节高度，液面距肛门 40 ～ 60 cm	6		
	(5) 戴手套	4		
	(6) 润滑肛管、排气连接并润滑肛管前端，排尽管内气体，血管钳夹闭管路	6		
	(7) 一手垫纸巾分开臀部，暴露肛门，嘱患者深呼吸，一手将肛管轻轻插入直肠 7 ～ 10 cm，固定肛管	8		
	(8) 松开血管钳，使液体缓慢流入	4		
	(9) 灌入液体过程中，密切观察筒内液面下降速度和患者情况	6		
	(10) 夹闭止血钳，左手用纸巾包住肛管近肛门处，右手反折连接管，将肛管拔出并顺势用纸巾擦净肛门，包住肛管头端分离肛管置于医疗垃圾袋内	6		
	(11) 脱手套，消毒双手	4		
	(12) 安置患者，嘱患者尽量保留 5 ～ 10 min，协助患者如厕排便或给予便盆，保证安全	4		
	(13) 观察患者排便次数、量、性状及患者的反应并记录	4		
	(14) 终末处理，整理用物，洗手，脱口罩	2		
	(15) 护理记录，报告操作完毕	2		
综合评价	(1) 操作中保持和患者交流，注意观察患者情况，注意患者保暖，维护患者隐私	3		
	(2) 正确选用灌肠溶液，掌握溶液的温度、浓度、量；剂量准确，达到预期目的	3		
	(3) 患者理解操作的目的并积极配合操作	4		
总　分		100		

二、小量不保留灌肠

适用于腹部或盆腔手术的患者、危重患者、年老体弱患者、小儿及孕妇等。

【目的】

(1) 软化粪便，解除便秘。

(2) 排除肠道内的气体，减轻腹胀。

【护理情景导入】

患者女性，钱某，27岁，入院诊断“G_1P_0，$G37^{+3}$周，LOA”。入院3天，主诉腹胀、排便困难，遵医嘱给予开塞露5支灌肠。

【评估】

(1) 评估患者的年龄、病情、临床诊断、意识、排便情况。

(2) 评估患者的心理状态及合作程度。

【计划】

1. 患者准备　① 了解灌肠的目的、方法、注意事项及配合要点。② 排尿。

2. 护士准备　仪表端庄，衣帽整洁，洗手，戴口罩。

3. 用物准备　治疗车、治疗盘、开塞露、一次性50 mL注射器、药液、肛管、止血钳、弯盘、纸巾、一次性巾单、棉签、石蜡油。

4. 环境准备　围帘或屏风遮挡患者、室温适宜、光线充足。

笔记栏

【实施】

1. 准备　备齐用物携至床旁。

2. 核对患者　核对患者床号、姓名并请患者说出,护士复核并核对腕带信息。

3. 摆体位　松开被尾,协助患者脱裤至膝部,取左侧卧位,臀部靠近床沿,屈膝,臀下垫一次性巾单,弯盘置于臀旁垫单上。

4. 抽吸药液　用一次性50 mL注射器抽吸药液备用。

5. 戴手套　戴上手套,准备操作。

6. 润滑肛管、排气　连接并润滑肛管前端,排尽管内气体,血管钳夹闭管路。

7. 插肛管　一手垫纸巾分开臀部,暴露肛门,嘱患者深呼吸,一手将肛管轻轻插入直肠7～10 cm,固定肛管。

8. 灌液　松开血管钳,缓慢注入药物。

9. 观察　密切观察病情并询问患者感受,指导深呼吸,发现异常及时停止。

10. 拔管　夹闭止血钳,左手用纸巾包住肛管近肛门处,右手反折连接管,将肛管拔出并顺势用纸巾擦净肛门,包住肛管头端分离肛管置于医疗垃圾袋内。

11. 操作后　脱手套,消毒双手。

12. 安置患者　嘱患者尽量保留10～20 min,协助患者如厕排便或给予便盆,保证安全。

13. 观察并记录　观察患者排便次数、量、性状及患者的反应并记录。

14. 终末处理　整理用物,洗手,脱口罩。

15. 其他　护理记录。

【评价】

(1) 操作中保持和患者交流,注意观察患者情况,注意患者保暖,维护患者隐私。

(2) 正确选用灌肠溶液,掌握溶液的温度、浓度、量;剂量准确,达到预期目的。

(3) 患者理解操作的目的并积极配合操作。

【反思】

(1) 何谓小量不保留灌肠?

(2) 小量不保留灌肠适用于哪些患者?

操作程序及考核标准

考核时间:10 min。

考核资源:治疗车、治疗盘、一次性50 mL注射器、肛管、血管钳、弯盘、水温计、药液、纸巾、棉签、石蜡油。

项　目	操　作　要　点	分　值	得　分	扣分及说明
报告姓名,计时开始				
仪　表	仪表端庄,服装整洁,不留长指甲,按医院要求着装	5		
评　估	(1) 患者的年龄、病情、临床诊断、意识、排便情况	6		
	(2) 患者的心理状况及合作程度	4		
计　划	(1) 洗手,戴口罩	2		
	(2) 用一次性50 mL注射器抽吸药液备用,灌肠溶液量100～180 mL,溶液温度38℃	3		
操作过程	(1) 备齐用物携至床旁	4		
	(2) 核对患者床号、姓名	4		
	(3) 松开被尾,协助患者脱裤至膝部,取左侧卧位,臀部靠近床沿,屈膝	6		
	(4) 臀下垫一次性巾单,弯盘置于臀旁垫单上	4		
	(5) 戴手套	4		

笔记栏

（续表）

项　目	操 作 要 点	分　值	得　分	扣分及说明
操作过程	(6) 润滑肛管、排气连接并润滑肛管前端，排尽管内气体，血管钳夹闭管路	6		
	(7) 一手垫纸巾分开臀部，暴露肛门，嘱患者深呼吸，一手将肛管轻轻插入直肠 7 ～ 10 cm，固定肛管	8		
	(8) 松开血管钳，缓慢注入药液	6		
	(9) 密切观察病情，指导深呼吸，发现异常及时停止	6		
	(10) 夹闭止血钳，左手用纸巾包住肛管近肛门处，右手反折连接管，将肛管拔出并顺势用纸巾擦净肛门，包住肛管头端分离肛管置于医疗垃圾袋内	6		
	(11) 脱手套，消毒双手	4		
	(12) 安置患者，嘱患者尽量保留 10 ～ 20 min，协助患者如厕排便或给予便盆，保证安全	4		
	(13) 观察患者排便次数、量、性状及患者的反应并记录	4		
	(14) 终末处理，整理用物，洗手，脱口罩	2		
	(15) 护理记录，报告操作完毕	2		
综合评价	(1) 操作中保持和患者交流，注意观察患者情况，注意患者保暖，维护患者隐私	3		
	(2) 正确选用灌肠溶液，掌握溶液的温度、浓度、量；剂量准确，达到预期目的	3		
	(3) 患者理解操作的目的，并积极配合操作	4		
总　分		100		

三、保留灌肠

将药液灌入到直肠或结肠内，通过肠黏膜吸收达到治疗疾病的目的。

【目的】

(1) 镇静、催眠。

(2) 治疗肠道感染。

【护理情景导入】

患者女性，方某，28 岁，入院诊断“溃疡性结肠炎”。遵医嘱给予锡类散保留灌肠，每晚 1 次。

【评估】

(1) 评估患者的年龄、病情、临床诊断、意识、排便情况。

(2) 评估患者的心理状态及合作程度。

【计划】

1. 患者准备　① 了解灌肠的目的、方法、注意事项及配合要点。② 排尿、排便。

2. 护士准备　仪表端庄，衣帽整洁，洗手，戴口罩。

3. 用物准备　治疗车、治疗盘、药液、温开水、一次性 50 mL 注射器、肛管、止血钳、弯盘、纸巾、一次性巾单、棉签、石蜡油。

4. 环境准备　围帘或屏风遮挡患者、室温适宜、光线充足。

【实施】

1. 准备　备齐用物携至床旁。

笔记栏

2. 核对患者　核对患者床号、姓名并请患者说出，护士复核并核对腕带信息。

3. 摆体位　松开被尾，协助患者脱裤至膝部，根据病变部位选择不同体位，臀下垫一次性巾单，巾单下方垫一小枕抬高臀部约 10 cm，弯盘置于臀旁垫单上。

4. 抽吸药液　用一次性50 mL注射器抽吸药液备用。

5. 戴手套　戴上手套，准备操作。

6. 润滑肛管、排气　连接并润滑肛管前端，排尽管内气体，血管钳夹闭管路。

7. 插肛管　一手垫纸巾分开臀部，暴露肛门，嘱患者深呼吸，一手将肛管轻轻插入直肠15～20 cm，固定肛管。

8. 灌液　松开血管钳，缓慢注入药物。

9. 拔管　药液注入完毕，再注入温开水10 mL，抬高肛管尾端，使管内药液全部注完，拔除肛管，擦净肛门。

10. 操作后　脱手套，消毒双手。

11. 安置患者　嘱患者尽量保留药液1 h以上。

12. 观察并记录　观察患者的反应并记录。

13. 终末处理　整理用物，洗手，脱口罩。

14. 其他　护理记录。

【评价】

（1）操作中保持和患者交流，注意观察患者情况，注意患者保暖，维护患者隐私。

（2）正确选用灌肠溶液，掌握溶液的温度、浓度、量；剂量准确，达到预期目的。

（3）患者理解操作的目的并积极配合操作。

【反思】

（1）保留灌肠的注意事项是什么？

（2）保留灌肠通常选择哪些药物？

操作程序及考核标准

考核时间：10 min。

考核资源：治疗车、治疗盘、一次性50 mL注射器、药液、温开水、肛管、血管钳、弯盘、水温计、纸巾、棉签、石蜡油。

项　目	操　作　要　点	分　值	得　分	扣分及说明
	报告姓名，计时开始			
仪　表	仪表端庄，服装整洁，不留长指甲，按医院要求着装	5		
评　估	（1）患者的年龄、病情、临床诊断、意识、排便情况	6		
	（2）患者的心理状况及合作程度	4		
计　划	（1）洗手，戴口罩	2		
	（2）准备灌肠溶液；灌肠溶液量＜200 mL，温度38℃，用一次性50 mL注射器抽吸药液备用	3		
操作过程	（1）备齐用物携至床旁	4		
	（2）核对患者床号、姓名	4		
	（3）松开被尾，协助患者脱裤至膝部，根据病变部位选择不同体位，臀下垫一次性巾单	8		
	（4）巾单下方垫一小枕抬高臀部约10 cm，弯盘置于臀旁垫单上	6		
	（5）戴手套	4		
	（6）润滑肛管、排气连接并润滑肛管前端，排尽管内气体，血管钳夹闭管路	6		
	（7）一手垫纸巾分开臀部，暴露肛门，嘱患者深呼吸，一手将肛管轻轻插入直肠15～20 cm，固定肛管	10		
	（8）松开血管钳，缓慢注入药液	4		
	（9）药液注入完毕，再注入温开水10 mL，抬高肛管尾端，使管内药液全部注完，拔除肛管，擦净肛门	8		

笔记栏

（续表）

项　目	操　作　要　点	分　值	得　分	扣分及说明
操作过程	（10）脱手套，消毒双手	4		
	（11）安置患者，嘱患者尽量保留1 h以上	4		
	（12）观察患者的反应并记录	4		
	（13）终末处理，整理用物，洗手，脱口罩	2		
	（14）护理记录，报告操作完毕	2		
综合评价	（1）操作中保持和患者交流，注意观察患者情况，注意患者保暖，维护患者隐私	3		
	（2）正确选用灌肠溶液，掌握溶液的温度、浓度、量；剂量准确，达到预期目的	3		
	（3）患者理解操作的目的并积极配合操作	4		
总　分		100		

（韩　荟）

技能十五　药液抽吸

药液抽吸是护士执行注射前准备工作之一。护士在进行药液抽吸时必须严格执行无菌操作原则和查对制度，保证患者的用药安全。药液抽吸主要包括经安瓿瓶内吸取药液、自塑料瓶内吸取药液、自密封瓶内吸取药液三种方法。

一、经安瓿瓶内吸取药液法

【目的】

为执行护理操作做好准备工作。

【护理情景导入】

患者男性，周某，65岁。“颈椎前路椎间减压及植骨融合术”术后3 d，遵医嘱给予维生素B_{12} 0.5 mg肌内注射，请抽吸药液。

【评估】

（1）评估药液的名称、失效时间，有无变色、沉淀、混浊、絮状物及裂痕。

（2）评估注射器、针头型号、包装是否完好及失效日期。

【计划】

1. 护士准备　仪表端庄、衣帽整洁，洗手，戴口罩。
2. 用物准备　治疗盘、一次性注射器、药液、无菌纱布、棉签、75%乙醇、砂轮、锐器盒。
3. 环境准备　清洁、宽敞、明亮、定期消毒。

【实施】

（1）用手指轻弹安瓿头部使液体回流至体部。

（2）用砂轮在安瓿颈部划一锯痕，若安瓿颈部有一蓝色圆点标记的为易掰安瓿，可不用划痕。

（3）用75%乙醇棉签消毒安瓿颈部1周，待干。

（4）用纱布包裹安瓿颈部折断。

（5）取出注射器，衔接针头，将针头斜面向下置入安瓿内液面以下，持活塞柄，抽动活塞，吸取药液。

（6）排尽空气，将针头垂直向上，轻拉活塞，使针头内的药液流入注射器，并使气泡集于注射器乳头口，轻推活塞，驱出气体。

笔记栏

(7) 保持无菌,排气闭,再次核对无误后置于无菌盘内备用。

(8) 洗手。

【评价】

(1) 操作中严格执行无菌操作原则和查对制度。

(2) 药液抽吸方法正确,符合要求。

(3) 药液抽吸干净,无残留浪费。

【反思】

(1) 护士抽吸药液过程中无菌原则包括哪些?

(2) 护士如何正确抽吸药液而不造成浪费?

操作程序及考核标准

考核时间: 10 min。

考核资源: 治疗盘、一次性注射器、药液、无菌纱布、棉签、75%乙醇、砂轮、锐器盒。

项 目	操 作 要 点	分 值	得 分	扣分及说明
	报告姓名,计时开始			
仪 表	仪表端庄,服装整洁,不留长指甲,按医院要求着装	5		
评 估	(1) 药液的名称、失效时间,有无变色、沉淀、混浊、絮状物及裂痕	6		
	(2) 注射器、针头型号、包装是否完好及失效日期	4		
计 划	(1) 洗手,戴口罩	2		
	(2) 物品齐全,摆放有序,便于操作	3		
操作过程	(1) 用手指轻弹安瓿头部使液体回流至体部	5		
	(2) 用砂轮在安瓿颈部划一锯痕,若安瓿颈部有一蓝色圆点标记的为易掰安瓿,可不用划痕	10		
	(3) 用75%乙醇棉签消毒安瓿颈部1周,待干	10		
	(4) 用纱布包裹安瓿颈部折断	5		
	(5) 取出注射器,衔接针头,将针头斜面向下置入安瓿内液面以下,持活塞柄,抽动活塞,吸取药液	15		
	(6) 将针头垂直向上,轻拉活塞,使针头内的药液流入注射器,并使气泡集于注射器乳头口,轻推活塞,驱出气体	15		
	(7) 排气闭,再次核对无误后置于无菌盘内备用	5		
	(8) 洗手	5		
综合评价	(1) 操作中严格执行无菌操作原则和查对制度	4		
	(2) 药液抽吸方法正确,符合要求	4		
	(3) 药液抽吸干净,无残留浪费	2		
总 分		100		

二、经塑料瓶内吸取药液法

【目的】

为执行护理操作做好准备工作。

【护理情景导入】

患者男性,周某,65岁。"颈椎前路椎间减压及植骨融合术"术后3 d,诉心慌、出冷汗,测快速血糖3.5 mmol/L,遵医嘱立即给予50%葡萄糖40 mL静脉推注,请抽吸药液。

【评估】

(1) 评估药液的名称、失效时间,有无变色、沉淀、混浊、絮状物及裂痕。

笔记栏

(2) 评估注射器、针头型号、包装是否完好及失效日期。

【计划】

1. 护士准备　仪表端庄,衣帽整洁,洗手,戴口罩。
2. 用物准备　治疗盘、药液、一次性注射器、棉签、75%乙醇、锐器盒。
3. 环境准备　清洁、宽敞、明亮、定期消毒。

【实施】

(1) 用75%乙醇棉签消毒塑料瓶颈部1周,待干。

(2) 用手将塑料瓶颈部拧断。

(3) 取出注射器,衔接针头,将针头斜面向下置入安瓿内液面以下,持活塞柄,抽动活塞,吸取药液。

(4) 排尽空气,将针头垂直向上,轻拉活塞,使针头内的药液流入注射器,并使气泡集于注射器乳头口,轻推活塞,驱出气体。

(5) 保持无菌,排气闭,再次核对无误后置于无菌盘内备用。

(6) 洗手。

【评价】

(1) 操作中严格执行无菌操作原则和查对制度。

(2) 药液抽吸方法正确,符合要求。

(3) 药液抽吸干净,无残留浪费。

【反思】

(1) 护士抽吸药液过程中无菌原则包括哪些?

(2) 护士如何正确抽吸药液而不造成浪费?

操作程序及考核标准

考核时间: 10 min。

考核资源: 治疗盘、一次性注射器、药液、棉签、75%乙醇、锐器盒。

项　目	操 作 要 点	分　值	得　分	扣分及说明
报告姓名,计时开始				
仪　表	仪表端庄,服装整洁,不留长指甲,按医院要求着装	5		
评　估	(1) 药液的名称、失效时间,有无变色、沉淀、混浊、絮状物及裂痕	6		
	(2) 注射器、针头型号、包装是否完好及失效日期	4		
计　划	(1) 洗手,戴口罩	2		
	(2) 物品齐全,摆放有序,便于操作	3		
操作过程	(1) 用75%乙醇棉签消毒塑料瓶颈部1周,待干	10		
	(2) 用手将塑料瓶颈部拧断	10		
	(3) 取出注射器,衔接针头,将针头斜面向下置入安瓿内液面以下,持活塞柄,抽动活塞,吸取药液	15		
	(4) 将针头垂直向上,轻拉活塞,使针头内的药液流入注射器,并使气泡集于注射器乳头口,轻推活塞,驱出气体	15		
	(5) 排气闭,再次核对无误后置于无菌盘内备用	10		
	(6) 洗手	10		
综合评价	(1) 操作中严格执行无菌操作原则和查对制度	4		
	(2) 药液抽吸方法正确,符合要求	4		
	(3) 药液抽吸干净,无残留浪费	2		
总　分		100		

笔记栏

三、经密封瓶内吸取药液法

【目的】

为执行护理操作做好准备工作。

【护理情景导入】

患者男性，周某，65岁。胃癌术后化疗后，复查血常规：白细胞2.5×10^9/L，遵医嘱给予重组人粒细胞刺激因子300 μg皮下注射，请抽吸药液。

【评估】

（1）评估药液的名称、失效时间，有无变色、沉淀、混浊、絮状物及裂痕。

（2）评估注射器、针头型号、包装是否完好及失效日期。

【计划】

1. 护士准备　仪表端庄，衣帽整洁，洗手，戴口罩。
2. 用物准备　治疗盘、药液、一次性注射器、棉签、2%碘酊、75%乙醇、锐器盒。
3. 环境准备　清洁、宽敞、明亮、定期消毒。

【实施】

（1）打开瓶盖，用2%碘酊棉签消毒瓶塞，75%乙醇棉签脱碘，待干。

（2）取出注射器，衔接针头。

（3）固定针栓，抽动注射器活塞并回抽至针筒中空气的体积等于需要抽取药液的体积。

（4）一手扶住密封瓶，另一手固定注射器针栓将针头从瓶塞中心刺入瓶中，将密封瓶翻转直立，使针尖在药液液面以下，抽取药液。

（5）排尽空气，将针头垂直向上，轻拉活塞，使针头内的药液流入注射器，并使气泡集于注射器乳头口，轻推活塞，驱出气体。

（6）保持无菌，排气闭，再次核对无误后置于无菌盘内备用。

（7）洗手。

【评价】

（1）操作中严格执行无菌操作原则和查对制度。

（2）药液抽吸方法正确，符合要求。

（3）药液抽吸干净，无残留浪费。

【反思】

（1）护士经密封瓶抽吸药液时向瓶内注入气体的原理是什么？

（2）护士如何正确抽吸药液而不造成浪费？

操作程序及考核标准

考核时间： 10 min。

考核资源： 治疗盘、一次性注射器、药液、棉签、2%碘酊、75%乙醇、锐器盒。

项　目	操　作　要　点	分　值	得　分	扣分及说明
报告姓名，计时开始				
仪　表	仪表端庄，服装整洁，不留长指甲，按医院要求着装	5		
评　估	（1）药液的名称、失效时间，有无变色、沉淀、混浊、絮状物及裂痕	6		
	（2）注射器、针头型号、包装是否完好及失效日期	4		
计　划	（1）洗手，戴口罩	2		
	（2）物品齐全，摆放有序，便于操作	3		

笔记栏

（续表）

项　目	操　作　要　点	分　值	得　分	扣分及说明
操作过程	(1) 打开瓶盖，用2%碘酊棉签消毒瓶塞，75%乙醇棉签脱碘，待干	10		
	(2) 取出注射器，衔接针头	5		
	(3) 固定针栓，抽动注射器活塞并回抽至针筒中空气的体积等于需要抽取药液的体积	15		
	(4) 一手扶住密封瓶，另一手固定注射器针栓将针头从瓶塞中心刺入瓶中，将密封瓶翻转直立，使针尖在药液液面以下，抽取药液	15		
	(5) 将针头垂直向上，轻拉活塞，使针头内的药液流入注射器，并使气泡集于注射器乳头口，轻推活塞，驱出气体	10		
	(6) 排气毕，再次核对无误后置于无菌盘内备用	10		
	(7) 洗手	5		
综合评价	(1) 操作中严格执行无菌操作原则和查对制度	4		
	(2) 药液抽吸方法正确，符合要求	4		
	(3) 药液抽吸干净，无残留浪费	2		
总　分		100		

（韩　荟）

技能十六　皮试液配制

皮试是皮肤（或皮内）敏感试验的简称。临床上有些药物易出现过敏反应，轻者表现为发热、皮疹、血管神经性水肿、血清病综合征等症状，严重者可发生过敏性休克甚至死亡。为防止过敏反应，在使用致敏性高的药物前，除应详细询问患者用药史、过敏史、家族过敏史外，应做药物过敏试验。常用的药物过敏试验包括青霉素过敏试验、头孢菌素类药物试验、链霉素过敏试验、破伤风抗毒素（TAT）过敏试验、碘过敏试验等。皮试阴性方可用药。

【目的】

为皮内注射准备药物。

【护理情景导入】

患者男性，50岁，入院诊断为“肺炎”，遵医嘱给予0.9%氯化钠100 mL＋青霉素800万U静脉滴注，给予青霉素皮试前配置皮试液。

【评估】

(1) 环境清洁宽敞，操作台清洁、干燥、平坦。

(2) 物品布局合理。

(3) 操作前半小时停止清扫，减少走动，避免尘埃飞扬。

【计划】

1. 护士准备　着装整齐，洗手、戴口罩。

2. 用物准备　治疗车上层：皮试执行单、治疗盘（安尔碘、75%乙醇、棉签）、一次性注射器1 mL 1个、5 mL 1个、启瓶器、青霉素160万U 1支、0.9%氯化钠溶液10 mL 1支、无菌盘、0.1%盐酸肾上腺素1支、快速手消毒剂。治疗车下层：医疗垃圾桶、生活垃圾桶、利器盒。

3. 患者准备　根据病情取合适体位。

【实施】

(1) 稀释青霉素，剂量以每毫升含200～500 U青霉素、皮内注射20～50 U/0.1 mL为标准。

笔记栏

（2）取160万U青霉素1瓶，去除铝盖中心部分，安尔碘棉签消毒瓶塞2次，待干。

（3）折断0.9%氯化钠颈部，取出5 mL注射器，调整针尖斜面与注射器刻度相反，抽取0.9%氯化钠4 mL溶解青霉素。口述：每毫升含40万U。

（4）取出1 mL注射器，将护针帽留在铺好的无菌盘内备用。

（5）调整针尖斜面与刻度相反，抽0.1 mL青霉素溶液，加0.9%氯化钠至1 mL。抽吸0.1 mL空气，上下各摇2次，摇匀。口述：每毫升含40 000 U。

（6）弃去0.9 mL，加0.9%氯化钠至1 mL，上下各摇2次，摇匀（同上次）。口述：每毫升含4 000 U。

（7）弃去0.9 mL，再加0.9%氯化钠至1 mL，上下各摇2次，摇匀（同上次）。口述：每毫升含400 U。

（8）将护针帽单手回套在针头上。

（9）在小标签上注明床号、姓名、配置时间、皮试液名称、签名，在皮试执行单上记录药液批号。

（10）将小标签贴于注射器上。

（11）将皮试液置于无菌盘内备用。

【评价】

（1）正确查对无误。

（2）无菌观念强。

（3）操作规范熟练，安全有效。

（4）沟通良好，体现人文关怀。

【反思】

（1）皮试液配置如何做到安全给药？

（2）“三查七对”制度是什么？

附：各种皮试液配制方法

一、青霉素皮试液

【要求】

皮试液浓度400 U/mL。

【配制】

青霉素160万U/瓶。

（1）160万U＋生理盐水4 mL→40万U/mL。

（2）取0.1 mL＋生理盐水0.9 mL→4万U/mL。

（3）取0.1 mL＋生理盐水0.9 mL→4 000 U/mL。

（4）取0.1 mL＋生理盐水0.9 mL→400 U/mL。

二、头孢菌素皮试液

【要求】

皮试液浓度0.5 mg/mL（500 μg/mL）。

【配制】

头孢菌素0.5 g/瓶。

（1）0.5 g＋生理盐水2 mL→250 mg/mL。

（2）取0.2 mL＋生理盐水0.8 mL→50 mg/mL。

（3）取0.1 mL＋生理盐水0.9 mL→5 mg/mL。

（4）取0.1 mL＋生理盐水0.9 mL→0.5 mg/mL。

笔记栏

三、链霉素皮试液

【要求】

皮试液浓度2 500 U/mL。

【配制】

链霉素100万U/瓶(1 g/瓶)。

(1) 100万U＋生理盐水3.5 mL→25万U/mL。

(2) 取0.1 mL＋生理盐水0.9 mL→2.5万U/mL。

(3) 取0.1 mL＋生理盐水0.9 mL→2 500 U/mL。

四、破伤风抗毒素(TAT)皮试液

【要求】

皮试液浓度150 U/mL。

【配制】

TAT为1 500 U/mL,取0.1 mL＋生理盐水0.9 mL→150 U/mL。

五、碘过敏皮试液

【要求】

30%泛影葡胺0.1 mL。

【配制】

泛影葡胺1 mL/支,取0.1 mL做皮内注射。

操作程序及考核标准

考核时间: 9 min。

考核资源: 治疗盘(安尔碘、75%乙醇、棉签、砂轮、弯盘)另加1 mL、5 mL一次性注射器,启瓶器,皮试执行单,青霉素160万U 1支,无菌盘,生理盐水。

项 目	操 作 要 点	分 值	得 分	扣分及说明
报告姓名,计时开始				
仪 表	仪表端庄,服装整洁,符合着装要求	5		
评 估	(1) 环境清洁宽敞:操作台清洁、干燥、平坦	3		
	(2) 物品布局合理	3		
	(3) 操作前半小时停止清扫,减少走动,避免尘埃飞扬	3		
	(4) 双人核对医嘱单与皮试执行单	1		
操作前	(1) 告知患者,做好准备	2		
	(2) 环境:安静、整洁、光线充足	2		
	(3) 护士:洗手,戴口罩,双人核对皮试执行单与药物	2		
	(4) 用物按要求准备(备好相应的抢救药物与设备并处于备用状态)	4		
操作中	(1) 皮试药液要现用现配,剂量准确	2		
	(2) 检查药物及生理盐水	2		
	(3) 除去铝盖中心部分,常规消毒瓶盖2次	5		
	(4) 同法消毒生理盐水瓶盖,待干	5		
	(5) 160万U青霉素瓶内注入4 mL生理盐水稀释为每毫升含40万U	5		
	(6) 取上液0.1 mL加生理盐水至1 mL,回抽少许空气,右手示指固定针栓,右手腕部轻轻撞击左手腕部,并快速上下活动腕部,使溶液摇匀,每毫升含40 000 U	8		

笔记栏

（续表）

项 目	操 作 要 点	分 值	得 分	扣分及说明
操作中	(7) 取上液0.1 mL加生理盐水至1 mL，依上法摇匀，每毫升含4 000单位	8		
	(8) 取上液0.1或0.2 mL加生理盐水至1 mL并依法摇匀，每毫升含400 U。回抽空气，使注射器乳头部分药液充分回抽	8		
	(9) 一滴排气，以单手将针帽回套于针头	5		
	(10) 在小标签上注明床号、姓名、配置时间、皮试液名称、签名，在皮试执行单上记录药液批号	5		
	(11) 将小标签贴于注射器上	2		
	(12) 放入无菌盘内备用	5		
操作后	(1) 用物：依据《消毒技术规范》和《医疗废物管理条例》做相应处理	2		
	(2) 护士：洗手	2		
	(3) 记录：时间、内容、签全名	1		
综合评价	(1) 正确查对无误，无菌观念强	5		
	(2) 操作规范熟练，安全有效	3		
	(3) 沟通良好，体现人文关怀	2		
总 分		100		

（芦 飞）

技能十七 皮 内 注 射

皮内注射是将少量药物或生物制品注射到皮肤的表皮与真皮之间的方法。常用于预防接种或进行药物过敏实验及局部麻醉的先驱步骤。常用注射部位包括前臂掌侧下端、上臂三角肌下缘、麻醉部位。

【目的】

(1) 进行药物过敏试验，观察有无过敏反应。

(2) 预防接种。

(3) 局部麻醉的起始步骤。

【护理情景导入】

患者男性，50岁，入院诊断为“肺炎”，遵医嘱给予0.9%氯化钠100 mL＋青霉素800万U静脉滴注，输液前给予青霉素皮试。

【评估】

(1) 评估患者病情、年龄、意识、用药史、过敏史。

(2) 评估患者注射部位的皮肤状况。

(3) 评估患者的心理状态及合作程度。

(4) 环境安静整洁，光线充足。

【计划】

1. 护士准备　着装整齐，洗手，戴口罩。

2. 用物准备　治疗车上层：皮试执行单、治疗盘（安尔碘、75%乙醇、棉签）、另加1 mL、5 mL一次性注射器、无菌盘、皮试药液、0.1%盐酸肾上腺素1支、快速手消毒剂。治疗车下层：医疗垃圾桶、生活垃圾桶、利器盒。

3. 患者准备　根据病情取合适体位。

笔记栏

【实施】

(1) 备好用物携至床旁,核对床号、姓名。

(2) 协助患者取合适体位,用75%乙醇消毒注射部位1次,皮肤消毒范围直径≥5 cm,待干。

(3) 打开无菌盘,取出配置好的皮试液,核对皮试执行单、调整针尖斜面与刻度一致,进行排气。左手绷紧前臂掌侧皮肤,右手持注射器,针尖斜面向上。与皮肤呈5°角刺入,将针尖斜面全部刺入皮内后放平注射器。

(4) 左手拇指固定针栓,右手推药0.1 mL,使周围形成一圆形隆起的皮丘,注意询问患者感受。注射完毕迅速拔出针头,计时。

(5) 嘱患者勿按压注射部位,勿离开病房,如有不适及时告知护士。

(6) 清理用物,护士洗手。

(7) 20 min后,两人判断结果:阴性为皮丘无改变,周围无红肿、红晕,无自觉症状;阳性为局部皮丘隆起,出现红晕硬块,直径大于1 cm,或周围出现伪足、有痒感,或严重时有头晕、心慌、恶心,甚至出现过敏性休克。

(8) 如需做对照试验,在另一臂相同部位皮内注入0.1 mL生理盐水,20 min后对照反应结果。

(9) 再次核对皮试执行单、药物、床号及姓名。

(10) 整理床单位,根据病情协助患者取合适体位。

(11) 推治疗车回治疗室,整理用物,洗手记录。

【评价】

(1) 正确查对无误。

(2) 无菌观念强。

(3) 操作规范熟练,安全有效。

(4) 沟通良好,体现人文关怀。

【思考】

(1) 青霉素皮试结果的判断是什么?

(2) 过敏性休克的抢救措施有哪些?

操作程序及考核标准

考核时间: 8 min。

考核资源: 治疗盘(安尔碘、75%乙醇、棉签),另加1 mL、5 mL一次性注射器,皮试液,无菌盘,0.1%盐酸肾上腺素1支。

项 目	操 作 要 点	分 值	得 分	扣分及说明
报告姓名,计时开始				
仪 表	仪表端庄,服装整洁,符合着装要求	5		
评 估	(1) 患者病情、意识状态、心理状态、用药史、过敏史等	3		
	(2) 操作部位:前臂掌侧下段	3		
	(3) 按合作程度,采取适当方式与患者进行有效沟通	3		
	(4) 双人核对医嘱单与皮试执行单	1		
操作前	(1) 告知患者,做好准备	2		
	(2) 环境安静整洁、光线充足	2		
	(3) 护士洗手,戴口罩,双人核对皮试单与药物	2		
	(4) 用物按要求准备(备好相应的抢救药物与设备并处于备用状态)	4		
操作过程	(1) 皮试药液要现用现配,剂量准确	2		
	(2) 携用物至床旁,核对床号、姓名	3		
	(3) 告知患者药物名称及注意事项,取得患者配合	5		

笔记栏

（续表）

项　目	操　作　要　点	分　值	得　分	扣分及说明
操作过程	（4）协助患者取合适体位，暴露患者前臂掌侧下1/3	5		
	（5）75%乙醇消毒皮肤1次，消毒范围直径≥5 cm，待干	3		
	（6）取出配置好的皮试液，再次核对患者及药物	3		
	（7）一滴排气	5		
	（8）左手绷紧注射部位皮肤，右手持注射器针头斜面朝上与皮肤成5°角刺入。待针头斜面全部刺入皮内后，放平注射器，左手拇指固定针栓，右手推药液0.1 mL，局部形成一圆形隆起的皮丘，皮肤变白，并且显露毛孔	10		
	（9）注射完毕，迅速拔出针头	2		
	（10）再次核对床号、姓名及药物	3		
	（11）告知患者皮试后20 min内不要离开病房，不要按揉注射部位	3		
	（12）密切观察病情，及时处理各种过敏反应	3		
	（13）20 min后判断试验结果并记录，将结果告知患者	4		
	（14）对皮试结果阳性者，应在病历床头或腕带、门诊病历醒目标记，并将结果告知医生、患者及家属	5		
	（15）根据病情协助患者取合适体位	2		
	（16）整理床单位，清理用物	2		
操作后	（1）用物：依据《消毒技术规范》和《医疗废物管理条例》做相应处理	2		
	（2）护士：洗手	2		
	（3）记录：时间、结果、签全名	1		
综合评价	（1）正确查对无误，无菌观念强	5		
	（2）操作规范熟练，安全有效	3		
	（3）沟通良好，体现人文关怀	2		
总　分		100		

（芦　飞）

技能十八　**皮 下 注 射**

皮下注射是将少量药液或生物制品注入皮下组织的技术。用于需在一定时间达到疗效和（或）不宜口服给药者。常选择注射部位为上臂三角肌下缘、两侧腹壁、大腿前侧及外侧。

【目的】

（1）需在一定时间内产生药效，而不能或不宜用口服给药时。

（2）预防接种。

（3）局部麻醉用药。

【护理情景导入】

患者，女性，45岁，入院诊断为“乙型肝炎，肝硬化”，为增加患者免疫力，遵医嘱给予注射用胸腺肽1 mg皮下注射，每周2次。

【评估】

（1）评估患者病情、年龄、意识、用药史、过敏史、肢体活动度。

（2）评估患者注射部位的皮肤和肌肉组织状况。

（3）评估患者的心理状态及合作程度。

笔记栏

(4) 环境安静整洁,光线充足。

【计划】

1. 护士准备　着装整齐,洗手,戴口罩。

2. 用物准备　治疗车上层:操作单、治疗盘(安尔碘、棉签)、无菌盘、注射药物、一次性1 mL注射器(或一次性2 mL注射器)、快速手消毒剂。治疗车下层:医疗垃圾桶、生活垃圾桶、利器盒。

3. 患者准备　根据病情取合适体位。

【实施】

(1) 备好用物携至床旁,核对患者床号、姓名。

(2) 协助患者取舒适体位,坐位时叉腰,协助患者暴露上臂三角肌下缘;卧位时,平躺暴露腹部脐周皮肤。

(3) 协助患者暴露注射部位皮肤,消毒皮肤2次,直径范围≥5 cm,待干,打开无菌盘,取出皮试液,调整针尖斜面与刻度方向一致,排尽注射器内空气。

(4) 核对患者信息及药物,一手拇指和示指绷紧注射部位皮肤,另一手以示指固定针栓使针头与皮肤呈30°～40°,迅速将针梗的1/2～2/3刺入皮下。一手示指固定针栓,另一手抽吸活塞查看有无回血,确认无回血时缓慢推注药液。

(5) 注药完毕,用干棉签按压针眼处,快速拔针,按压至不出血。

(6) 再次核对操作单、药物、床号及姓名。

(7) 整理床单位,根据病情协助患者取合适体位。

(8) 推治疗车回治疗室,整理用物,洗手。

【评价】

(1) 正确查对无误。

(2) 无菌观念强。

(3) 操作规范熟练、安全有效。

(4) 沟通良好,体现人文关怀。

【思考】

(1) 皮下注射的部位及角度是什么?

(2) 在皮下注射操作中,如何体现人文关怀?

操作程序及考核标准

考核时间:6 min。

考核资源:治疗盘(安尔碘、棉签)、一次性1 mL注射器(或一次性2 mL注射器)、皮试液、无菌盘。

项　目	操　作　要　点	分　值	得　分	扣分及说明
报告姓名,计时开始				
仪　表	仪表端庄,服装整洁,符合着装要求	5		
评　估	(1) 患者病情、用药史、过敏史、肢体活动及心理状态等	3		
	(2) 操作部位:皮肤情况	3		
	(3) 按合作程度,采取适当方式与患者进行有效沟通	3		
	(4) 双人核对医嘱单与操作单	1		
操作前	(1) 告知患者,做好准备	2		
	(2) 环境安静整洁、安全、光线充足	2		
	(3) 护士:洗手,戴口罩,双人核对操作单与药物	2		
	(4) 用物按要求准备(遵医嘱用正确的方法抽取药液,放于无菌盘内)	4		

笔记栏

（续表）

项　目	操 作 要 点	分　值	得　分	扣分及说明
	（1）携用物至床旁，核对床号、姓名	3		
	（2）告知患者药物名称及注意事项，取得患者的配合	3		
	（3）协助患者取合适体位，需长期注射者有计划地更换注射部位	5		
	（4）选择合适的注射器及注射部位，常规消毒皮肤两次，直径≥5 cm	10		
	（5）再次核对患者及药物，排尽注射器空气	10		
操作过程	（6）左手绷紧皮肤，右手持注射器，以示指固定针栓使针头与皮肤呈30°～40°角，迅速将针梗的1/2～2/3刺入皮下，以左手抽吸活塞无回血，缓慢注射药液	10		
	（7）注射中、注射后观察患者反应、用药效果及不良反应	5		
	（8）注射毕，干棉签按压穿刺处，迅速拔针，按压片刻	5		
	（9）再次核对患者及药物	5		
	（10）根据病情协助患者取合适体位	2		
	（11）整理床单位，清理用物	2		
	（1）用物：依据《消毒技术规范》和《医疗废物管理条例》做相应处理	2		
操作后	（2）护士：洗手	2		
	（3）记录：时间、内容、签全名	1		
	（1）正确查对无误，无菌观念强	5		
综合评价	（2）操作规范熟练，安全有效	3		
	（3）沟通良好，体现人文关怀	2		
总　分		100		

（芦　飞）

技能十九　肌内注射

肌内注射术是将一定量的药液注入肌肉组织的技术。一般选择肌肉较厚、远离大神经、大血管的部位，如臀大肌、臀中肌、臀小肌、股外侧肌及上臂三角肌，其中最常用的注射部位是臀大肌。

【目的】

注入药物，用于不能或不宜口服及静脉注射，且要求比皮下注射更快发挥药效时。

【护理情景导入】

患者，男性，35岁，入院诊断为“巨幼细胞贫血”，为纠正贫血，遵医嘱给予维生素B_{12} 500 μg肌内注射，每周2次。

【评估】

（1）评估患者病情、年龄、意识、肢体活动度、用药史、过敏史、注射部位的皮肤和肌肉组织状况。

（2）评估心理状态及合作程度，患者情绪反应、心理需求及与家属的合作程度。

（3）环境安静整洁、光线充足、床帘遮挡。

【计划】

1. *护士准备*　洗手，戴口罩，着装整齐。

2. *用物准备*　治疗车上层：操作单、治疗盘（安尔碘、棉签）、无菌盘、注射药物、一次性2 mL注射器（一次性5 mL注射器）、快速手消毒剂；治疗车下层：医疗垃圾桶、生活垃圾桶、利器盒。

笔记栏

3. 患者准备　根据病情取合适体位。

【实施】

(1) 备好用物携至床旁。

(2) 协助患者取合适卧位。侧卧位时上腿伸直、下腿稍弯曲；俯卧位时足尖相对，足跟分开；坐位时座椅稍高便于操作；仰卧位常用于危重患者及不能翻身的患者，采用臀中肌、臀小肌注射法。

(3) 选择注射部位

1) 臀大肌注射定位法：协助患者暴露注射部位根据十字法或连线法选择注射部位十字法：从臀裂顶点引一水平线，再以髂嵴最高点作一垂线，取外上象限并避开内角处为注射区；连线法：髂前上棘与尾骨连线的外上1/3处为注射区。

2) 臀中肌、臀小肌注射定位法：示指和中指分别置于患者髂前上棘和髂嵴下缘处，在髂嵴、示指、中指之间构成一个三角形区域，其示指和中指构成的内角为注射区。

3) 股外侧肌注射定位法：大腿中段外侧（成人髋关节下10 cm）为注射区。

4) 上臂三角肌注射定位法：上臂外侧，肩峰下2～3横指处为注射区。

(4) 安尔碘消毒皮肤2次，消毒范围直径≥5 cm，待干。

(5) 打开无菌盘，取出抽好药液的注射器，调节针尖斜面与刻度方向一致，排尽注射器内空气。

(6) 核对患者信息及药物，一手拇指和示指绷紧注射部位皮肤，另一手持注射器，中指固定针栓，刺入约针梗的2/3。一手固定针栓，另一手抽吸活塞查看有无回血，确认无回血时缓缓推注药液，注射完毕用干棉签按压针眼处。快速拔针，按压至不出血。

(7) 再次核对并告知。查看操作单，再次核对患者床号、姓名、药名，告知注意事项。

(8) 整理床单位，根据病情协助患者取合适体位。

(9) 推治疗车回治疗室，整理用物，洗手。

【评价】

(1) 正确查对无误。

(2) 无菌观念强。

(3) 操作规范熟练、安全有效。

(4) 沟通良好，体现人文关怀。

【思考】

(1) 肌内注射法如何选择注射部位？

(2) 在肌内注射中，如何更好地体现人文关怀？

操作程序及考核标准

考核时间：6 min。

考核资源：治疗车、治疗盘、2 mL或5 mL一次性注射器，按医嘱备注射药物、注射卡、无菌盘。

项目	操作要点	分值	得分	扣分及说明
报告姓名，计时开始				
仪表	仪表端庄，服装整洁，按医院要求着装	5		
评估	(1) 患者病情、过敏史、用药史、肢体活动及心理状态等	3		
	(2) 操作部位：肌肉注射的常用部位	3		
	(3) 按合作程度，采取适当方式与患者进行有效沟通	3		
	(4) 双人核对医嘱单与操作单	1		
操作前	(1) 告知患者，做好准备	2		
	(2) 环境：安静、整洁、床帘遮挡	2		
	(3) 护士：洗手，戴口罩，双人核对操作单与药物	2		
	(4) 用物准备齐全（遵医嘱用正确的方法抽取药液，放于无菌盘内）	4		

笔记栏

（续表）

项　目	操 作 要 点	分 值	得　分	扣分及说明
操作过程	（1）携用物至床旁，核对床号、姓名	2		
	（2）告知患者药物名称及注意事项，取得患者的配合	2		
	（3）协助患者取合适体位，告知患者注射时勿紧张，肌肉放松	10		
	（4）选择合适的注射部位，常规消毒皮肤2次	5		
	（5）再次核对患者及药物，排尽注射器内空气	5		
	（6）一手拇指、示指绷紧注射部位皮肤，另一手持注射器，中指固定针栓，垂直快速刺入肌肉内，进针约针梗2/3长，松开绷紧皮肤的手抽吸活塞，无回血即可缓缓推注药液	10		
	（7）注射中、注射后观察患者反应、用药效果及不良反应	5		
	（8）根据药物性质，掌握推注药物的速度	5		
	（9）需长期注射者，有计划地更换注射部位	5		
	（10）注射毕，干棉签按压穿刺处，迅速拔针，按压片刻	5		
	（11）再次核对	2		
	（12）根据病情协调患者取合适体位	2		
	（13）整理床单元	2		
操作后	（1）整理用物：依据《消毒技术规范》和《医疗废物管理条例》做相应处理	2		
	（2）护士：洗手	2		
	（3）记录	1		
综合评价	（1）正确查对无误，无菌观念强	5		
	（2）操作规范熟练，安全有效	3		
	（3）沟通良好，体现人文关怀	2		
总　分		100		

（芦　飞）

技能二十　周围静脉输液

静脉输液是利用大气压和液体静压形成的输液系统内压高于人体静脉压的原理，将大量无菌溶液或药物直接输入静脉的治疗方法。按照进入血管通道器材所到达的位置，可将静脉输液划分为周围静脉输液和中心静脉输液。周围静脉输液成年患者常选择掌背静脉、头静脉、贵要静脉和肘正中静脉；儿童患者考虑选择手部、前臂及腋窝以下的上臂部位静脉；婴幼儿可选择头皮静脉，不走路时，可选用足部静脉。

【目的】

（1）补充水和电解质，预防和纠正水、电解质和酸碱平衡失调。常用于各种原因引起的脱水、酸碱平衡失调者，如禁食、腹泻、剧烈呕吐、大手术后。

（2）增加血容量，改善微循环，维持血压。常用于治疗严重烧伤、大出血、休克等。

（3）输入药液，治疗疾病。常用于中毒、各种感染、脑及各种组织水肿，以及各种需经静脉输入

笔记栏

药物的治疗。

（4）补充营养，供给能量，促进组织修复，增加体重，获得正氮平衡。常用于慢性消耗性疾病、胃肠道吸收障碍及不能经口进食的患者。

【护理情景导入】

患者男性，69岁，入院诊断为“右踝关节骨折”，遵医嘱给予0.9%氯化钠250 mL＋注射用骨肽400 mg静脉滴注。

【评估】

（1）评估患者病情、年龄、治疗方案、药物性质、用药史、过敏史。

（2）评估患者穿刺部位皮肤，血管状况、肢体活动度。

（3）评估患者的心理状态及合作程度。

（4）环境安静整洁、光线充足。

【计划】

1. 护士准备　着装整齐，洗手、戴口罩。

2. 用物准备　治疗车上层：操作单、配好的药物、治疗盘（安尔碘、棉签、输液敷贴）、止血带、治疗巾、一次性输液器、快速手消毒剂。治疗车下层：医用垃圾桶、生活垃圾桶、利器盒、剪刀、止血带回收盒。

3. 患者准备　提前排便，根据病情取合适体位。

【实施】

（1）备好用物携至床旁，核对床号、姓名。

（2）将药液悬挂于输液架上，排气一次成功，对光检查输液装置，备输液贴于易取处。

（3）铺垫枕及治疗巾，选择静脉，在穿刺点上方6 cm处扎止血带，松紧适宜，时间＜2 min。

（4）安尔碘棉签消毒穿刺部位2次，待干，皮肤消毒范围直径≥5 cm，去除护针帽，排出少量液体，再次确认无气泡。

（5）嘱患者握拳，绷紧皮肤，以15°～30°角进针。见回血后降低角度至5°～10°，顺静脉走向再进针少许，固定针柄，松开止血带、嘱患者握拳、打开调节器，液体点滴通畅，妥善固定。

（6）根据病情、年龄及药物性质调节滴数，一般成人40～60滴/分，小儿20～40滴/分。

（7）在操作单上打钩，输液巡视卡记录时间、滴数、签全名。

（8）整理床单位，根据病情协助患者取合适体位。

（9）清洗用物，洗手记录。

【拔针】

（1）备好用物携至床旁。

（2）确认输液完毕，调紧调节器，去除输液敷贴。

（3）用输液贴或棉签按压穿刺点，快速拔出针头，沿静脉走行按压至不出血。

（4）整理床单位，根据病情协助患者取合适体位。

（5）再次核对操作单、药物、床号、姓名。

（6）推治疗车回治疗室，整理用物，洗手。

【评价】

（1）正确查对无误。

（2）无菌观念强。

（3）操作规范熟练，安全有效。

（4）沟通良好，体现人文关怀。

【思考】

（1）如何根据患者的病情、年龄及药物性质调节输液滴数？

（2）在密闭式静脉输液中，如何加强无菌观念？

笔记栏

操作程序及考核标准

考核时间: 8 min。

考核资源: 治疗盘、注射器、输液器、止血带、需要时(备网套、开瓶器)、治疗巾、垫枕、安尔碘、棉签、输液敷贴、输液巡视卡、另备输液架,根据医嘱备药。

项　目	操　作　要　点	分　值	得　分	扣分及说明
	报告姓名,计时开始			
仪　表	仪表端庄,服装整洁,符合着装要求	5		
评　估	(1) 患者: 病情、过敏史、用药史、心肺功能、输液目的、心理状态	3		
	(2) 穿刺部位皮肤及血管状况	3		
	(3) 按合作程度,采取适当方式与患者进行有效沟通	3		
	(4) 双人核对医嘱单与治疗单	1		
操作前	(1) 告知患者,做好准备	2		
	(2) 环境: 整洁、光线充足	2		
	(3) 护士: 洗手、戴口罩,双人核对操作单与药物	2		
	(4) 用物按要求准备,必要时备夹板、绷带、便盆	4		
操作中	(1) 在静脉配置中心或治疗室进行配药	5		
	(2) 两人核对无误	3		
	(3) 携用物至床旁,核对床号、姓名	3		
	(4) 告知患者输液目的及输注药物名称,排尿	3		
	(5) 取舒适体位	2		
	(6) 将药液悬挂于输液架上,排气	2		
	(7) 备好输液敷贴	3		
	(8) 选择静脉,以手指探明静脉走行、深浅、弹性,老年、长期卧床、手术患者避免选择下肢浅静脉穿刺	5		
	(9) 在穿刺部位的肢体下垫治疗巾及垫枕,常规消毒穿刺部位皮肤两次	5		
	(10) 扎止血带(时间≤2 min)			
	(11) 再次排气,检查确认茂菲氏滴管下无气泡后,去除护针套,嘱患者握拳,绷紧皮肤固定静脉,进行穿刺,见回血后。顺静脉走向再进针少许,松开止血带,打开调节器	5		
	(12) 妥善固定,保持输液通道通畅	2		
	(13) 根据病情、年龄及药物性质调节滴数	5		
	(14) 再次核对	2		
	(15) 撤去用物并告知患者不要自行调节输液速度及相关宣教	2		
	(16) 观察患者输液部位状况及有无输液反应,及时处理输液故障	2		
	(17) 对于特殊药物、特殊患者应密切巡视	2		
	(18) 输液完毕: 核对、向患者解释,调紧调节器,去除敷贴,拔出针头	3		
	(19) 嘱患者按压至不出血为止	2		
	(20) 根据病情协助患者取合适体位	2		
	(21) 整理床单位,清理用物	2		
操作后	(1) 用物: 依据《消毒技术规范》和《医疗废物管理条例》做相应处理	2		
	(2) 护士洗手	2		
	(3) 护士记录	1		

笔记栏

（续表）

项　目	操　作　要　点	分　值	得　分	扣分及说明
综合评价	（1）正确查对无误，无菌观念强	3		
	（2）操作规范熟练，安全有效	3		
	（3）沟通良好，体现人文关怀	2		
	（4）患者出现异常情况，护士处理及时	2		
总　分		100		

（芦　飞）

技能二十一　留置针输液

静脉留置针又称套管针，由不锈钢的芯、软的外套管和塑料针座组成，穿刺时将针芯和软管一起送入血管，最后撤出针芯，将软管留在血管中的一种外周静脉输液工具，主要用于短期静脉输液治疗。因其具有保护静脉、减轻患者反复穿刺痛苦等优点，在临床广泛使用。

【目的】

（1）短期静脉输液治疗。

（2）保护静脉、减轻患者反复穿刺的痛苦，满足静脉治疗需求。

（3）及时救治、提高临床效率。

【护理情景导入】

（1）患者男性，40岁，入院诊断为“急性胰腺炎”，遵医嘱禁食，建立静脉通路，给予补液治疗。

（2）患者男性，40岁，入院诊断为“社区获得性肺炎”，化验结果显示：WBC 26×10^9/L，遵医嘱给予0.9%氯化钠100 mL＋青霉素800万U，q12 h，静脉点滴。

【评估】

（1）评估患者的病情、年龄、治疗方案、预期治疗时间、输液治疗史、过敏史。

（2）评估患者的心理状态及合作程度。

（3）评估患者穿刺部位的皮肤、血管状况及肢体活动度、合适型号的留置针。

（4）环境安静整洁、光线充足。

【计划】

1. 护士准备　着装整齐，洗手、戴口罩。

2. 用物准备　治疗车上层：操作单、配好的药液、治疗盘（安尔碘、棉签、输液敷贴）、治疗巾、垫枕、止血带、生理盐水、一次性5 mL注射器、5 mL预冲式导管冲洗器、一次性输液器、静脉留置针、透明敷料、弯盘、快速手消毒剂。治疗车下层：医疗垃圾桶、生活垃圾桶、利器盒、剪刀、止血带收集盒。

3. 患者准备　提前排便，根据病情取合适体位。

【实施】

（1）备好用物携至床旁，核对患者床号、姓名。

（2）将药液悬挂于输液架上，排气一次成功，治疗巾铺于垫枕上，置于穿刺部位下方，选择静脉。

（3）安尔碘棉签消毒穿刺部位2次，待干，消毒范围直径≥8 cm。准备透明敷料于易取之处，在穿刺点上方10 cm处扎止血带，松紧适宜，时间＜2 min。

笔记栏

（4）连接。取出留置针，左右松动针芯检查留置针的完好性，将留置针尾端与输液器连接。

（5）对光检查输液装置，持针翼及针座垂直向上拔出护针帽。排出少量液体，嘱患者握拳，绷紧皮肤，以15°～30°角直刺静脉，见回血后降低角度至5°～10°，再进针少许。

(6) 送导管，左手拇指固定针座，右手持针翼将针芯退入外套管后，再将留置针连针带管送入血管。

(7) 松开止血带，嘱患者松拳，打开调节器，撤出针芯并弃至利器盒。以穿刺点为中心，无张力覆盖无菌透明敷料，完全覆盖隔离塞。

(8) 用医用胶带"U"形固定延长管，留置针接头末端高于导管尖端水平，且与血管平行，"Y"形接口朝外。贴标签并注明穿刺日期、时间、签全名。

(9) 核对患者信息、药物及操作单，根据病情调节滴数，填写输液巡视卡。

(10) 整理用物，洗手记录。

【冲、封管】

(1) 静脉留置针输液前宜通过输入生理盐水确定导管在静脉内。

(2) 冲管时如遇到阻力，切勿暴力冲管，以防血栓脱落。

(3) 冲、封管方法

1) 脉冲方式冲管：使用生理盐水5 mL或5 mL预冲式导管冲洗器有节律地推动活塞，使冲管液产生涡流，有效冲洗导管，不可用重力滴注方式代替脉冲方式冲管。

2) 正压封管：推注生理盐水或预冲式导管冲洗器还剩0.5 ～ 1 mL时，边推封管液边拔针头（推注速度大于拔针速度），确保导管内充满封管液，用小夹子夹闭导管，撤出注射器或导管冲洗器。

【拔除留置针】

(1) 备好用物携至床旁。

(2) 确认符合拔针条件，零角度去除透明敷料。

(3) 拔除留置针，用棉签沿静脉走行按压至不出血。确认拔除导管的完整性。

(4) 整理床单位，根据病情协助患者取合适体位。

(5) 再次核对操作单、药物、患者床号及姓名。

(6) 推治疗车回治疗室，整理用物，洗手。

【评价】

(1) 正确查对无误。

(2) 无菌观念强。

(3) 操作规范熟练，安全有效。

(4) 达到脉冲冲管、正压封管效果。

(5) 沟通良好，体现人文关怀。

【思考】

(1) 外周静脉留置针留置时间是多久?

(2) 在外周静脉留置针操作中，应如何做好患者沟通?

操作程序及考核标准

考核时间： 10 min。

考核资源： 治疗车、治疗盘、治疗巾、垫枕、一次性输液器、静脉留置针、输液巡视卡、安尔碘、透明敷料、输液敷贴、止血带、一次性5 mL注射器、生理盐水（预冲式导管冲洗器5 mL）、输液架，需要时备网套及开瓶器。

项 目	操 作 要 点	分 值	得 分	扣分及说明
报告姓名，计时开始				
仪 表	仪表端庄，服装整洁，符合着装要求	5		
评 估	(1) 患者病情、治疗、用药及心理状态	3		
	(2) 操作部位皮肤和血管状况	3		
	(3) 按合作程度，采取适当方式与患者进行有效沟通	3		
	(4) 双人核对医嘱单与操作单	1		

笔记栏

（续表）

项　目	操　作　要　点	分　值	得　分	扣分及说明
操作前	(1) 告知患者，做好准备	2		
	(2) 环境：整洁、光线充足	2		
	(3) 护士：洗手，戴口罩，双人核对治疗单与药物	2		
	(4) 按要求准备用物	4		
操作过程	(1) 携用物至床旁，核对床号、姓名	3		
	(2) 告知患者留置针的作用、注意事项及可能出现的并发症	3		
	(3) 根据病情协助患者排便、取合适体位	3		
	(4) 选择弹性适当的血管，在穿刺部位的肢体下铺小治疗巾及垫枕	3		
	(5) 备好透明敷料、胶布	2		
	(6) 将配置好的药液悬挂于输液架上排气，再次检查留置针包装完好后取出，旋转针芯移动外套管，将输液器与留置针衔接紧密后排气	5		
	(7) 消毒穿刺部位，待干后穿刺，见回血后，降低穿刺角度，再进针少许，一手固定针芯，一手将外套管慢慢向前移动，直至导管送入静脉内	10		
	(8) 松开止血带，松拳，打开调节器，见点滴通畅后抽出针芯	3		
	(9) 穿刺成功后，透明敷料无张力固定，“U”形固定延长管	3		
	(10) 调节滴数：一般成人40～60滴/分，小儿20～40滴/分	2		
	(11) 再次核对	2		
	(12) 标明穿刺日期、时间，并签名	2		
	(13) 告知患者输液及留置针留置过程中的注意事项：穿刺处勿沾水，敷料潮湿应随时更换，留置针肢体避免剧烈活动或长时间下垂等	3		
	(14) 输液过程中加强巡视，严密观察留置针有无脱出、断裂，局部有无红、肿、热、痛等静脉炎表现，及时处理置管相关并发症	3		
	(15) 输液后进行脉冲冲管、正压封管	3		
	(16) 每次输液前后检查患者穿刺部位及静脉走向有无红肿，询问患者有关情况，发现异常时及时拔出导管，给予处理	3		
	(17) 拔留置针时，调紧调节器，去除透明敷料，拔出留置针，充分按压至不出血为止	3		
	(18) 根据病情协助患者取合适体位	2		
	(19) 整理床单位，清理用物	2		
操作后	(1) 用物：依据《消毒技术规范》和《医疗废物管理条例》做相应处理	2		
	(2) 护士：洗手	2		
	(3) 标注：时间、内容、签全名	1		
综合评价	(1) 正确查对无误，无菌观念强	3		
	(2) 操作规范熟练，安全有效	3		
	(3) 沟通良好，体现人文关怀	2		
	(4) 患者出现异常情况，护士及时处理	2		
总　分		100		

（芦　飞）

笔记栏

技能二十二　超声雾化

超声雾化是利用超声波声能将药液变成细微的气雾或微粒，使其悬浮在气体中，经鼻或口进入呼吸道及肺内的方法。其雾量大小可以调节，雾滴小而均匀，药液可随深而慢的吸气到达终末支气管和肺泡。超声雾化中指导患者深呼吸，雾化后予以拍背促进痰液排出，必要时吸痰。

【目的】

1. 湿化气道　常用于呼吸道湿化不足、痰液黏稠、气道不畅者，也可作为气管切开术后常规治疗手段。

2. 控制呼吸道感染　消除炎症，减轻呼吸道黏膜水肿，稀释痰液，帮助祛痰。常用于咽喉炎、支气管扩张、肺炎、肺脓肿、肺结核等患者。

3. 改善通气功能　解除支气管痉挛，保持呼吸道通畅。常用于支气管哮喘等患者。

4. 预防呼吸道感染　常用于胸部手术前后的患者。

【护理情景导入】

患者女性，纪某，55岁。肺癌术后，咳嗽，痰液黏稠不易咳出，遵医嘱给予氨溴索30 mg＋生理盐水30 mL超声波雾化吸入，bid。

【评估】

(1) 评估患者的病情、治疗情况、用药史、所用药物药理作用。

(2) 评估患者的意识状态、心理状态及合作程度。

(3) 评估患者及家属对治疗计划的了解程度。

(4) 评估呼吸道是否感染、通畅，有无支气管痉挛、呼吸道黏膜水肿、痰液等。

(5) 评估患者面部及口腔黏膜有无感染、溃疡。

【计划】

1. 患者准备　① 了解超声雾化的目的、方法、注意事项及配合要点。② 体位符合病情需要，情绪稳定，愿意配合。

2. 护士准备　仪表端庄、衣帽整洁，洗手，戴口罩。

3. 用物准备　治疗车、治疗盘、超声雾化吸入器一套（超声波发生器、水槽与晶体换能器、雾化罐与透声膜、螺纹管与口含嘴）、水温计、弯盘、药液、生理盐水、灭菌注射用水、治疗巾。

4. 环境准备　室温适宜、光线充足、环境整洁安静。

【实施】

1. 准备　备齐用物携至床旁。

2. 核对患者　核对患者床号、姓名并请患者说出，护士复核并核对腕带信息。

3. 摆体位　协助患者取舒适体位，颌下垫治疗巾。

4. 连接电源　将超声波雾化器置于患者床头桌上，连接电源。

5. 连接雾化装置　将导管的一端连接于出雾罐口，另一端与一次性口含嘴相连。

6. 设定雾化量及时间　旋转电源雾量旋钮，雾量将由小变大，遵医嘱选择雾量。选择定时旋钮设定吸入时间15～20 min。

7. 指导患者呼吸　指导患者，用口唇包住口含嘴的1/2，用口深吸气，用鼻呼气。

8. 再次核对并告知患者　消毒双手，再次核对患者床号、姓名，告知患者若有咳嗽剧烈、憋气、心悸、手指震颤等不适，暂停吸入，及时通知护士。

9. 患者结束治疗　治疗完毕，取下口含嘴，旋转雾量旋钮至关闭。

10. 观察并记录　协助患者叩背，排痰并观察患者用药后反应，若有异常，及时报告医生予以处理。

笔记栏

11. 安置患者　协助患者取舒适卧位,检查鼻腔情况,询问患者感受。

12. 终末处理　整理用物,洗手,脱口罩。

13. 其他　护理记录。

【评价】

(1) 操作中保持和患者的交流,密切观察病情,注意患者安全。

(2) 各部件及管道衔接好,无漏气。

(3) 患者了解目的,配合方法正确,患者感觉舒适,达到治疗目的。

【反思】

(1) 超声雾化的注意事项是什么?

(2) 超声雾化后,如何指导并协助患者将痰液排出?

操作程序及考核标准

考核时间: 10 min。

考核资源: 治疗车、治疗盘、超声雾化吸入器一套、水温计、弯盘、灭菌注射用水、药液、生理盐水、治疗巾。

项　目	操　作　要　点	分　值	得　分	扣分及说明
报告姓名,计时开始				
仪　表	仪表端庄,服装整洁,不留长指甲,按医院要求着装	5		
评　估	(1) 患者的病情、治疗情况、用药史、所用药物药理作用	2		
	(2) 患者的意识状态、心理状态及合作程度	2		
	(3) 患者及家属对治疗计划的了解程度	2		
	(4) 呼吸道是否感染、通畅,有无支气管痉挛、呼吸道黏膜水肿、痰液等	2		
	(5) 面部及口腔黏膜有无感染、溃疡	2		
操作前	(1) 洗手,戴口罩	1		
	(2) 检查雾化器并连接各部件	2		
	(3) 向水槽内加灭菌注射用水,加药备用	2		
操作过程	(1) 备齐用物携至床旁	4		
	(2) 核对患者床号、姓名并请患者说出,护士复核并核对腕带信息	2		
	(3) 协助患者取舒适体位,颌下垫治疗巾	6		
	(4) 将超声波雾化器置于患者床桌上,连接电源	12		
	(5) 将口含嘴与螺纹管相连	4		
	(6) 旋转电源雾量旋钮,雾量将由小变大,遵医嘱选择雾量。选择定时旋钮设定吸入时间 15 ~ 20 min	4		
	(7) 指导患者,用口唇包住口含嘴的 1/2,用口深吸气,用鼻呼气	10		
	(8) 消毒双手,再次核对患者床号、姓名,告知患者若有咳嗽剧烈、憋气、心悸、手指震颤等不适,暂停吸入,及时通知护士	6		
	(9) 治疗完毕,取下口含嘴,旋转雾量旋钮至关闭	6		
	(10) 协助患者叩背,排痰并观察患者用药后反应,若有异常,及时报告医生予以处理	6		
	(11) 协助患者取舒适卧位,检查鼻腔情况,询问患者感受	4		
	(12) 整理用物,洗手,脱口罩	2		
	(13) 护理记录	4		

笔记栏

（续表）

项　目	操　作　要　点	分　值	得　分	扣分及说明
综合评价	（1）操作中保持和患者的交流，密切观察病情，注意患者安全	3		
	（2）各部件及管道衔接好，无漏气	3		
	（3）患者了解目的，配合方法正确，患者感觉舒适，达到治疗目的	4		
总　分		100		

（韩　荟）

技能二十三　微量输液泵/注射泵的使用

一、微量输液泵的使用

输液泵是机械或电子的输液控制装置，通过作用于输液管道达到控制输液速度的目的，常用于需要严格控制输入药液量和药液速度，如应用于抗心律失常药物、升压药和静脉麻醉等。

【目的】

（1）控制静脉输液的速度或量。

（2）药液剂量精确、均匀、持续输入体内，产生最理想的效果。

（3）避免药物浓度波动过大而产生不良反应。

【护理情景导入】

患者男性，66岁，脑出血术后第五天，患者神志模糊，呼吸稍促、气喘，听诊两肺有哮鸣音，医嘱予氨茶碱静脉滴注。

【评估】

（1）评估患者的年龄、病情、体重、心理状态、治疗概况、血管情况。

（2）评估输液泵的性能是否良好。

【计划】

1. 护士准备　洗手、戴口罩、着装整齐。
2. 患者准备　告知患者及其家属操作目的、方法及配合技巧，并已排尿。
3. 用物准备　消毒液、棉签、胶布、药液、输液器、血管钳、5 mL生理盐水、输液泵、弯盘、输液巡视卡。
4. 环境准备　安全、整洁、有电源、电插座。

【实施】

（1）执行医嘱，经两人核对后，备齐用物至床旁，核对患者床号、姓名。

（2）固定输液泵，安装电源，打开电源开关。

（3）再次核对患者及药液，排气，检查有无气泡，关闭调节器。

（4）消毒肝素帽，预冲留置针。

（5）打开输液泵门，检查输液器内有无气泡，正确安装于输液泵上，关闭输液泵门。

（6）遵医嘱设定每小时输液量及该瓶药液输液量。

（7）打开输液调节器，按输液泵启动键，试运行。

（8）暂停输液泵，再次核对患者及药液。

（9）连接静脉通路。

（10）按输液泵启动键，观察输液情况。

（11）固定留置针。

笔记栏

(12) 再次核对患者及药液。
(13) 安置患者,取舒适卧位。嘱患者不可自行调节输液泵。
(14) 洗手,记录输液巡视卡。
(15) 停用输液泵
1) 核对患者。
2) 按停止键暂停输液。
3) 关闭电源,关闭输液调节器,打开输液泵门,取出输液器,关上输液泵门。
4) 撤去输液。
5) 消毒肝素帽,5 mL生理盐水正压封管。
6) 关闭并固定留置针。
7) 整理用物,撤去输液泵,安置患者。
8) 终末处理,洗手,记录。

【评价】

(1) 患者了解使用输液泵的目的,并配合。
(2) 输液泵出现报警时能得到及时、正确的处理。
(3) 患者安全,达到输液目的,输液处无渗漏。

【反思】

使用输液泵的注意事项是什么?

操作程序及考核评分标准

考核时间: 10 min。
考核资源: 消毒液、棉签、胶布、药液、输液器、血管钳、5 mL生理盐水、输液泵、弯盘、输液巡视卡。

项　目	操　作　要　点	分　值	评分标准	扣分及说明
	报告姓名,计时开始			
仪　表	仪表端庄,衣帽整洁,不留长指甲,按医院要求着装	5		
评　估	(1) 患者年龄、病情、体重、心理状态、治疗概况、血管情况	5		
	(2) 输液泵的性能是否良好	4		
	(3) 环境安全、整洁、有电源、电插座	1		
操作前	(1) 洗手,戴口罩	2		
	(2) 用物齐全,清洁使用,摆放有序,便于操作	2		
	(3) 患者及其家属知晓操作目的、方法及配合技巧,并已排尿	2		
操作过程	(1) 备齐用物至床旁,核对患者床号、姓名	2		
	(2) 固定输液泵,安装电源,打开电源开关	3		
	(3) 再次核对患者及药液,排气,检查有无气泡,关闭调节器	3		
	(4) 消毒肝素帽,预冲留置针	5		
	(5) 打开输液泵门,检查输液器内有无气泡,正确安装于输液泵上,关闭输液泵门	6		
	(6) 遵医嘱设定每小时输液量及该瓶药液输液量	5		
	(7) 打开输液调节器,按输液泵启动键,试运行	4		
	(8) 暂停输液泵,再次核对患者及药液	5		
	(9) 连接静脉通路	2		
	(10) 按输液泵启动键,观察输液情况	3		
	(11) 固定留置针	2		
	(12) 再次核对患者及药液	2		

笔记栏

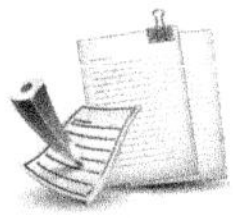

（续表）

项 目	操 作 要 点	分 值	评分标准	扣分及说明
操作过程	(13) 安置患者，取舒适卧位。嘱患者不可自行调节输液泵	3		
	(14) 洗手，记录输液巡视卡	2		
	(15) 停用输液泵			
	1) 核对患者	2		
	2) 按停止键暂停输液	2		
	3) 关闭电源，关闭输液调节器，打开输液泵门，取出输液器，关上输液泵门	5		
	4) 撤去输液	2		
	5) 消毒肝素帽，5 mL生理盐水正压封管	3		
	6) 关闭并固定留置针	2		
	7) 整理用物，撤去输液泵，安置患者	2		
操作后	(1) 整理用物	2		
	(2) 洗手，记录，报告操作完毕	2		
评 价	(1) 输液泵出现报警时能得到及时、正确的处理	5		
	(2) 注意患者安全，达到输液目的，输液处无渗漏	5		
总 分		100		

二、微量注射泵

【目的】

(1) 精确输注血管活性药物，调节血压、心率，维持循环功能。

(2) 输注镇静、镇痛等药物，微量给药，流速均匀，以维持药物最佳有效浓度。

【护理情景导入】

患者，男性，70岁，脑出血术后第二天由ICU转入，转入时患者神志模糊，躁动不安，带入鼻胃管、尿管各一根，医嘱予0.9%氯化钠46 mL+右美托咪定400 μg每小时4 mL泵入。

【评估】

(1) 评估患者的年龄、病情、体重、心理状态、治疗概况及血管情况。

(2) 评估微量泵的性能是否良好。

【计划】

1. 护士准备　洗手、戴口罩、着装整齐。

2. 患者准备　告知患者及其家属操作目的、方法及配合技巧，并已排尿。

3. 用物准备　消毒液、棉签、50 mL（或20 mL）注射器、延长管、纱布、输液贴、注射泵、弯盘、输液巡视卡。

4. 环境准备　安全、整洁、有电源、电插座。

【实施】

(1) 执行医嘱，经两人核对后，备齐用物至床旁，核对患者床号、姓名。

(2) 固定微量注射泵于输液架上，安装电源，打开电源开关。

(3) 核对药液，将抽取药液的注射器连接延长管，排气，检查有无气泡。

(4) 将注射器正确安装入注射器座中，将注射器凸缘加入凹槽内。

(5) 遵医嘱设定每小时输液量，再次排气。

(6) 连接静脉通路。

(7) 按注射泵启动键，观察通畅情况，再次核对患者及药液。

笔记栏

(8) 观察患者生命体征及反应情况，必要时重新调整输注速率。

(9) 记录输液巡视卡。

(10) 安置患者，取舒适卧位。嘱患者不可自行调节输液泵。

(11) 停用输液泵

1) 核对患者。

2) 按停止键暂停输液，关闭电源。

3) 取肝素帽，关闭三通，取下延长管接头，接已预冲好的肝素帽。

4) 撤去注射泵及电源。

5) 记录巡视卡，安置患者。

6) 终末处理，洗手，记录。

【评价】

(1) 患者了解使用微量注射泵的目的，并配合。

(2) 微量注射泵出现报警时能得到及时、正确的处理。

(3) 能根据病情和生命体征及时调节输注速率，保证患者安全。

【反思】

使用微量注射泵的注意事项是什么？

操作程序及考核标准

考核时间： 10 min。

考核资源： 消毒液、棉签、50 mL（或20 mL）注射器、延长管、纱布、输液贴、注射泵、弯盘、输液巡视卡。

项 目	操 作 要 点	分 值	评分标准	扣分及说明
	报告姓名，计时开始			
仪 表	仪表端庄，衣帽整洁，不留长指甲，按医院要求着装要求	5		
评 估	(1) 患者年龄、病情、体重、心理状态、治疗概况、血管情况	5		
	(2) 微量泵的性能是否良好	4		
	(3) 环境安全、整洁、有电源、电插座	1		
操作前	(1) 洗手，戴口罩	2		
	(2) 患者及其家属知晓操作目的、方法及配合技巧，并已排尿	2		
	(3) 用物齐全，清洁使用，摆放有序，便于操作	2		
操作过程	(1) 备齐用物至床旁，核对患者床号、姓名	2		
	(2) 固定微量注射泵于输液架上，安装电源，打开电源开关	3		
	(3) 核对药液，将抽取药液的注射器连接延长管，排气，检查有无气泡	8		
	(4) 将注射器正确安装入注射器座中，将注射器凸缘加入凹槽内	8		
	(5) 遵医嘱设定每小时输液量，再次排气	6		
	(6) 连接静脉通路	2		
	(7) 按注射泵启动键，观察通畅情况，再次核对患者及药液	6		
	(8) 观察患者生命体征及反应情况，必要时重新调整输注速率	8		
	(9) 记录输液巡视卡	2		
	(10) 安置患者，取舒适卧位。嘱患者不可自行调节注射液泵	3		
	(11) 停用输液泵			
	1) 核对患者	2		
	2) 按停止键暂停输液，关闭电源	4		
	3) 取肝素帽，关闭三通，取下延长管接头，接已预冲好的肝素帽	6		

笔记栏

（续表）

项　目	操　作　要　点	分　值	评分标准	扣分及说明
操作过程	4）撤去注射泵及电源	3		
	5）记录巡视卡，安置患者	2		
操作后	（1）整理用物	2		
	（2）洗手，报告操作完毕	2		
评　价	（1）微量注射泵出现报警时能得到及时、正确的处理	5		
	（2）能根据病情及生命体征及时调节输注速率，保证患者安全	5		
总　分		100		

（王红丽）

技能二十四　一般状态评估

一般状态评估是对患者全身状态的概括性观察，视诊为主，配合触诊、听诊和嗅诊进行检查。一般评估的内容包括患者的性别、年龄、生命体征（体温、脉搏、呼吸、血压四项指标）、发育与体型、营养状态、意识状态、语调与语态、面容与表情、体位、姿态与步态等。通过一般状态的评估，了解正常体征和异常改变的临床意义，掌握一般状态评估的内容。

【目的】

（1）掌握对患者一般状态评估的方法和顺序。

（2）通过对患者一般状况评估、监测生命体征，了解正常体征和异常改变的临床意义，及时发现患者病情变化，为护理评估、护理诊断、护理措施提供依据。

【护理情境导入】

患者女性，36岁，急性面容，发热2 d，体温在39℃以上，责任护士安排床单位后，评估患者的一般状况，测量生命体征，收集患者相关资料。

【评估】

（1）评估患者的病情、年龄、意识、健康状态、合作程度。

（2）评估测量部位和肢体活动状况。

（3）评估病室环境。

【计划】

1. 护士准备　洗手，戴口罩，着装整齐。

2. 用物准备　已消毒的体温计、盛消毒液的容器、纱布、听诊器、血压计、有秒针的表、压舌板、手电筒、叩诊锤、棉签、笔、记录本。

3. 环境准备　病室安静、整洁、温湿度适宜。

【实施】

1. 准备　备好用物携至床旁，查对。

2. 操作前沟通　自我介绍，告知患者操作的目的及注意事项，嘱患者配合检查并及时反映自己的感觉及不适。

3. 检查　以视诊为主，配合触诊、听诊和嗅诊。一般状态包括性别、年龄、生命体征、发育与体型、面容与表情、营养状态、意识状态、体位、步态、语调与语态和皮肤等。

（1）性别：通过观察患者性征的发育来判断性别。正常人性征明显，性别不难判断。性别异常的临床意义见于以下两个方面。①某些疾病或药物可引起性征改变，如女性患者男性化，常见于肾

笔记栏

上腺皮质肿瘤或长期使用肾上腺皮质激素的患者；② 两性畸形见于性染色体的数目或结构异常。

（2）年龄：年龄可通过问诊准确获知，也可根据患者（如昏迷患者）的皮肤弹性与光泽、肌肉情况、毛发颜色与分布、面部皱纹及牙齿状态等估计年龄。

（3）生命体征：生命体征是评价患者生命活动存在与否及质量的指标，是体格检查的重要项目之一。包括体温、脉搏、呼吸、血压。

1）体温：体温是人体内部的温度，通过测量体表的温度来反映体温的变化，体温的异常变化是很多疾病的重要表现之一。正常成人体温相对恒定，一般波动在36～37℃，通常体温早晨略低，下午略高，24 h波动幅度一般不超过1℃；运动或进餐后体温略高，老年人体温偏低，女性月经前或妊娠期体温略高于正常。

体温高于正常称为发热，见于感染、创伤、恶性肿瘤、脑血管意外及各种体腔内出血。体温低于正常称为体温过低，见于休克、严重营养不良、甲状腺功能低下及过久暴露于低温环境下。

2）脉搏：脉搏是指动脉脉搏，脉搏的变化可反映心脏跳动的速度、节律、强弱。评估脉搏主要是触诊浅表动脉，最常触诊的是桡动脉，特殊情况下可触诊股动脉、颈动脉或足背动脉。正常成人脉搏为60～100次/分，节律规整，儿童较快（约90次/分），婴幼儿更快（可达140次/分），老年人较慢，女性较男性快。

脉搏可因年龄、性别、活动或情绪状况而变化，但在病理情况下可出现脉率、节律、强弱、紧张度的变化。① 脉率：脉搏的生理和病理变化与心率基本一致，但在心房颤动、频发室性期前收缩时，由于部分心脏搏动的搏出量不足，不能使周围动脉产生搏动或搏动过弱而不能触及，致使脉率小于心率。② 节律：脉搏节律基本反映心脏搏动的节律，借助脉搏节律可初步判断有无心律失常。节律异常可表现为期前收缩、房室传导阻滞、脉搏短绌等。③ 强度：脉搏强度与心搏出量、脉压和外周血管阻力有关。心搏出量增加、脉压增大、外周血管阻力降低时，脉搏有力而振幅大，称为洪脉，见于高热、甲状腺功能亢进、严重贫血等；心搏出量减弱、脉压变小、外周血管阻力增大时，脉搏减弱且振幅小，称为细脉，见于心力衰竭、休克、主动脉瓣狭窄等。④ 紧张度和动脉壁状态：脉搏的紧张度与动脉收缩压高低有关。评估以示指、中指和环指的指腹置于桡动脉上施加压力触诊即可。正常人动脉壁光滑、柔软，并有一定的弹性。动脉硬化时动脉壁变硬，失去弹性，呈条索状；动脉硬化严重时，动脉变硬、迂曲，甚至有结节。⑤ 脉波：常见的异常波形有水冲脉、交替脉、奇脉、脉搏消失等。

3）呼吸：成人在安静状态下，呼吸频率为16～20次/分，呼吸与脉搏之比为1∶4，新生儿呼吸频率为44次/分，随着年龄增长减少。成年男性和儿童以腹式呼吸为主，女性则以胸式呼吸为主。异常呼吸可出现呼吸频率、深度、节律的异常，包括：① 呼吸频率和深度异常，呼吸频率超过24次/分为呼吸过速，呼吸频率低于12次/分为呼吸过缓。当严重的代谢性酸中毒如糖尿病酮症酸中毒和尿毒症酸中毒时，出现深长而快的呼吸，这种深快呼吸又称为Kussmaul呼吸。② 呼吸节律异常，成人静息状态下，呼吸节律均匀而整齐。病理情况下，可出现呼吸节律的变化。如间停呼吸又称Biot呼吸，表现为有规律地呼吸几次后，突然停止一段时间，又开始呼吸，周而复始，常见于颅内压增高、药物引起的呼吸抑制、脑损伤等；潮式呼吸又称Cheyne-Stokes呼吸，呼吸由浅慢逐渐加快、加深，达高潮后，又逐渐变浅、变慢，暂停数秒后，又出现上述状态的呼吸，如此周而复始，呼吸如潮水涨落样，常见于脑炎、颅内压增高、药物引起的呼吸抑制等。

4）血压：血压是指动脉血压，是血管内流动的血液对血管壁的侧压力。健康成人静息状态下血压范围为收缩压90～139 mmHg，舒张压为60～89 mmHg，脉压则为30～40 mmHg。健康人双上肢的血压可不相等，相差可达5～10 mmHg，下肢血压较上肢偏高20～40 mmHg。血压随着年龄的增长稍有增高，男性较女性高，但老年人血压的性别差异小。由于影响血压的因素较多，因此，不能根据一次的测量结果判断其正常与否，至少3次非同日血压的收缩压达到或超过140 mmHg和（或）舒张压达到或超过90 mmHg者为高血压。

笔记栏

（4）发育和体型：根据患者的年龄与身高、体重、智力及第二性征之间的关系来评估发育是否正常。正常人各年龄组的身高与体重存在一定的对应关系。此外，发育与种族、遗传、内分泌、营养代谢、生活条件、体育锻炼等有关。体型是身体发育的外观表现，临床上将成年人的体型分为以下3种：无力型（瘦长型）表现为体高肌瘦、颈细肩窄、胸廓扁平、腹上角小于90°；正力型（匀称性）表现为身体各部分结构匀称适中，腹上角约等于90°；超力型（矮胖型）表现为体格粗大、颈粗肩宽、胸围大、腹上角大于90°。

异常发育：内分泌功能失调是异常发育的最主要原因。发育成熟前腺垂体功能亢进时，生长激素分泌增多，可使体格发育异常高大，称为巨人症；发育成熟前垂体功能低下所致垂体性侏儒；小儿甲状腺功能减退所致呆小症；性腺功能低下时，男性表现为毛发稀少、皮下脂肪丰满、外生殖器发育不良、发音呈女声；女性表现为乳房发育不良、闭经、体格男性化、多毛、发音呈男声。

（5）面容与表情：面容是指面部呈现的状态，表情是面部情感的表现。面部与表情是评价患者情绪状态的重要指标。健康人表情自如。疾病可使人的面容与表情发生变化，通常表现为痛苦、忧虑或疲惫等。某些疾病可出现特征性的面容与表情。常见的典型面容有以下几种。

1）急性病容：患者面色潮红，兴奋不安，呼吸急促，鼻翼扇动，口唇疱疹，表情痛苦。见于急性热病，如大叶性肺炎、流行性脑脊髓膜炎患者等。

2）慢性病容：患者面容憔悴，面色苍白，目光黯淡。见于慢性消耗性疾病，如恶性肿瘤、严重结核病患者等。

3）甲状腺功能亢进面容：患者面容惊愕，眼球突出，目光闪烁，兴奋不安，烦躁易怒。见于甲状腺功能亢进症患者。

4）黏液性水肿面容：患者面色苍白，颜面水肿，目光呆滞，眉毛、头发稀疏，舌色淡、肥大。见于甲状腺功能减退症患者。

5）二尖瓣面容：患者面色晦暗，双颊紫红，口唇轻度发绀。见于风湿性心脏病二尖瓣狭窄患者。

6）肢端肥大症面容：患者头颅增大，面部变长，下颏增大，眉弓及颧部隆起，唇舌肥厚，耳鼻增大。见于肢端肥大症患者。

7）满月面容：患者面如满月，皮肤发红，常伴痤疮和小须。见于库欣综合征及长期应用肾上腺皮质激素的患者。

8）病危面容：患者面色枯槁，表情淡漠，目光无神，眼眶凹陷，鼻骨峭耸。见于大出血、严重休克、急性腹膜炎等患者。

9）面具面容：患者面部呆板无表情，似面具样。见于震颤性麻痹、脑炎等患者。

10）贫血面容：患者面色苍白，唇舌色淡，表情疲惫。见于各类贫血患者。

11）肝病面容：患者面色晦暗，双颊有褐色色素沉着。见于慢性肝炎、肝硬化患者。

12）肾病面容：患者面色苍白，眼睑、颜面部水肿。见于慢性肾脏疾病患者。

（6）营养状态

1）营养状态评估方法：测量患者身高和体重，从而了解患者的营养状况。体重应于清晨、空腹、排便和排尿后，着单衣裤测量。目前常用的理想体重估计公式为：体重（kg）=身高（cm）−105（成年男性），体重（kg）=身高（cm）−105−2.5（成年女性）。一般认为，体重在理想体重 ±10%以内者为正常；超过正常的10%～20%为超重，超过正常的20%者为肥胖。低于正常的10%～20%时称为消瘦；低于正常的20%以上为明显消瘦；极度消瘦成为恶病质。

2）体重指数（BMI）：目前常用体质指数来衡量体重是否正常。计算方法为：BMI=体重（kg）/身高（m）^{2}。我国成人BMI正常范围为18.5～24，如BMI＜18.5，为消瘦；BMI在25～27.9为超重，BMI≥28为肥胖。

3）测量皮褶厚度：测量皮褶厚度能够直接反映个体脂肪储存的情况，是评估营养状态常用的方法。测量部位有肩胛骨下、肱三头肌和脐旁，以肱三头肌皮褶厚度测量最常用。测量方法：被检查者取自然站立，手臂放松下垂，掌心对着大腿侧面，充分暴露被测部位；检查者站在被检者后面，一般取左侧肩峰至鹰嘴连线中点的上方2 cm处，用拇指和示指顺臂的长轴捏起皮褶，应避免捏起肌肉、肌腱，并应使捏起点的两边皮肤对称，然后进行测量，测量皮褶捏起点下方1 cm处的厚度，皮褶

笔记栏

厚度计的钳口连线应与皮褶走向垂直。一般测量3次取其平均值。记录以mm为单位，精确到小数点后1位。正常范围为男性（13.1 ± 6.6）mm，女性（21.5 ± 6.9）mm。

4）营养分级：临床上营养状态常分为良好、中等、不良三个等级来描述。① 营养良好：皮肤黏膜红润、有光泽、弹性好，皮下脂肪丰满，毛发指甲光滑、润泽，肌肉丰满结实。② 营养不良：皮肤黏膜干燥、弹性减低，毛发稀疏，指甲粗糙无光泽，皮下脂肪菲薄，肌肉松弛无力。③ 营养中等：介于良好和不良之间。

（7）意识状态：意识状态是大脑高级神经中枢功能活动的综合表现，即对环境的知觉状态。清醒是指对外界各种刺激有正常的反应，对周围环境有良好的定向力，对事物有正确的判断力。凡能影响大脑功能活动的疾病均会引起不同程度的意识改变，成为意识障碍，可表现为兴奋不安、思维紊乱、语言表达能力减退或失常、情感活动异常、无意识动作增加等。常见的意识障碍有嗜睡、意识模糊、昏睡、昏迷和谵妄等。判断患者的意识状态多采用问诊，通过交谈了解患者的思维、反应、情感、计算及定向力等方面的情况。对较为严重者进行痛觉试验、瞳孔对光反射等评估。

（8）体位：是指患者身体所处的位置及其活动状态，常见的体位有自动体位、被动体位、强迫体位。

1）自动体位：身体活动不受限制。见于正常人、疾病早期或病情较轻时。

2）被动体位：患者不能自己调整或变换肢体的位置。见于极度衰弱或意识丧失的患者。

3）强迫体位：患者为了减轻疾病痛苦而被迫采取的某种体位。临床常见的强迫体位有下列几种。① 强迫仰卧位，多见于急性腹膜炎、阑尾炎等患者。患者仰卧，双腿卷曲，借以减轻腹部肌肉的紧张。② 强迫俯卧位。常见于脊柱疾病患者。患者采取俯卧位可减轻脊背肌肉的紧张程度。③ 强迫侧卧位。见于胸膜疾患（如一侧胸膜炎或大量胸腔积液）患者，多向患侧卧位，以通过限制胸廓活动减轻疼痛，并有利于健侧代偿呼吸。④ 强迫坐位。又称端坐呼吸。见于心肺功能不全的患者。患者坐于床沿上，两手置于膝盖或扶持床边，该体位可使膈肌下降，以利于呼吸肌的运动，肺换气量增加，还减少回心血量，以减轻心脏负担。⑤ 强迫蹲位。见于发绀型先天性心脏病患者。往往发生在短距离行走或其他活动过程中，患者由于感到呼吸困难和心悸而采取蹲踞体位或膝胸位以缓解症状。⑥ 强迫停立位。心绞痛患者在步行时因突发心前区疼痛而被迫即刻站立，并以手按抚心前部位，待稍缓解后才能离开原位。⑦ 辗转体位。腹痛症状发作时，患者辗转反侧，坐卧不安。见于胆石症、胆道蛔虫、肠绞痛患者等。⑧ 角弓反张位。患者颈及脊背肌肉强直，以致头向后仰，胸腹前凸，背过伸，躯干呈弓形。见于破伤风及小儿脑膜炎患者。

（9）步态：是走动时所表现的姿态。正常人的步态因年龄、健康状态和所受训练的影响而不同。某些疾病可使步态发生一些特征性改变。

1）蹒跚步态：走路时身体左右摇摆，故又称鸭步。见于进行性肌营养不良或双侧先天性髋关节脱位等患者。

2）醉酒步态：行路时身体重心不稳，步态紊乱如醉酒状。见于小脑疾患、乙醇或巴比妥中毒的患者。

3）慌张步态：走路时小步前冲，身体前倾，难以止步。见于帕金森病患者。

4）共济失调步态：站立时双足分开过宽，行走时一脚高抬，骤然垂落，双目下视，摇晃不稳。见于小脑病变或深感觉障碍患者。

5）剪刀式步态：脑性瘫痪和截瘫患者由于两下肢肌张力增高，尤以内收肌张力增高明显，故移步时下肢内收过度，两腿交叉呈剪刀状。见于偏瘫或截瘫患者。

【评价】

（1）一般状态评估的手法规范、安全、熟练、测量数值准确。

（2）掌握生命体征（体温、脉搏、呼吸、血压）的测定方法、正常值和主要的临床意义。

【反思】

笔记栏

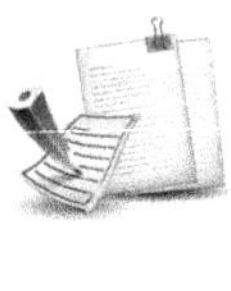

（1）一般状况评估包括哪些内容？

（2）人体正常血压是多少？

（3）体温异常的临床意义有哪些？常见的异常呼吸有哪些，见于什么疾病？

（4）什么是脉搏短绌，常见于什么情况？

（5）常见体位、步态有哪几种？

操作程序及考核标准

考核时间：10 min。

考核资源：已消毒的体温计、盛消毒液的容器、纱布、听诊器、血压计、有秒针的表、压舌板、手电筒、叩诊锤、棉签、笔、记录本。

项　目	操　作　要　点	分　值	得　分	扣分及说明
	报告姓名，计时开始			
仪　表	仪表端庄，服装整洁，不留长指甲	5		
评　估	（1）患者病情、年龄、意识、健康状态、合作程度	6		
	（2）病室环境	4		
计　划	（1）洗手，戴口罩	2		
	（2）用品齐全，清洁适用，摆放有序，便于操作	3		
操作过程	（1）携用物至床旁，查对	4		
	（2）自我介绍，告知患者操作目的及注意事项，嘱患者及时反映自己的感觉及不适	4		
	（3）观察患者性别、年龄（询问和观察）、发育、体型、营养、意识、语调与语态、面容与表情、体位、姿势、步态和皮肤等一般状态	6		
	（4）测量体温：擦干患者腋下，护士将体温计水银端放在腋窝深处并贴紧皮肤，屈臂过胸，防止滑落，10 min后取出。读取体温计度数，发现体温与病情不符时要重复测量，并记录	10		
	（5）测量脉搏：患者取舒适体位，安静片刻，护士用示、中、环指指腹放在患者前臂掌侧桡动脉搏动处，一般测30 s，发现异常者测1 min。发现脉搏短绌，应由两人同时测量，分别测心率和脉搏，计数1 min。记录脉搏次数，合理解释结果	10		
	（6）测量呼吸：测完脉搏后仍保持诊脉手势测量呼吸。观察患者胸部或腹部起伏，一呼一吸为一次，测量30 s，观察频率、节律、幅度和类型及呼吸困难等情况。对危重患者、婴幼儿、呼吸困难、呼吸不规则者测量1 min。呼吸微弱不易观察时，用少许棉花置鼻孔前，观察棉花纤维被吹动情况并计数。记录呼吸次数，合理解释结果	10		
	（7）测量血压：患者取坐位或仰卧位，肱动脉与心脏同一水平，保持血压计零点，选择宽窄适宜的袖带，驱尽袖带内的空气，缠于患者上臂中部，松紧以能放入一指为宜，下缘距肘窝2～3 cm处。戴听诊器，将听诊头部紧贴肘窝肱动脉处，轻轻加压，关闭橡皮球的阀门，充气至肱动脉搏动音消失再升高20～30 mmHg，缓缓放气，使汞柱匀速缓慢下降，放气速度以每秒下降3～5 mmHg为宜。当闻及第一声搏动音时，汞柱所指刻度为收缩压，直至所指声音减弱或消失，此时汞柱所指刻度为舒张压。如血压计听不清或有异常时，应重新测量。测量完毕，驱尽袖带内空气，关闭血压计。记录血压值，合理解释测量结果	10		
	（8）再次核对，整理床单位，协助患者取舒适体位	6		
	（9）处理用物，洗手	4		
	（10）记录，报告操作完毕	6		
综合评价	（1）操作规范、安全、熟练、测量数值准确	5		
	（2）采集病史，对患者进行系统评估	5		
总　分		100		

（张智霞）

笔记栏

技能二十五　头颈部评估

头颈部评估包括头发、头皮、头颅、颜面、头部器官、颈部皮肤和包块、颈部淋巴结、血管、甲状腺和气管等。

【目的】

（1）学会头颈部的检查方法及顺序，并了解其正常状态与生理变异。

（2）掌握颈部淋巴结的检查及临床意义。

（3）掌握角膜直接对光反射、角膜间接对光反射的测定方法，并了解其改变的临床意义。

（4）掌握颈部血管的评估方法。

（5）掌握扁桃体、甲状腺的检查方法，能够判断扁桃体肿大、甲状腺肿大的分度。

【护理情景导入】

患者女性，21岁，低热3个月余，伴夜间盗汗，左颈部有3个肿大的淋巴结，质地稍硬，其中一个坏死、破溃，形成瘘管，该患者以淋巴结结核收住院，责任护士接诊患者，并进行全面评估。

【评估】

（1）能够系统规范地对患者进行头颈部查体，掌握头颈部检查的一般内容和方法。

（2）评估病室环境的温湿度、隐秘性。

【计划】

1. 护士准备　洗手，戴口罩，着装整齐。

2. 用物准备　棉签、直尺2把、软尺、手电筒、压舌板、近视力表、检查针、听诊器、叩诊锤、笔、记录本。

3. 环境准备　安静整洁。

【实施】

1. 准备　携用物至床旁，查对。

2. 操作前沟通　向患者做自我介绍，说明操作目的，取得配合。

3. 头部评估　头颅视、触诊观察头颅大小、外形、毛发分布、异常运动等，用双手分开头发，观察头皮；触诊头颅有无压痛、包块等。

（1）头发和头皮：① 头发检查的重点是观察头发的颜色、疏密度、有无脱发及特点。② 头皮检查时需分开头发观察头皮颜色、有无头皮屑、头癣、炎症、外伤、血肿和瘢痕等。触诊有无缺损和肿块等。正常头皮呈白色，有少量头皮屑。

（2）头颅：头颅视诊大小、外形及有无异常运动。用双手仔细触摸头颅的每一个部位，了解其外形，有无压痛和异常隆起。

头颅的大小通常以头围来衡量，测量时用软尺自眉间绕到颅后通过枕骨粗隆。头颅大小异常或畸形常为某些疾病的典型体征，头围畸形常见有下列几种。① 小颅：小儿囟门过早闭合，形成小头畸形，常常伴有智力障碍。② 尖颅：矢状缝与冠状缝过早闭合，导致头顶部尖突高起，造成与颜面的比例失调。见于先天性疾病尖颅并指（趾）畸形，即阿佩尔综合征。③ 方颅：头顶平坦呈方形，且前额左右突出。见于小儿佝偻病或先天性梅毒。④ 巨颅：头颅增大，以额、顶、颞及枕部突出明显，对比之下颜面很小；可见头、颈部静脉充盈；由于颅内压增高，压迫眼球，造成双目下视、巩膜外露的特殊表情，称为落日现象。见于脑积水患者。⑤ 长颅：自颅顶至下颌部的长度明显增大，见于马方综合征及肢端肥大症患者。

（3）头部运动异常：头部活动受限见于颈椎疾病的患者；头部不随意的震颤，见于帕金森病的患者；与颈动脉搏动一致的点头运动，称缪塞征，见于严重主动脉瓣关闭不全的患者。

笔记栏

4. 颜面及头部器官评估

（1）眼的评估包括4部分：视功能、外眼、眼前节和内眼。评估时一般按从外向内的顺序进行。

1）眉：嘱患者两眼自然张开向前平视，观察其眉毛的分布、颜色、质地，以及有无稀疏和脱落；外1/3眉毛过于稀疏或脱落，见于黏液性水肿、腺垂体功能减退、麻风病等。

2）眼睑：眼睑分上睑和下睑。正常睁眼时两侧眼裂相等，闭眼时上下眼睑闭合，无眼睑水肿。观察眼睑有无水肿、上睑下垂、闭合障碍及倒睫等。常见眼睑异常如下。① 眼睑水肿：眼睑皮下组织疏松，轻度水肿即可表现出来。常见于肾炎、贫血、营养不良、慢性肝病、血管神经性水肿等。② 上眼睑下垂：双侧眼睑下垂见于重症肌无力；单侧下垂见于各种原因引起的动眼神经麻痹、蛛网膜下腔出血、脑炎、脑脓肿等；如单侧眼睑下垂伴有同侧眼球凹陷、瞳孔缩小、面部无汗，称为霍纳综合征，为该侧颈交感神经麻痹所致。③ 眼睑闭合障碍：双侧闭合障碍见于甲状腺功能亢进症，单侧见于面神经麻痹。④ 眼睑内翻：由于瘢痕形成，睑缘向内翻转。见于沙眼。

3）结膜：结膜分睑结膜、穹窿部结膜与球结膜三部分。检查上睑结膜时需翻转上眼睑，嘱患者向下看，护士用示指和拇指捏起上睑中部的边缘，轻轻向前下方牵拉，示指轻向下压并配合拇指将睑缘向上捻转，将上眼睑翻开。检查下眼睑时嘱患者向上看，用示指将下眼睑向下分开，即可暴露下眼睑。

4）巩膜：观察巩膜的颜色，巩膜为不透明瓷白色。巩膜黄染多见于黄疸，其特点为均匀分布，常见于胆道阻塞、肝细胞损伤、溶血性疾病。中年以后，在内眦部可出现黄色斑块，为脂肪沉着所形成。血液中其他黄色色素成分增多时（如胡萝卜素、米帕林等），一般黄染只出现于角膜周围或在该处最明显。

5）角膜：检查角膜的透明度，注意有无云翳、白斑、软化、溃疡和新生血管等。角膜软化见于婴幼儿营养不良、维生素A缺乏症等；角膜周边的新生血管见于严重沙眼；角膜边缘的灰白色混浊环多见于老年人，称为老年环，是类脂质沉着的结果。肝豆状核变性时，发生铜代谢障碍，角膜边缘可出现棕褐色的色素环，即凯–费环。检查角膜反射时，嘱受检者向内上方注视，检查者用脱脂棉细毛由角膜外缘轻触受检者角膜，正常时可见眼睑迅速闭合。

6）瞳孔：瞳孔是虹膜中央的孔洞，是危重患者的重要监测项目之一，通过观察患者瞳孔的变化可了解中枢神经的功能状态。评估瞳孔时要注意其大小、形状、双侧是否等大等圆、对光反射等。① 瞳孔形状与大小：正常人两侧瞳孔等大等圆，直径为2 ～ 5 mm，对光反射灵敏。青光眼或眼内肿瘤时，瞳孔呈椭圆形；虹膜炎时，形状可不规则。双侧瞳孔扩大见于青光眼、颠茄中毒；如双侧瞳孔扩大且对光反射消失，是濒死表现；一侧瞳孔扩大见于该侧动眼神经受损；双侧瞳孔缩小见于吗啡、巴比妥类药物和有机磷中毒，也可由某些药物（如氯丙嗪）作用所致。两侧瞳孔大小不等，提示颅内高压、脑疝形成，见于脑外伤、脑肿瘤、颅内出血等。② 瞳孔对光反射。护士用手隔开患者两眼，用手电筒照射一侧瞳孔，可出现双侧瞳孔立即缩小，移开光源后迅速恢复。同侧瞳孔的缩小，称直接对光反射，对侧瞳孔的缩小，称间接对光反射。正常人对光反射灵敏；昏迷患者对光反射迟钝或消失；双侧瞳孔散大伴对光反射消失为濒死的表现。③ 调节和集合反射。检查者用手指放在受检者前方1 m以外，然后迅速移近至受检者眼球20 cm处，嘱受检者注视手指的移动。如受检者瞳孔逐渐缩小，称为调节反射；如同时双眼球内聚，称为集合反射。

7）眼球：检查眼球的外形与运动，观察眼球有无突出和凹陷，并检查眼球的运动和震颤。① 检查眼球运动：嘱患者定头位，注视放置于眼前30 ～ 40 cm处的目标物（手指），观察眼球是否随目标物的方向移动。一般按左—左上—左下，右—右上—右下的顺序进行。② 检查眼球震颤：嘱受检者眼球随检查者手指所示方向（水平或垂直）运动数次，如眼球出现一系列有规律的快速往返运动，称为眼球震颤。自发的眼球震颤见于耳源性眩晕、小脑疾患和视力严重低下者。③ 眼球突出：双侧眼球突出见于甲状腺功能亢进。单侧眼球突出多见于局部炎症或眶内占位性病变。④ 眼球凹陷：双侧眼球凹陷见于严重脱水或慢性消耗性疾病；单侧眼球凹陷见于霍纳综合征。

8）眼功能检查：包括视力、视野和色觉检查。

a. 视力检查：视力分为远视力和近视力，其检查是通过国际标准视力表进行。远距离视力表，在距视力表5 m处能看清“1.0”行视标者为正常视力；近距离视力表，在距视力表33 cm处能看清

笔记栏

"1.0" 行视标者为正常视力。

如果受检者不能看清视力表，可让其辨认检查者所示的手指数；如不能辨认手指数，也可让受检者分辨检查者的手指运动；如仍不能分辨，则在暗室检查受检者光感是否存在；如患者光感消失，即为失明。

b. 视野检查：视野是当眼球向正前方固视不动时所见的空间范围，是检查黄斑中心凹以外的视网膜功能。患者背光与护士对坐，相隔约1 m。检查左眼时，患者闭右眼，护士闭左眼，对视片刻，保持眼球不动。护士以眼为中心用手指自上、下、左、右四个方向从外周向中心移动，注意手指位置应在护士与患者之间，以护士的视野作为对照来判断患者视野是否正常。正常的视野范围约为颞侧90°、鼻侧60°、上方60°、下方70°。如果受检者视野变小或异常时，应进一步做视野计检查，视神经通路损害可出现多种视野缺损。

c. 色觉检查：色觉异常可分为色弱和色盲两种。色弱是对某种颜色的识别能力减低；色盲是对某种颜色的识别能力丧失。色盲又分为先天性和后天性两种，先天性色盲是遗传性疾病，以红绿色盲最常见；后天性色盲则由视网膜病变、视神经萎缩和球后视神经炎引起。检查方法：在适宜的光线下，受检者在0.5 m距离处读出色盲表上的数字或图像。如10 s内不能读出，即可按色盲表上的说明判断为某种色弱或色盲。

9）眼底检查：观察视盘、视网膜血管、黄斑区、视网膜等。正常视神经乳头为卵圆形或圆形，边缘清楚，色淡红，颞侧较鼻侧稍淡，中央凹陷。动脉色鲜红，静脉色暗红，动静脉管径的正常比例为2 ∶ 3。视神经病变及许多全身性疾病，如高血压动脉硬化、慢性肾炎、妊娠中毒症、糖尿病、白血病等，都可以引起眼底的改变。

（2）耳：耳是听觉和平衡器官，分为外耳、中耳和内耳。

1）外耳及乳突

a. 检查外耳道：嘱患者面向一侧，护士用拇指及示指将耳郭向外上方牵拉，使外耳道伸直，进行观察。注意耳郭有无牵拉痛，外耳道有无堵塞、红肿或分泌物。应特别注意外耳有无畸形及分泌物、乳突有无压痛。如外耳道内有局部红、肿、痛，并有耳郭牵拉痛者为疖肿；外耳道有黄色液体流出并伴有痒痛者为外耳道炎；外耳道有脓性分泌物为中耳炎；如有血液或脑脊液，则提示颅底骨折。

b. 检查乳突：观察乳突部有无皮肤红肿，有无瘘管和瘢痕等。用手按压乳突部，询问受检者有无压痛。

2）中耳：观察鼓膜是否穿孔，注意穿孔位置。

3）听力：粗略的评估方法是在安静环境下，嘱患者闭目坐于椅子上并用手指堵塞非受检耳。护士持机械手表自1 m外逐渐移近耳部，直至患者听到手表的"滴答"声为止。或者嘱患者用手指堵塞一侧耳道，护士以拇指和示指互相摩擦，自1 m以外逐渐移近至患者听到声音为止。正常听力者约在1 m处可听到机械表的"嘀"声和捻指音。精确测量须使用规定频率的音叉或电测听设备进行测试。听力减退见于外耳道耵聍或异物、听神经损害、局部或全身血管硬化、中耳炎等。

（3）鼻：检查项目包括鼻部皮肤的颜色和外形，有无鼻翼扇动，鼻道是否通畅、有无出血或异常分泌物，有无鼻中隔偏曲，以及鼻窦区有无压痛。嘱患者头稍后仰，护士用拇指抬起其鼻尖，可借助手电筒照明以观察鼻腔。注意有无鼻中隔偏曲和穿孔，黏膜有无肿胀、出血和萎缩，有无分泌物及其性质如何。

1）鼻外形：鼻梁部皮肤出现红色水肿斑块，并向两侧面颊部扩展，称蝶形红斑，见于系统性红斑狼疮。如发红的皮肤集中在鼻尖和鼻翼，并有毛细血管扩张和组织肥厚，见于酒渣鼻。鼻腔完全堵塞、外鼻变形，鼻梁宽平如蛙状，称为蛙状鼻，见于鼻息肉肥大患者。鼻梁塌陷称马鞍鼻，见于鼻骨折、先天性梅毒和麻风病。

2）鼻翼扇动：吸气时鼻孔开大，呼气时鼻孔回缩，见于严重呼吸困难，如支气管哮喘、大叶性肺炎、急性左心衰竭等。

笔记栏

3）鼻出血：多为单侧，见于鼻外伤、鼻腔感染、局部血管损伤、鼻咽癌。双侧出血多由全身性疾病引起，如流行性出血热、血小板减少性紫癜、原发性高血压、维生素C缺乏等。女性如发生周期性鼻出血，应考虑子宫内膜异位症。

4）鼻腔分泌物：鼻腔黏膜受刺激可引起分泌物增多，清、稀、无色为卡他性炎症；黏稠发黄的脓性分泌物为鼻或鼻窦的化脓性炎症。

5）鼻中隔：正常成人的鼻中隔很少完全居正中，多数稍有偏曲，如有明显的偏曲，并产生呼吸障碍，称为鼻中隔偏曲，严重的高位偏曲可压迫鼻甲，引起神经性头痛。

6）鼻窦：检查鼻窦压痛。鼻窦为鼻腔周围含气的骨质空腔，共四对，均有窦口与鼻腔相通。①额窦：检查者双手固定受检者头部，双手拇指置于眼眶上缘内侧，用力向后向上按压。②上颌窦：检查者双手固定于受检者两侧耳后，双手拇指分别置于两侧颧部向后按压。③筛窦：双手固定于受检者两侧耳后，双手拇指分别置于鼻根部与眼内眦之间向后按压。④蝶窦：因解剖位置较深，不能进行体表检查。按压时询问受检者有无疼痛或观察受检者表情，并两侧对比。当引流不畅时易发生炎症，表现为鼻塞、流涕、头痛和鼻窦压痛。

（4）口：口腔检查时从外向内按口唇、口腔黏膜、牙齿及牙龈、舌、咽及扁桃体、腮腺和口腔气味顺序进行。

1）口唇：正常人的口唇红润光滑。缺氧患者的口唇发绀；贫血、休克患者的口唇苍白；急性发热性疾病如大叶性肺炎、流行性感冒、疟疾患者易出现口唇疱疹，为继发单纯疱疹病毒感染所致；核黄素缺乏者易出现口角糜烂；口角歪斜见于面神经瘫痪或脑血管疾病。

2）口腔黏膜：正常口腔黏膜光洁呈粉红色。如在第二磨牙的颊黏膜处出现针尖大小的灰白色斑点，周围有红晕，称为麻疹黏膜斑（科氏斑），是麻疹的早期特征。出血性疾病可在口腔黏膜下出现大小不等的出血点和瘀斑；肾上腺皮质功能减退患者可出现蓝黑色色素沉着。黏膜溃疡见于慢性复发性口疮。黏膜上有白色凝乳块状物，称为鹅口疮，为白色念珠菌感染，多见于体弱的儿童、老年人或长期使用广谱抗生素和抗肿瘤药物患者。

3）牙齿：检查牙齿时，应注意有无龋齿、缺齿、残根、义齿等。正常牙齿呈瓷白色。黄褐色牙称斑釉牙，为长期饮用含氟量较高的水所致。

4）牙龈：正常牙龈呈粉红色。牙周炎时可见齿龈肿胀、溢脓。齿龈出血见于出血性疾病。齿龈游离缘出现蓝灰色线称铅线，是铅中毒的特征。

5）舌：观察舌的颜色和舌苔，伸舌有无偏斜，舌肌大小及是否对称、有无震颤及僵硬。伸舌偏斜见于舌下神经麻痹。甲状腺功能亢进患者伸舌时可见细微震颤。高热患者的舌干燥呈暗红色；伤寒患者的舌根及中央有厚苔而周围及舌头呈红色；猩红热患者的舌乳头增大呈鲜红色，称草莓舌；核黄素缺乏者的舌上有不规则隆起上皮，称为游走性舌炎；贫血者的舌面光滑、舌质淡，称为光滑舌，也称镜面舌。

6）咽和扁桃体：患者面对光源，张口发“啊”音，护士用压舌板迅速下压舌前2/3和舌后1/3交界处，注意观察软腭、腭垂、扁桃体、咽后壁等部位。急性咽炎时，咽部红肿；慢性咽炎时，黏膜充血、粗糙，咽后壁淋巴滤泡增生。急性扁桃体炎时，腺体红肿，隐窝中有黄白色脓性分泌物。扁桃体肿大分为三度：未超过咽腭弓者为Ⅰ度；超出咽腭弓者为Ⅱ度；达到或超过咽后壁中线者为Ⅲ度。

7）口腔气味：口腔特殊气味可由口腔局部或全身性疾病引起。患牙龈炎、牙周炎、龋齿时，口腔可产生臭味；烂苹果味常见于糖尿病酮症酸中毒；肝臭味常见于肝性昏迷；氨味常见于尿毒症；大蒜味常见于有机磷农药中毒。

8）腮腺：腮腺位于耳屏、下颌角、颧弓所构成的三角区内，正常情况下看不到腮腺。腮腺肿大可见以耳垂为中心的隆起、腮腺导管口红肿。

5. 颈部评估　颈部以胸锁乳突肌为界分为颈前三角和颈后三角。颈前三角为胸锁乳突肌内缘、下颌骨下缘与前正中线之间的区域。颈后三角为胸锁乳突肌的后缘、锁骨上缘与斜方肌前缘之间的区域。检查方法以视诊、触诊为主，配合听诊。

（1）颈部外形、姿势与运动。正常人颈部直立，两侧对称，活动自如。患者取坐位，充分暴露颈肩部，观察其颈部外形，护士注意有无斜颈、颈部活动受限。嘱患者仰卧，去枕。护士用双手将患者头部轻轻向左右转动，然后将左手放在其枕部，轻抬头部向前屈曲，感觉颈部阻力有无增加，判断有

笔记栏

无颈项强直。脑膜炎、蛛网膜下腔出血时可出现颈项强直；颈部软组织炎症、颈椎病变、颈肌扭伤可引起颈部活动受限；重症肌无力、严重消耗性疾病晚期患者抬头困难。头部向一侧偏斜称为斜颈，见于先天性颈肌挛缩或斜颈，也见于颈部外伤。

（2）颈部的皮肤、淋巴结、包块

1）皮肤：观察患者颈部皮肤有无蜘蛛痣、疖肿、结核、瘢痕及瘘管等。如发现瘢痕，应询问造成瘢痕的原因。

2）淋巴结检查方法：患者坐位，头稍低或偏向检查侧，放松肌肉，护士示指、中指、环指三指指腹紧贴检查部位，由浅及深进行滑动触诊，颈部淋巴结共8组，触诊顺序为耳前—耳后—枕部—颌下—颏下—颈前—颈后—锁骨上淋巴结。正常淋巴结直径0.2 ～ 0.5 cm，质地柔软，表面光滑，与相邻组织无粘连，不易触及，无压痛。发现有淋巴结肿大时，应注意其大小、数目、硬度、表面光滑度、活动度及有无压痛，并注意其表面皮肤有无红肿或瘘管。淋巴结肿大可分为局限性与全身性。局限性淋巴结肿大的原因有以下几点。

a. 非特异性淋巴结炎：由附近组织的局部炎症引起的急性淋巴结炎，常见的有化脓性扁桃体炎；齿龈炎可引起颌下或颈部淋巴结肿大。急性淋巴结炎质地柔软、有压痛、表面光滑无粘连；慢性期则质地较硬、疼痛轻微。

b. 淋巴结结核：常发生在颈部血管周围的淋巴结，大小不等、质软，可有粘连，晚期可破溃发生瘘管，愈合后可形成瘢痕。

c. 恶性肿瘤的淋巴结转移：身体各部位器官的恶性肿瘤均可向所属淋巴结转移，如胃癌转移致左锁骨上淋巴结肿大，鼻咽癌向耳下淋巴结转移，胸部癌肿可转移至右锁骨上或腋下淋巴结群。转移的淋巴结质地坚硬，无压痛、易粘连而固定。全身淋巴结肿大，可遍及全身表浅的淋巴结，大小不等，无粘连，常见于白血病、淋巴瘤、传染性单核细胞增多症及某些病毒性感染，如风疹等。

3）检查颈部有无包块，注意包块部位、数目、大小、质地、活动度、表面情况、与邻近器官关系、有无粘连和压痛。颈部包块见于腮腺炎、甲状腺肿大或肿瘤等患者。

（3）颈部血管：① 颈静脉，正常人坐位或立位时颈外静脉不显露；平卧位时稍见充盈，但充盈的水平不超过锁骨上缘到下颌角距离的下1/3处。如卧位时超过正常水平，或立位、坐位时见到颈静脉充盈，称为颈静脉怒张，提示上腔静脉压力升高，见于右心衰竭、心包积液、心包缩窄、上腔静脉阻塞综合征。当严重的三尖瓣关闭不全伴颈静脉怒张时，方可见到颈静脉搏动，但触诊并无搏动感，据此可与颈动脉搏动相区别。后者常有明显的搏动感。② 颈动脉，正常人颈部动脉的搏动，只有在剧烈活动后心搏出量增加时才可见到。如在静息状态下患者出现颈动脉的明显搏动，提示脉压增大，见于主动脉瓣关闭不全、高血压、甲状腺功能亢进和严重贫血。

（4）甲状腺：甲状腺位于甲状软骨下方和两侧，表面光滑，柔软不易触及，正常为15 ～ 25 g。在做吞咽动作时，甲状腺可随吞咽动作而上下移动。

1）视诊：正常人甲状腺外观不突出。女性在青春发育期可略增大。甲状腺肿大时，可见其随吞咽动作而向上移动。注意观察其大小及两侧是否对称。

2）触诊：触诊甲状腺大小、两侧是否对称、质地、表面情况、有无结节及囊性感、压痛、震颤等。触诊方法有两种。① 从后方触诊：检查者站在受检者背后，一手示、中指施压于一侧甲状软骨，将气管推向对侧，另一手拇指在对侧胸锁乳突肌后缘向前推挤甲状腺，示、中指在其前缘触诊甲状腺，同时嘱受检者做吞咽动作，重复检查。用同样方法检查另一侧甲状腺。② 从前方触诊：检查者在受检者前面，一手拇指施压于一侧甲状软骨，将气管推向对侧，另一手示、中指在对侧胸锁乳突肌后缘向前推挤甲状腺侧叶，拇指在胸锁乳突肌前缘触诊，配合吞咽动作，重复检查，可触及被推挤的甲状腺。用同样方法检查另一侧甲状腺。

笔记栏

甲状腺肿大分为三度：不能看出肿大但能触及者为Ⅰ度；能看到肿大又能触及，但位于胸锁乳突肌以内者为Ⅱ度；超过胸锁乳突肌外缘者为Ⅲ度。临床上甲状腺肿大常见于单纯性甲状腺肿、甲状腺功能亢进、慢性淋巴性甲状腺炎、甲状腺肿瘤等。

3）听诊：当触到肿大的甲状腺时，应以钟型听诊器直接放在肿大的甲状腺上进行听诊。甲状腺功能亢进时，可闻及低调的连续性静脉"嗡嗡"音；弥漫性甲状腺肿伴能亢进者还可听到收缩期动脉杂音。

6. 气管　正常人气管位于颈前正中部。检查时让患者取坐位或仰卧位，使颈部处于自然正中位置，护士将右手示指与环指分别置于两侧胸锁关节上，中指置于气管之上，观察中指与示指和环指间的距离。正常人两侧距离相等，示气管居中；气管移位时两侧距离不等。如大量胸腔积液、积气、纵隔肿瘤时，可将气管推向健侧；而肺不张、肺纤维化、胸膜粘连时，可将气管拉向患侧。

【评价】

（1）头颈部检查方法正确、规范。

（2）患者安全、无操作性损伤。

（3）收集资料齐全、客观。

【反思】

（1）瞳孔如何观察？存在异常时，提示哪些疾病？如何检查角膜对光反射？有何临床意义？

（2）扁桃体肿大分为几度？

（3）甲状腺功能亢进时，患者可有哪些头颈部症状及体征？

（4）如何进行颈部淋巴结检查？淋巴结肿大的临床意义是什么？

操作程序及考核标准

考核时间：20 min。

考核资源：棉签、直尺、软尺、手电筒、压舌板、近视力表、听诊器、记录本、笔。

项　目	操　作　要　点	分　值	得　分	扣分及说明
	报告姓名，计时开始			
仪　表	仪表端庄，服装整洁，不留长指甲	5		
评　估	（1）患者病情、年龄、意识、健康状态、合作程度	6		
	（2）病室环境温湿度、隐秘性	4		
计　划	（1）洗手，戴口罩	2		
	（2）用品齐全，清洁适用，摆放有序，便于操作	3		
操作过程	（1）携用物至床旁，查对	3		
	（2）向患者做自我介绍，说明操作目的，取得配合	2		
	（3）观察头部外形、毛发分布、异常运动等，触诊头颅，有无压痛、包块；视诊双眼及眉毛：观察眉目分布、有无脱落；双眼眼球的外形，上睑有无下垂，眼睑有无水肿、倒睫、闭合障碍等；分别检查左右眼的近视力：用近视力表，距眼前33 cm处	5		
	（4）检查上、下睑结膜、球结膜和巩膜：护士用双手拇指置于下睑中缝，请患者向上看，同时向下分开下睑边缘；翻转上睑、嘱患者向下看，观察上睑结膜、球结膜及巩膜	5		
	（5）检查眼球运动：置右手指于患者眼前30～40 cm处，按左—左上—左下，右—右上—右下的顺序观察双眼球平行运动的情况	5		
	（6）瞳孔直接对光反射：请患者双眼平视前方，护士用手持电筒从眼外侧迅速将光线移向一侧瞳孔部位，可见该侧瞳孔迅速缩小，移开光线瞳孔迅速扩大	3		
	（7）瞳孔间接对光反射：用一手挡住光线，将光线照射一眼，对侧的瞳孔缩小，移开光线瞳孔迅速复原	2		
	（8）检查集合反射：示指置于受检者眼前约1 m处，请患者注视指尖，然后示指逐渐移至近点，可见双眼内聚，瞳孔缩小的变化	2		

笔记栏

（续表）

项 目	操 作 要 点	分 值	得 分	扣分及说明
操作过程	(9) 观察双侧外耳及耳后区：注意有无皮损、结节、畸形和疼痛；用手将耳郭向后、向上牵拉观察外耳道皮肤是否正常，有无分泌物；触诊双侧外耳及耳后区；触摸乳突有无压痛；分别检查双耳听力：请患者一手掩耳、闭目，护士用两手指摩擦，从耳外的1 m处逐渐移近，比较其两耳听力，判断有无听力障碍	5		
	(10) 鼻检查：观察外鼻，触诊外鼻从鼻根部逐渐下移至鼻尖、鼻翼，检查有无压痛畸形，观察鼻前庭、鼻中隔：用拇指将鼻尖轻轻上推，用电筒照射，观察鼻前庭、鼻中隔；分别检查左右鼻道通气状态：用手指轻压一侧鼻翼请受检者吸气，以判断通气状态。检查上颌窦；双手固定受检者头部，用拇指在左右颧部向后按压，检查上颌窦有无压痛；检查额窦：在眼眶上缘内侧向后向上按压；检查筛窦：在鼻根部向内后按压	5		
	(11) 查口唇；用消毒压舌板观察患者口腔黏膜、牙齿、牙龈、扁桃体、咽后壁等；观察舌体、舌苔、伸舌运动、鼓腮、露齿动作。护士右手持压舌板，迅速下压，请患者口张大，并发“啊”音，在照明的配合下即可见软腭、悬雍垂、扁桃体及咽后壁	5		
	(12) 暴露颈部：观察颈部外形和皮肤、颈静脉充盈和颈动脉搏动情况注意其对称性，有无异常肿块	3		
	(13) 颈部淋巴结检查：患者坐位，头稍低或偏向检查侧，放松肌肉，护士示指、中指、环指三指指腹紧贴检查部位，由浅及深进行滑动触诊，颈部淋巴结共8组，触诊顺序为：耳前—耳后—枕部—颌下—颏下—颈前—颈后—锁骨上淋巴结	5		
	(14) 甲状腺检查：用拇指和示指触诊甲状软骨有无触痛及移动度。触诊甲状腺峡部：用拇指从胸骨上切迹向上触及甲状腺峡部，触诊甲状腺侧叶（配合吞咽）	5		
	(15) 触诊气管位置：请患者头部摆正，用示指与环指分别置于左、右胸锁关节上，中指触摸气管，观察其是否在中间	3		
	(16) 检查颈椎屈曲及左右活动情况：除去枕头，一手托扶患者枕部，做被动屈颈动作，测试其抵抗力；左右转动头部检查颈椎活动情况	4		
	(17) 听诊颈部（甲状腺、血管杂音）：听诊部位在大血管区、锁骨上窝及肿大的甲状腺上	4		
	(18) 协助患者取舒适卧位，整理用物，查对	2		
	(19) 洗手，报告操作完毕	2		
综合评价	(1) 检查方法正确、规范	5		
	(2) 收集资料齐全、客观	5		
总 分		100		

（张智霞）

技能二十六 胸壁、胸廓、乳房评估

笔记栏

胸部指颈部以下和腹部以上区域。胸部的组织和器官主要包括胸壁、胸廓、胸膜及胸膜腔、乳房、气管、支气管、肺脏、心脏、血管、淋巴结、食管、纵隔及膈肌等。胸部检查顺序为前胸→侧胸→后胸（背部）。按视诊、触诊、叩诊、听诊顺序依次进行检查，检查的重点是肺、心脏和乳房。

【目的】

（1）熟悉胸部的体表标志。

（2）认识胸廓的正常形态及其变异。

（3）通过视诊、触诊、叩诊、听诊的顺序对患者胸壁、胸廓及乳房进行检查，对胸廓及乳房疾病作出初步评估。

【护理情景导入】

情景一：患者女性，55岁，发现右乳腺肿物1周来院就诊，查体：右乳外上象限肿物1.5 cm × 1.0 cm，质硬，活动度小，以“乳腺癌”收入院，患者入院安排床单位后，责任护士评估患者，收集患者相关资料。

情景二：患者女性，40岁，月经来潮期间乳房胀痛已有半年余来院就诊，查体示两侧乳房可触及多个大小不等、质地坚韧的结节状肿块，考虑是乳房囊性增生病，乳腺门诊护士对患者进行评估，并进行健康指导。

【评估】

（1）评估患者皮肤完整性，胸廓外形、胸壁有无压痛、乳房结节或肿块和肢体活动状况。

（2）能够系统规范地对患者进行胸部、乳房查体。

【计划】

1. 护士准备　洗手，戴口罩，着装整齐。

2. 用物准备　① 听诊器、直尺等。② 挂图或幻灯片：胸部体表及分区。

3. 环境准备　病室安静、整洁。

【实施】

1. 准备　备好用物携至床旁，查对。

2. 操作前沟通　护士自我介绍，告知患者操作目的及注意事项，嘱患者及时反映自己的感觉及不适。屏风遮挡，松解患者上衣，正确暴露胸部。

3. 胸部的体表标志评估

（1）骨骼标志

1）前胸壁的骨骼标志：① 胸骨位于胸廓前正中，连接两侧肋骨和锁骨，分为胸骨柄、胸骨体、剑突三部分。② 胸骨柄位于胸骨的上部，外形略呈六角形。胸骨上缘两外侧的卵圆形关节面，称为锁骨切迹，与锁骨的胸骨端相连接，下缘与胸骨体相连。③ 胸骨体是胸骨的中间部分，其上缘与胸骨柄相接，下缘与剑突相结合。胸骨体下部的两侧与第7～10肋软骨连接。④ 剑突为胸骨体下端的突出部分，呈三角形。⑤ 胸骨角又称Louis角。由胸骨柄和胸骨体连接处稍向前方突起而成。胸骨角的部位标志着气管的分叉处、主动脉弓的上缘及第四胸椎的高度。胸骨角与第二肋软骨相连，为计数肋骨的重要标志。⑥ 肋间隙是两肋骨之间的空隙。前胸壁的水平位置常用肋骨或者肋间隙表示，第1、2肋骨之间的间隙为第1肋间隙，依此类推。

2）后胸壁（背部）的骨骼标志：① 脊椎棘突是后正中线上每个椎骨间后方的骨性突起，是后正中线的标志。位于颈根部的第7颈椎棘突最为突出，其下即为胸椎的起点，常用此处作为计数胸椎的标志。② 肋骨共12对。12对肋骨在背部与胸椎相连接，第1～10肋骨在胸前部与肋软骨相连，肋软骨再与胸骨相连，构成胸廓的骨性支架。第11、12肋为浮肋。③ 肩胛骨是脊柱两侧的三角形扁骨。位于后胸壁第2～8肋骨之间。分为肩胛体、肩胛冈和肩胛角。沿肩胛骨的内侧缘向下，其终止处为肩胛角。当患者取直立位两上肢自然下垂时，肩胛下角相当于7～8肋间水平或相当于第8胸椎水平，为背部检查的重要标志。④ 肋脊角为第12肋骨与脊柱构成的夹角。其前为肾和输尿管所在的区域。

（2）胸部体表垂直线标志

1）前面及侧面的标记线：① 前正中线即胸骨中线。为经过胸骨的正中点所划的垂直线。② 锁骨中线（左、右）为通过锁骨肩峰端与胸骨端两者中点的垂直线。即通过锁骨中点向下的垂直线。③ 胸骨线（左、右）为沿左、右胸骨边缘与前正中线平行的垂直线。④ 胸骨旁线（左、右）

笔记栏

为通过胸骨线和锁骨中线中间的垂直线。⑤ 腋前线（左、右）为通过腋窝前皱襞所作的垂直线。⑥ 腋中线（左、右）为自腋窝顶端于腋前线和腋后线之间向下的垂直线。⑦ 腋后线（左、右）为通过腋窝后皱襞所作的垂直线。

2）背部的标记线：① 后正中线即脊柱中线。为通过椎骨棘突或沿脊柱正中下行的垂直线。② 肩胛线（左、右）为双臂自然下垂时通过肩胛下角的垂直线，与后正中线平行。

（3）胸部的自然陷窝和解剖学区域

1）胸骨上窝：为胸骨柄上方的凹陷处，气管位于其后方。

2）锁骨上窝（左、右）：为锁骨上方的凹陷部，相当于肺尖的上部。

3）锁骨下窝（左、右）：为锁骨下方的凹陷部，其下界为第3肋骨下缘。相当于肺尖的下部。

4）腋窝（左、右）：为上肢内侧与胸壁相连处的凹陷部分。

5）肩胛上区（左、右）：为肩胛冈以上的区域，外上界是斜方肌的上缘。相当于肺尖的下部。

6）肩胛下区（左、右）：为两肩胛下角连线与第12胸椎水平线之间的区域。

7）肩胛间区（左、右）：为两肩胛骨之间在肩胛下角水平以上的区域。

8）腹上角：由两侧肋下缘汇合于胸骨下端所构成的夹角。

4. 胸壁的评估　胸壁检查一般包括营养状态、皮肤、淋巴结和骨骼肌发育等，此外重点检查以下各项。

（1）静脉：正常人胸壁无明显静脉可见。当上腔静脉或下腔静脉血流受阻后建立起侧支循环时，可见胸壁静脉充盈或曲张。

（2）皮下气肿：用手指按压皮肤，可出现捻发感或握雪感。用听诊器按压皮下气肿部位时，可听到类似捻发音，即皮下气肿捻发音。常见于胸腔穿刺后、外伤等，偶见于产气杆菌感染。严重者气体可由胸壁皮下向颈部、腋部或其他部位蔓延。

（3）胸壁压痛：正常人胸壁无压痛，患有肋间神经炎时，可出现肋间压痛；当患有肋软骨炎时，可出现肋软骨压痛；当患有胸壁软组织炎症、脓肿及肋骨骨折等疾患时，可出现胸壁局部压痛；当患有皮肌炎、流行性肌痛时，可出现肌肉压痛；白血病患者可有胸骨压痛及叩击痛。

（4）肋间隙：注意肋间隙有无凹陷或膨隆。吸气时肋间隙凹陷提示呼吸道阻塞，气体不能顺利进入肺内。肋间隙膨隆见于大量胸腔积液、气胸及严重肺气肿患者。

5. 胸廓评估　正常胸廓外形两侧对称，呈椭圆形。锁骨稍突出，锁骨上、下窝稍凹陷。两肩在同一水平线上，胸骨平直，胸骨角可显出。胸廓外形可因年龄不同而有变化。成人胸廓前后径较横径短，前后径与横径比例约为1 ∶ 1.5；小儿和老年人的前后径略小于或者等于横径。常见胸廓异常改变有以下几种。

（1）扁平胸：胸廓扁平，前后径短于横径的一半。见于瘦长体型者，也可见于慢性消耗性疾病，如肺结核、肿瘤晚期等。

（2）桶状胸：胸廓呈圆桶状，前后径增加，可与横径相等或超过横径，肋骨上抬变水平，肋间隙变宽，腹上角增大。可见于老年人、小儿、矮胖体型者及肺气肿患者。

（3）佝偻病胸：为佝偻病所致的胸廓改变，多见于儿童。胸骨两侧各肋骨与肋软骨交界处隆起，呈串珠状，称为佝偻病串珠；下胸部前面的肋骨外翻，沿膈附着的部位其胸壁向内凹陷形成的沟状带，称为肋膈沟；胸骨剑突处内陷，呈漏斗状，称为漏斗胸；胸廓前后径稍长于横径，其上下距离较短，胸骨下端前突，胸廓前侧壁肋骨凹陷，称为鸡胸。

（4）胸廓一侧变形：胸廓一侧膨隆多见于大量胸腔积液、气胸或一侧严重代偿性肺气肿。胸廓一侧平坦或凹陷常见于肺不张、肺纤维化、胸膜广泛粘连、增厚等。一侧多根肋骨骨折时也可表现一侧胸廓变形。

笔记栏

（5）胸廓局部隆起：常见于心脏明显扩大、大量心包积液、幼年时期发生的风湿性心脏瓣膜病、主动脉瘤及胸内或胸壁肿瘤等。也可见于肋骨及胸骨的冷脓肿、皮下气肿。此外，还可见于肋软骨炎和肋骨骨折等。

（6）脊柱畸形引起的胸廓改变：脊柱异常，尤其是胸椎畸形可引起胸部变形。如严重的脊柱前凸、后凸等，使胸廓不对称、肋间隙增宽或变窄、胸腔内器官与胸壁表面标志关系发生改变，同时由胸腔内脏位置发生改变引起呼吸循环功能障碍。常见于脊柱结核、先天发育畸形等。

6. 乳房评估　正常成年男性及儿童乳房一般不明显，乳头大约位于锁骨中线第4肋间隙。正常女性乳房在青春期逐渐增大，呈半球形，乳头逐渐长大呈圆柱形。乳房的上界位于第2或第3肋骨，下界是第6或第7肋骨，内界起自胸骨缘，外界止于腋前线。

检查乳房应设有专门检查室，需充分暴露胸部，光线充足，评估对象取坐位或仰卧位，充分暴露胸部。必要时嘱评估对象双手上举过头或两手叉腰，背部后伸，使乳房悬韧带拉紧，视诊乳房。先行视诊，再做触诊，并按规定的程序逐步进行。检查乳房后还应注意检查引流乳房部位的淋巴结。

（1）乳房视诊的主要内容

1）对称性：正常女性两侧乳房基本对称。如一侧乳房明显增大，可见于先天畸形、囊肿形成、炎症或肿瘤等，一侧乳房明显缩小，则多因发育不全。男性乳房增大见于肝硬化、使用雌激素、肾上腺皮质功能亢进等。

2）乳房皮肤：注意乳房皮肤的颜色，有无溃疡、色素沉着、瘢痕或局部回缩，正常乳房皮肤无溃疡、色素沉着、瘢痕或局部回缩，无发红、肿、热、痛。如若皮肤发红、肿、热、痛提示局部炎症；癌性淋巴管炎皮肤呈深红色，不伴热痛；癌肿侵犯至乳房浅表淋巴管，局部皮肤外观呈"橘皮"样改变；皮肤回缩可因外伤或炎症使局部脂肪坏死、纤维细胞增生、受累区域表层和深层间悬韧带纤维缩短所致，如无确切急性乳房炎病史，常提示恶性肿瘤。

3）乳头：注意位置、大小、对称性、有无回缩及分泌物。正常双侧乳头大小相等、对称、无倒置、颜色相似且呈圆柱形。乳头回缩如系自幼发生，为发育异常；如若乳头出现分泌物，提示乳腺导管有病变；乳头出现血性分泌物最常见于乳头状瘤，亦可见于乳癌；如分泌物由清亮变为绿色或黄色，常见于慢性囊性乳腺炎等。

（2）乳房触诊

1）乳房触诊方法：患者取坐位，先在两臂下垂时进行评估检查，再双臂高举过头进一步检查。评估者的手指和手掌应平放在乳房上，用指腹轻施压力，以旋转和来回滑动进行触诊检查。以乳头为中心分别作垂直线和水平线，将乳房分成四个象限：外上、外下、内上、内下。触诊先从健侧乳房开始，再评估患侧，右侧按顺时针方向由外上象限开始，依次评估外上象限、外下象限、内下象限、内上象限四个象限；左侧按逆时针方向由外上象限开始，依次评估外上象限、外下象限、内下象限、内上象限四个象限。

2）乳房触诊内容：① 质地与弹性，正常乳房触诊时有弹性颗粒感和柔韧感，随不同年龄和女性生理周期而异。青年人乳房柔软，质地均匀一致；中年人可触及乳腺小叶；老年人多呈纤维结节感。月经期乳房小叶充血，触及有紧张感；妊娠期乳房增大饱满有柔韧感；哺乳期呈结节感。乳房炎症或新生物浸润时局部硬度增加，弹性消失。② 压痛，炎症时乳房局部出现压痛，恶性病变较少出现压痛。③ 包块，触及包块时应注意其部位、大小外形、质地、压痛、活动度、边缘是否清楚，与周围组织有无粘连等。

7. 腋窝淋巴结检查

（1）视诊：正常淋巴结直径在0.2～0.5 cm，柔软，光滑，无压痛，与毗邻组织无粘连，不易触及，无压痛。

1）腋间淋巴结：位于腋窝顶部。

2）中央淋巴结：位于腋窝内侧壁近肋骨及前锯肌处。

3）胸肌淋巴结：位于胸大肌下缘深部。

4）肩胛下淋巴结：腋窝后皱襞深处。

5）外侧淋巴结：位于腋窝外侧壁。

笔记栏

（2）触诊：腋窝淋巴结的触诊顺序为尖群、中央群、胸肌群、肩胛下和外侧淋巴结群。方法是左手扶着被检者左前臂，右手指并拢，掌面贴近胸壁向上直达腋窝顶部滑动触诊。然后依次触诊腋窝后壁、内侧壁、前壁。触诊腋窝前壁时，注意拇指和四指的配合。再翻掌向外，触诊腋窝外侧壁。左手检查右腋窝淋巴结，方法同前。发现淋巴结肿大时，应注意其部位、大小、数目、质地、有无压痛、活动度、有无粘连、局部皮肤有无红肿、瘢痕、瘘管等。

8. 核对　再次核对，协助患者穿好上衣并取舒适体位，整理床单位。

9. 其他　处理用物，洗手记录。

【评价】

（1）胸廓、乳房查体手法系统、规范、准确。

（2）能够准确区分各骨骼标志、主要人工划线、自然陷窝的位置。

（3）掌握乳房检查的方法。

【反思】

（1）能否正确指出主要骨骼标志（肋脊角、剑突、胸骨角、肋间隙）、主要人工划线（锁骨中线、腋前线、肩胛线）、自然陷窝（锁骨上窝、锁骨下窝、腋窝）？

（2）胸壁评估的主要内容有哪些？

（3）胸廓评估的主要内容有哪些？

（4）乳房触诊的顺序及主要内容有哪些？如何进行腋窝淋巴结的检查？

操作程序及考核标准

考核时间： 15 min。

考核资源： 听诊器、直尺、胸部体表挂图等。

项　目	操　作　要　点	分　值	得　分	扣分及说明
	报告姓名，计时开始			
仪　表	仪表端庄，服装整洁，不留长指甲，按医院要求着装	5		
评　估	（1）患者有无进行治疗或进餐	4		
	（2）病床及床垫有无损坏，床单、被套符合床及棉胎的尺寸，适合季节需要	6		
计　划	（1）洗手，戴口罩	2		
	（2）用品齐全，清洁适用，摆放有序，便于操作	3		
操作过程	（1）正确指出主要骨骼标志（胸骨、剑突、胸骨角、肋间隙、第七颈椎棘突、肩胛下角、肋脊角）、主要人工划线（前正中线、胸骨线、胸骨旁线、锁骨中线、腋前线、腋中线、腋后线、肩胛线）、自然陷窝（胸骨上窝、锁骨上窝、锁骨下窝、腋窝、腹上角）	10		
	（2）观察前胸部皮肤；胸壁静脉；正常胸、桶状胸、扁平胸、鸡胸；肋间隙增宽、肋间隙窄	6		
	（3）观察两侧乳房、乳头的位置，对称性及皮肤完整性	5		
	（4）观察脊柱的活动度及弯曲度	5		
	（5）乳房触诊：患者坐位，先两臂下垂，后双臂高举超过头部或叉腰再查；患者仰卧时，小枕头抬高肩部	6		
	（6）触诊先由健侧乳房开始，后检查患侧	5		
	（7）手指和手掌平置于乳房，用指腹轻压，旋转或来回滑动触诊四象限，检查顺序：乳房外上象限、外下象限、内下象限、内上象限、中央乳头、乳晕	6		
	（8）口述触诊乳房时应着重注意有无红、肿、热、痛和包块。乳头有无硬结、弹性消失和分泌物等	6		

笔记栏

（续表）

项 目	操 作 要 点	分 值	得 分	扣分及说明
操作过程	(9) 腋窝淋巴结检查，腋窝淋巴结的触诊顺序：尖群、中央群、胸肌群、肩胛下和外侧淋巴结群	5		
	(10) 腋窝淋巴结检查方法：左手扶患者左前臂，右手指并拢，掌面贴近胸壁向上直达患者右侧腋窝顶部滑动触诊。然后依次触诊腋窝后壁、内侧壁、前壁。触诊腋窝前壁时，注意拇指和四指的配合。再翻掌向外，触诊腋窝外侧壁。左手检查右腋窝淋巴结，方法同前	6		
	(11) 发现淋巴结肿大时应注意其部位、大小、数目、质地、有无压痛、活动度、有无粘连、局部皮肤有无红肿、瘢痕、瘘管等	5		
	(12) 洗手，报告操作完毕	5		
综合评价	(1) 动作熟练、准确	5		
	(2) 采集病史，对患者进行系统评估	5		
总 分		100		

（张智霞）

技能二十七 肺和胸膜评估

肺和胸膜评估指通过系统规范的视诊、触诊、叩诊、听诊，对患者肺和胸膜进行检查，对肺及胸膜疾病作出初步评估。评估时应在安静、温暖和光线充足的环境中进行，患者一般取坐位或卧位，充分暴露胸部。一般先检查前胸部和两侧胸部，然后再检查背部，同时注意左右对称，进行对比。

【目的】

（1）掌握呼吸运动的评估，学会对呼吸频率、节律、深度，以及两侧呼吸运动是否对称进行观察。

（2）掌握肺部叩诊的方法，能够分辨清音、浊音、实音、鼓音、过清音。掌握肺上界、肺下界及肺下界移动度的叩诊方法。

（3）掌握肺部听诊的方法，能够掌握正常肺泡呼吸音、支气管呼吸音、支气管肺泡呼吸音的特点和部位；能够区分异常肺泡呼吸音、支气管呼吸音、支气管肺泡呼吸音的特点和临床意义；掌握干啰音、湿啰音的听诊特点及临床意义。

（4）熟悉胸膜摩擦音及其临床意义。

【护理情景导入】

情景一：患者女性，45岁，发作性呼吸困难4年，再发3天，伴咳嗽、咳白色泡沫痰，无咯血、发热。查体示BP 135/90 mmHg，呼气延长，双肺可闻及哮鸣音，以“慢性支气管炎（喘息型）”收入院，患者入院安排床单位后，责任护士评估患者，收集患者相关资料。

情景二：患者女性，22岁，低热、乏力、食欲不振，伴咳嗽半年。查体示T 37.6℃，胸廓对称，双侧呼吸动度一致，右肺上部语颤增强，叩诊Kronig峡变窄，考虑可能为“肺尖结核”收入院，患者入院安排床单位后，责任护士评估患者，收集患者相关资料。

【评估】

（1）评估患者的病情、年龄、意识、健康状态及合作程度。

（2）了解评估部位的皮肤完整性。

【计划】

1. 护士准备　洗手，戴口罩，着装整齐。

笔记栏

2. 用物准备

(1) 听诊器、直尺等。

(2) 挂图或幻灯片：肺部叩诊音示意图；正常呼吸音示意图。

3. 环境准备　病室安静、整洁。

【实施】

1. 呼吸运动　呼吸运动是通过膈肌和肋间肌有规律的收缩和舒张来完成的。正常成年人在安静状态下每次吸入或呼出的气体量，即潮气量，约为500 mL。呼吸运动的评估有以下内容。

(1) 呼吸运动的类型：有胸式呼吸与腹式呼吸两种类型。以肋间肌运动为主的呼吸称胸式呼吸，以膈肌运动为主的呼吸称为腹式呼吸。健康人两种呼吸同时存在，男性和儿童以腹式呼吸为主，女性以胸式呼吸为主。

(2) 呼吸运动的两侧对比：发热、运动时两侧呼吸运动增强；慢性弥漫性阻塞性肺气肿时，两侧呼吸运动减弱；一侧肺和胸膜病变时，患侧呼吸运动减弱而健侧呼吸运动代偿性增强。

(3) 肺源性呼吸困难：因病变部位不同可出现不同的呼吸困难类型。

1) 吸气性呼吸困难：上呼吸道部分阻塞患者，气流不能顺利进入肺部，吸气时引起胸骨上窝、锁骨上窝和肋间隙向内凹陷，称为“三凹征”，表现为吸气时间延长。临床上称为吸气性呼吸困难，常见于喉水肿、气管异物等。

2) 呼气性呼吸困难：下呼吸道阻塞患者，气流呼出不畅，呼气费力，引起肋间隙膨隆，表现为呼气时间延长，称为呼气性呼吸困难，常见于支气管哮喘和慢性阻塞性肺气肿。

3) 混合性呼吸困难：肺脏大面积病变或严重病变时，吸气和呼气都非常困难，称为混合性呼吸困难，如大量胸腔积液、肺广泛纤维化等。

2. 呼吸频率、节律及深度变化　正常成年人在静息状态下，呼吸频率为16～18次/分，节律规则、深浅适度，呼吸与脉搏频率之比为1 ∶ 4。新生儿呼吸频率为44次/分，随年龄增长而逐渐减慢。

(1) 呼吸频率变化

1) 呼吸过速：呼吸频率超过24次/分。见于发热、贫血、甲状腺功能亢进、肺炎、心力衰竭等。

2) 呼吸过缓：呼吸频率低于12次/分。见于颅内高压、麻醉剂或镇静剂过量等。

(2) 呼吸深度变化

1) 呼吸浅快：呼吸深度小于400 mL，常伴呼吸加快。见于肺炎、胸膜炎、胸腔积液、气胸和呼吸肌麻痹等。

2) 呼吸深快：呼吸深度大于600 mL，常伴呼吸加快。见于剧烈运动、情绪激动，也见于尿毒症和糖尿病酮症酸中毒。由代谢性酸中毒引起的深长呼吸又称为库斯莫尔呼吸。

(3) 呼吸节律变化：正常人呼吸节律整齐，呼吸节律改变常提示中枢神经系统病变、呼吸中枢受到抑制。

1) 潮式呼吸：又称陈-施(Cheyne - Stokes)呼吸，是一种由浅慢逐渐变为深快，然后再由深快变为浅慢，随后出现一段呼吸暂停后，又开始以上变化的周期性呼吸。见于脑炎、脑膜炎、颅内高压及某些中毒等。

2) 间停呼吸：又称比奥呼吸，有规律地呼吸数次后突然停止一段时间，随后又开始规律呼吸。临床意义同潮式呼吸，但病情更严重，常在临终前发生，又称临终呼吸。

3) 叹息样呼吸：表现在一段正常呼吸节律中插入一次深大呼吸，常伴有叹息声。多为功能性改变，常见于神经衰弱、精神紧张或抑郁症。

3. 胸廓扩张度　一般在患者胸廓前下部进行检查，因为此处胸廓呼吸时动度最大。护士两手分别置于患者左右胸廓下面的前侧部，拇指沿肋缘上方指向剑突，其余四指伸展置于两侧，嘱患者深呼吸；护士比较两手的动度是否一致，如一侧胸廓扩张受限，见于大量胸腔积液、气胸、胸膜增厚和肺不张等。

笔记栏

4. 语音震颤　护士让患者发出语音，声波沿气管、支气管、肺泡，传到胸壁所引起的共鸣振动，可由护士的手触及，称为语音震颤，又称触觉语颤，简称语颤。

（1）评估方法：护士将双手掌的尺侧缘轻放于患者两侧胸壁的对称部位，嘱患者用同等强度重复发出“yi”长音，护士自上而下、从内到外、先前胸后背部比较两手掌感受的震颤，注意有无增强或减弱并进行两侧对比。

（2）生理变异：触觉语颤的强弱受发音强弱、音调高低、胸壁厚薄，以及支气管至胸壁距离的差异等影响，且与年龄、性别、体型及部位等有关。

在正常情况下，一般男性较女性为强，成人较儿童为强，瘦者较胖者为强。同一胸廓的不同部位，语颤的强弱亦有所不同。前胸右上部较左上部略强，因右肺尖较靠近气管；前胸上部较下部略强，因前者距声门较近，后胸下部较上部为强，因上部骨骼及肌肉较厚，肩胛间区的语颤较强，因该区接近气管，但这些差别很小，常无诊断意义。

（3）病理情况：疾病对语颤的影响在临床上有较大意义。

1）语音震颤增强主要见于：① 肺组织实变，如大叶性肺炎、肺梗死；② 肺浅表大空洞，如肺脓肿、肺结核空洞、癌性空洞等；③ 压迫性肺不张。

2）语音震颤减弱或消失主要见于：① 支气管阻塞如阻塞性肺不张；② 肺泡含气量增多，如肺气肿；③ 大量胸腔积液或气胸；④ 胸膜高度肥厚；⑤ 胸壁皮下气肿。

5. *胸膜摩擦感*　急性胸膜炎早期或晚期，因纤维蛋白沉积而使胸膜表面变为粗糙，呼吸时胸膜脏层和壁层相互摩擦，护士可触及类似皮革状相互摩擦的感觉，称为胸膜摩擦感。该征象常于胸廓活动度最大的下前侧部触及。

6. *胸部叩诊*

（1）直接叩诊法：护士右手手指并拢，以指腹面对患者胸壁进行叩击。主要适用于肺大面积病变，如大量胸腔积液。

（2）间接叩诊法：患者取坐位或仰卧位，肺部叩诊应从肺尖开始，自上而下，两侧对照；先叩前胸，再叩两侧、背部。护士左手中指板指应平贴于肋间隙并与肋骨平行，以右手中指的指尖垂直地叩击左手中指第二指骨前端，每次叩2～3下，力量要均匀、轻重应适宜。应作左右对比、上下对比、内外对比，注意叩诊音的变化。正常胸部叩诊音如下。

1）清音：音调低，音响强，震动持续时间较长。见于弹性、含气量和致密度正常的肺组织。

2）鼓音：音调较低，音响较强，震动持续时间较长。见于左侧前下胸部，该处是胃泡的位置。

3）浊音：音调较高而响度较低，震动持续时间较短。见于正常人心脏、肝脏被肺组织掩盖的部分。

4）实音：音调较浊音更高，音响更弱，震动持续时间更短。见于不含气的实质性器官如心脏、肝脏等。

7. *肺界叩诊*

（1）肺上界：即肺尖的上界，内侧为颈肌，外侧为肩胛带。叩诊方法是从锁骨中点上方即斜方肌前缘中点开始叩诊为清音，逐渐叩向外侧，当清音转变为浊音时，即为肺上界的外侧点；然后再由中点向内侧叩，当清音转变为浊音时，即为肺上界的内侧点。该清音带的宽度即肺尖的宽度，又称Kronig峡，正常为4～6 cm。肺尖有浸润性病变或纤维化、萎缩时，此清音区缩小或消失；肺气肿时，该清音区增宽。

（2）肺下界：正常人肺下界位于锁骨中线第6肋间隙，腋中线第8肋间隙，肩胛线第10肋间隙。正常肺下界的位置可因体型、发育情况不同而稍有差异。肥胖者可上升1肋间，瘦弱者可下降1肋间。病理情况下，肺下界降低见于肺气肿、腹腔内脏下垂；肺下界上升见于肺不张、腹内压升高使膈上升，如腹水、鼓肠、肝脾肿大、腹腔巨大肿瘤等。

护士嘱患者平静呼吸，叩出正常肺下界并做标记，嘱患者深吸气，迅速叩出此时的肺下界，做好标记；然后嘱其深呼气，再叩出肺的下界，也做好标记。深吸气时的肺下界与深呼气时的肺下界之间的距离称为肺下界的移动范围，正常为6～8 cm。肺下界移动范围缩小见于：① 肺组织

笔记栏

萎缩，如肺不张、肺纤维化；② 肺组织弹性消失，如肺气肿；③ 肺组织炎症和水肿；④ 局部胸膜粘连。

（3）肺前界：正常的肺前界相当于心脏的绝对浊音界。当心脏存在扩大、心包积液、主动脉瘤时，可使肺前界扩大；肺气肿时，肺前界缩小。

8. 肺部病理性叩诊音　当肺和胸膜发生病变时，在正常肺部清音区内可出现过清音、鼓音、浊音和实音等，称为病理性叩诊音。

（1）浊音：见于肺组织含气量减少，如肺炎、肺结核、肺不张；肺内实质性组织形成，如肺肿瘤；胸膜腔病变，如胸腔积液、胸膜肥厚；胸壁病变，如胸壁水肿。

（2）实音：见于大量胸腔积液和巨大肿瘤。

（3）过清音：发生在肺泡弹性减弱但含气量增多的情况时，见于阻塞性肺气肿。

（4）鼓音：见于肺内浅表大空洞，直径大于3～4 cm，如肺结核空洞、癌性空洞、肺脓肿；自发性气胸。

9. 肺脏听诊　评估对象取坐位或卧位，呼吸均匀。听诊一般从肺尖开始，自上而下，先前胸、后侧胸、再背部，同时要进行两侧对比。听诊的主要内容有正常呼吸音、异常呼吸音、啰音、语音共振和胸膜摩擦音。

（1）正常呼吸音：正常呼吸音主要包括支气管呼吸音、支气管肺泡呼吸音、肺泡呼吸音三种。听诊时要注意呼吸音的响度、音调、呼吸时相的长短及呼吸音的性质等。

1）支气管呼吸音为吸入的气体在声门、气管或主支气管形成湍流所产生的声音。听诊特点：支气管呼吸音类似将舌尖抬高而呼气时发出的“ha”音。支气管呼吸音音响较强、音调高，吸气时相较呼气时相短。听诊部位包括喉部、胸骨上窝、背部第6、7颈椎及第1、2胸椎附近。

2）支气管肺泡呼吸音也称混合性呼吸音，为支气管呼吸音和肺泡呼吸音的混合呼吸音。听诊特点：支气管肺泡呼吸音的性质介于前两种呼吸音之间，吸气音的性质与肺泡呼吸音的性质相似，但音响较强，音调较高；而呼气音的性质近似支气管呼吸音，但音响较弱，音调较低。其吸气时相与呼气时相大致相等。听诊部位为胸骨角附近，背部第3、4胸椎肩胛间区，有时在右肺尖也可闻及。

3）肺泡呼吸音是由于吸气时气流进入肺泡，冲击肺泡壁，使肺泡壁由弛缓变为紧张状态；呼气时肺泡由紧张变为松弛。肺泡弹性的变化和气流的振动产生肺泡呼吸音。听诊特点：肺泡呼吸音为一种叹息样的或柔和吹风样的“fu”的声音，音调相对较低。吸气时音响强、音调高、时相长；呼气时音响较弱、音调较低、时相较短。听诊部位：正常人，除外支气管呼吸音和支气管肺泡呼吸音听诊区域，肺的其余部分均为肺泡呼吸音。

（2）异常呼吸音

1）异常肺泡呼吸音：肺泡呼吸音减弱或消失，与进入肺泡内的气体流量减少或气流速度减慢及呼吸音传导障碍有关。可表现在两肺或一侧肺及局部肺组织。发生的原因有：① 胸廓活动受限，如胸痛、肋软骨骨化和肋骨骨折等。② 呼吸肌疾病，如重症肌无力、膈痉挛等。③ 支气管阻塞，见于慢性支气管炎、支气管狭窄等。④ 压迫性肺膨胀不全，见于胸腔积液或气胸等。⑤ 腹部疾病，如大量腹水、腹部巨大肿瘤等。

肺泡呼吸音增强：① 双侧肺泡呼吸音增强形成的机制与进入肺泡的气体流量增多或进入肺内气体流速加快有关。原因包括运动、发热或代谢亢进等，使机体需氧量增加，此时呼吸深长和加快；缺氧兴奋呼吸中枢，导致呼吸运动增强，如贫血等；血液酸度增高，刺激呼吸中枢，产生深长呼吸，见于酸中毒等。② 一侧肺泡呼吸音增强见于一侧胸肺病变，健侧肺代偿性肺泡呼吸音增强。如胸廓畸形、胸腔积液、一侧气胸、支气管阻塞等。③ 呼气音延长见于下呼吸道部分阻塞、痉挛或狭窄，如支气管哮喘等。或由于肺组织弹性减退，如慢性阻塞性肺气肿等。④ 断续性呼吸音也称齿轮性呼吸音。由肺内局部炎症或支气管狭窄，使空气不能均匀地进入肺泡所致。见于肺结核和肺炎等。⑤ 粗糙性呼吸音是由于支气管黏膜轻度水肿或炎症造成不光滑或狭窄，气流进出不畅形成。见于

笔记栏

支气管或肺部炎症的早期。

2）异常支气管呼吸音：简称为管样呼吸音。在正常肺泡呼吸音的部位听到支气管呼吸音，即为异常支气管呼吸音。

3）异常支气管肺泡呼吸音，在正常肺泡呼吸音的部位听到支气管肺泡呼吸音。当肺部实变部分较小且与正常含气肺组织混合存在，或肺实变部位较深、被肺组织覆盖时出现。见于支气管肺炎、肺结核、大叶性肺炎初期，也可在胸腔积液上方肺膨胀不全的区域听到。

（3）啰音：是呼吸音以外的附加音。按性质的不同分为干啰音和湿啰音两种。

1）干啰音的听诊特点：① 吸气与呼气均可听到，但呼气时更为明显；② 具连续性，持续时间较长，带乐音性质；③ 啰音的部位、性质、强度易发生变化，在短时间内可显著减少或消失。根据音调的高低不同，干性啰音分为低调和高调两种。低调的干啰音称为鼾音，多发生在气管和大支气管的病变。高调的干啰音称为哨笛音，伴呼气时间延长的哨笛音又称哮鸣音，由细小支气管病变引起。临床意义：干性啰音的出现提示气管、支气管有炎症和（或）狭窄。肺部两侧散在的干性啰音，见于慢性支气管炎、支气管哮喘、心源性哮喘等；持久存在的局限性干性啰音，应考虑各种情况引起的支气管狭窄，如支气管内膜结核、肿瘤或肿瘤压迫支气管等。

2）湿啰音的听诊特点：① 吸气与呼气均可听到，以吸气时清楚，尤其是吸气末更为明显；② 断续而短暂，常一连串出现；③ 啰音的部位、性质、强度不易发生变化；④ 大、中、小水泡音可同时存在。湿啰音可分为大、中、小、细湿性啰音。大水泡音发生在气管和大支气管；中水泡音发生在中等大小支气管；小水泡音发生在细小支气管；细湿啰音发生在肺泡。也就是说，湿性啰音的大小与病变所在的管腔大小一致。临床意义：湿性啰音的出现提示气管、支气管和肺泡内有炎症和（或）稀薄液体。局部湿啰音见于局部病变，如大叶性肺炎、肺结核、支气管扩张等。两侧肺底部湿性啰音，见于左心衰竭所致的肺淤血和支气管肺炎。如两肺满布湿性啰音，多见于急性肺水肿。

（4）语音共振：患者用一般的声音强度重复发“yi”长音，喉部发音产生的振动经气管、支气管、肺泡传至胸壁，护士用听诊器可以听到柔和而不清晰的声音，称为语音共振。检查时需注意两侧对称部位对比，比较其强度和性质的改变。语音共振减弱见于支气管阻塞、胸腔积液、自发性气胸、肺气肿、胸膜增厚、胸壁水肿及肥胖体型等。听觉语音增强，见于肺实变、肺浅表大空洞和压迫性肺不张等。

（5）胸膜摩擦音：正常胸膜表面光滑，胸膜腔内有少量的浆液起润滑作用，呼吸时不产生音响。当胸膜由于炎症、纤维蛋白渗出时胸膜表面变得粗糙，随呼吸两层胸膜相互摩擦发出胸膜摩擦音。胸膜摩擦音可见于急性纤维素性胸膜炎、肺炎、肺梗死等，胸膜肿瘤，尿毒症，严重脱水使胸膜高度干燥时。

【评价】

（1）肺脏、胸膜查体手法系统、规范、准确。

（2）准确区分各叩诊音的特点、部位和临床意义，能够准确对肺上界、肺下界进行叩诊，掌握肺下界移动度的变化的临床意义。

（3）准确区分正常呼吸音、异常呼吸音、啰音的听诊特点及临床意义。

【反思】

（1）常见的几种异常呼吸及临床意义是什么？

（2）语音震颤的触诊方法及语音震颤增强或减弱的临床意义是什么？

（3）肺上界、肺下界、肺前界的体表投影是什么？肺下界移动度怎么叩诊？

（4）正常呼吸音有哪些？正常呼吸音的听诊部位、听诊特点及临床意义是什么？

（5）异常呼吸音有哪些？异常呼吸音的听诊特点及临床意义是什么？

（6）请说出啰音的种类及鉴别。

（7）胸膜摩擦音的临床意义是什么？

笔记栏

操作程序及考核标准

考核时间：15 min。
考核资源：听诊器、直尺、血压计等。

项　目	操　作　要　点	分　值	得　分	扣分及说明
	报告姓名，计时开始			
仪　表	仪表端庄，服装整洁，不留长指甲，按医院要求着装	5		
评　估	(1) 有无进行治疗或进餐	4		
	(2) 病床及床垫有无损坏，床单、被套符合床及棉胎的尺寸，适合季节需要	6		
计　划	(1) 洗手，戴口罩	2		
	(2) 用品齐全，清洁适用，摆放有序，便于操作	3		
操作过程	(1) 肺及胸膜视诊：患者仰卧位（或坐位），正确暴露胸部，上至颈以下，下至中上腹，两侧至腋中线。护士观察患者呼吸频率、呼吸类型、呼吸频率、深度变化；说出潮式呼吸、间停呼吸、叹息样呼吸的临床意义（口述）	6		
	(2) 前胸廓扩张度的检查：护士两手置于患者胸廓下面的前侧部，左右手拇指分别沿两侧肋缘指向剑突，拇指尖在前正中线两侧对称部位，两手掌和伸展的手指置于前侧胸壁。嘱被检查者做深呼吸运动，观察比较两手的动度是否一致，以此对比患者呼吸时两侧胸廓扩张度。后胸廓扩张度的检查：护士将两手平置于被检查者背部，约于第10肋骨水平，拇指与中线平行，并将两侧皮肤向中线轻推，嘱患者做深呼吸运动，比较两手的动度是否一致	6		
	(3) 语音震颤检查：护士将左右手掌的尺侧缘或掌面轻放于患者两侧胸壁的对称部位，告知患者用同等强度重复轻发“yi”长音。自上而下，从内到外，两手交叉检查，比较患者两侧对称部位语音震颤的异同，注意有无增强或减弱	6		
	(4) 胸膜摩擦感检查：患者取仰卧位反复作深慢呼吸运动，护士用手掌轻贴前胸下前侧部或腋中线第5、6肋间胸壁	4		
	(5) 肺脏的叩诊：患者平卧，护士站其右侧，叩诊自锁骨上窝开始，然后沿锁骨中线、腋前线，自第一肋间隙从上至下逐一肋间隙进行叩诊；其次检查侧胸壁：请患者举起上臂置于头部，自腋窝开始沿腋中线向下叩诊至肋缘；最后叩诊背部：请患者坐起告知其向前稍低头、双手交叉抱肘。由上至下进行叩诊，比较两侧叩诊音的变化。叩诊时注意左右、上下、内外进行对比。能够准确区分清音、浊音、实音、鼓音，说出过清音的临床意义	6		
	(6) 肺下界移动度叩诊：患者取坐位双手抱肩，在平静呼吸时，护士在患者右肩胛线上叩出肺下界的位置。然后告知患者做深呼吸后在屏住呼吸的同时，沿右肩胛线继续向下叩诊，当由清音变为浊音时，即为肩胛线上肺下界的最低点，做标记。当患者恢复平静呼吸后，护士同样先于肩胛线上叩出平静呼吸时的肺下界，嘱患者做深呼吸后再屏住呼吸，再由下向上叩诊，直至浊音变为清音时，即为肩胛线上肺下界的最高点，做标记。由此测量出最高点与最低点之间的距离，即为肺下界移动的范围。说出肺下界移动度变化的临床意义	8		
	(7) 肺脏听诊：听诊顺序由肺尖开始，自上而下，分别检查前胸部、侧胸部，背部，应注意上下，左右对称部位进行对比	4		
	(8) 准确说出正常呼吸音的听诊部位、听诊特点。支气管呼吸音正常部位：喉部、胸骨上窝、背部第6、7颈椎及第1、2胸椎；支气管呼吸音类似将舌尖抬高而呼气时发出的“ha”音，音响较强、音调高，吸气时相较呼气时相短	6		
	(9) 支气管肺泡呼吸音正常部位：胸骨两侧第1、2肋间、肩胛区第3、4胸椎水平以及肺尖前、后部的肺野部位；吸气音的性质与肺泡呼吸音的性质相似，但音响较强，音调较高；而呼气音的性质近似支气管呼吸音，但音响较弱，音调较低；吸气时相与呼气时相大致相等	4		

笔记栏

（续表）

项　目	操　作　要　点	分　值	得　分	扣分及说明
操作过程	(10) 肺泡呼吸音正常听诊部位：正常人，除外支气管呼吸音和支气管肺泡呼吸音听诊区域，肺的其余部分均为肺泡呼吸音。肺泡呼吸音为一种叹息样的或柔和吹风样的“fu”的声音，音调相对较低，音响较弱，吸气相长于呼气相	4		
	(11) 说出异常呼吸音（异常肺泡呼吸音、异常支气管呼吸音、异常支气管肺泡呼吸音）的听诊部位、听诊特点	4		
	(12) 说出啰音的分类及干啰音、湿啰音的听诊特点	4		
	(13) 语音共振患者用一般的声音强度重复发“yi”长音，喉部发音产生的震动经气管、支气管、肺泡传至胸壁，护士用听诊器可以听到柔和而不清晰的声音，称为语音共振。检查时需注意两侧对称部位对比，比较其强度和性质的改变	4		
	(14) 洗手，报告操作完毕	4		
综合评价	(1) 动作轻巧、准确、省时、节力	5		
	(2) 床铺平紧、舒适、美观	5		
总　分		100		

（张智霞）

技能二十八　心脏检查、血管检查评估

一、心脏检查评估

心脏检查包括心脏的视诊、触诊、叩诊、听诊。

【目的】

(1) 学会心脏的检查方法及顺序，并了解其正常状态与生理变异。

(2) 掌握心脏浊音界的叩诊方法及第一、第二心音的听诊特点与鉴别方法。

【护理情景导入】

患者男性，52岁，原有劳累型心绞痛，近2周来每于清晨5时发作，疼痛持续时间较长入院，住院期间忽然心悸伴头晕，病区护士为患者做心脏查体。

【评估】

(1) 能够系统规范地对患者进行心脏、血管查体。

(2) 能够说出心脏听诊区的部位和机制，掌握心脏听诊顺序、内容。

【计划】

1. 护士准备　洗手，戴口罩，着装整齐。

2. 用物准备

(1)诊器、直尺、血压计等。

(2)挂图或幻灯片：心脏的绝对浊音界与相对浊音界；心脏各瓣膜听诊区；动脉血压的分级。

3. 环境准备　病室安静、整洁。

【实施】

1. 视诊

(1) 心前区隆起：正常人心前区左右侧对称，无异常隆起或下陷。

(2) 心尖搏动：心脏收缩时，心尖向前冲击前胸壁相应部位，形成心尖搏动。正常成人心尖搏

笔记栏

动位于胸骨左缘第5肋间锁骨中线内侧0.5 ～ 1.0 cm，搏动范围以直径2.0 ～ 2.5 cm。观察心尖搏动时应注意其位置、强度、范围、节律及频率有无异常。

在生理情况下，心尖搏动的位置、范围亦可有一定的变化。例如，卧位时心尖搏动可因膈肌升高而略上移；左侧卧位时，心尖搏动可向左移2.0 ～ 3.0 cm；右侧卧位时，可向右移1.0 ～ 2.5 cm。胸壁厚或肋间隙窄者，心尖搏动减弱，范围减小；胸壁薄或肋间隙宽者，心尖搏动增强，范围增大。剧烈运动或精神紧张者，心尖搏动增强。心脏疾病：左心室增大时，心尖搏动向左下移位；右心室增大时，心尖搏动向左移位；全心增大时，心尖搏动向左下移位。

（3）心前区搏动：正常人心前区除心尖搏动外，一般无其他搏动。但少数正常青年人在体力活动或情绪激动时，在胸骨左缘第2肋间可见到收缩期搏动。病理情况下，心尖搏动减弱见于扩张型心肌病、心肌梗死等心肌病变，以及心包积液、左侧胸腔大量积液或肺气肿等；心尖搏动增强见于左心室肥大、甲状腺功能亢进、发热和严重贫血等。

2. 触诊

（1）体位：患者应取坐位、仰卧位或半卧位。

（2）方法：检查者将右手全手掌置于患者的心前区，然后逐渐缩小到用手掌尺侧或示指、中指及环指指腹并拢同时触诊，必要时也可单指指腹触诊。注意触诊时压力应适中。

（3）内容

1）心尖搏动及心前区搏动：确定搏动部位、范围。心尖搏动的凸起冲动，标志着心室收缩的开始，并可利用触诊心尖搏动来确定心音、杂音及震颤出现的时间。

2）震颤：用手掌感到的一种细小振动感，又称猫喘。正常人心前区触不到震颤。触到震颤为器质性心血管病的特征性体征，多见于心脏瓣膜狭窄及某些先天性心脏病。

3）心包摩擦感：正常心包膜光滑，腔内有少量液体润滑心包膜的脏层与壁层，故无心包摩擦感。当心包膜发生炎症，纤维素渗出致表面粗糙，心脏跳动时，两层粗糙的心包膜互相摩擦产生振动，传至胸壁，可于心前区触及，即为心包摩擦感。一般在心前区或胸骨左缘第4肋间触及，常见于急性心包炎。

3. 叩诊　　通过叩诊可确定心脏的大小、形状及在胸腔的位置。

1）体位：患者应取平卧位或坐位。

2）方法：用间接叩诊法，受检者取平卧位，叩诊时叩诊板指与肋间平行，受检者取坐位时板指可与肋间垂直。应先叩左界，后叩右界，从外向内，自下而上的顺序叩诊。叩诊板指要平贴在胸壁，并加以一定压力，叩诊力量应均匀一致。

3）内容：心脏相对浊音界相当于心脏在前胸壁的投影，反映心脏的实际大小和形状。叩诊心脏左界时，可从心尖搏动的肋间开始，由心尖搏动最强点外2 ～ 3 cm处（一般为第5肋间左锁骨中线稍外）开始，由外向内进行叩诊，叩诊音由清音变浊音时已达心脏边界，用笔做标志，再依次向上逐肋间叩诊，直至第2肋间为止；叩诊心脏右界时，先叩出肝上界，自肝上界的上一肋间（通常为第4肋间）开始由外向内，依次按肋间向上叩诊，直至第2肋间。正常成年人心脏相对浊音界如下（表28-1）。

表28-1　正常成人心脏相对浊音界

右　界(cm)	肋　间	左　界(cm)
2 ～ 3	Ⅱ	2 ～ 3
2 ～ 3	Ⅲ	3.5 ～ 4.5
3 ～ 4	Ⅳ	5 ～ 6
	Ⅴ	7 ～ 9

注：左锁骨中线距胸骨中线为8 ～ 10 cm。

笔记栏

4. 听诊　心脏听诊在心脏疾病的诊断中极为重要，在实训中必须认真实践，力求准确掌握。

1）体位：患者取坐位或仰卧位，必要时可变换体位以利于听诊。例如，左侧卧位听诊心尖部的杂音可更清楚。有时为使杂音更易听到，可嘱被检查者进行适量的运动（无心功能不全者）后进行听诊或嘱其于深呼气末屏住呼吸再行听诊。

2）部位：

a. 二尖瓣听诊区：正常在心尖部，即位于第5肋间左锁骨中线内侧处。心脏增大时，心尖向左或向左下移位，这时取心尖搏动最强点为二尖瓣听诊区。

b. 肺动脉瓣听诊区：位于胸骨左缘第2肋间。

c. 主动脉瓣听诊区：有两个听诊区，主动脉瓣听诊区即胸骨右缘第2肋间；主动脉瓣第二听诊区胸骨左缘第3肋间。

d. 三尖瓣听诊区：位于胸骨体下端左缘，即胸骨左缘第4、5肋间。

3）听诊顺序：听诊的顺序逆时针方向依次从心尖区开始听诊、肺动脉瓣区、主动脉瓣区、主动脉瓣第二听诊区，最后是三尖瓣听诊区。

4）听诊内容

a. 心率：即心脏搏动的次数。检查心率时，一般在心尖部听取第一心音，计数1 min内心脏搏动次数即可，但在心率较慢或心律不规整时，应计数2～3 min内的心脏搏动次数，并取其每分钟的平均值作为心率。

b. 心律：即心脏搏动的节律。正常人心律基本规则，但健康儿童、青年及部分成年人中，心律可随呼吸运动而出现周期性变化，吸气时心率增快，呼气时减慢，称窦性心律不齐，一般无临床意义。规律心律的基础上提前出现的心跳为期前收缩。听诊特点为心律绝对不规则；第一心音强弱不等；脉率少于心率，称为脉搏短促，见于心房颤动。

c. 心音：按其在心动周期中出现的先后次序，依次命名为第一心音（S1）、第二心音（S2）、第三心音（S3）和第四心音（S4）。通常听到的是第一和第二心音，第三心音有时也可听到，在儿童和青少年时期易听到，第四心音一般听不到。第一心音的听诊特点为音调较低钝，强度较响，历时较长（持续约0.1 s），与心尖搏动同时出现，在心尖部最响。第二心音的听诊特点为音调较高而脆，强度较S1弱，历时较短（约0.08 s），不与心尖搏动同步，在心底部最响。正常青少年肺动脉瓣听诊区第二心音较主动脉瓣听诊区的第二心音强（P2＞A2）；老年人则相反（A2＞P2）；中年人两者相等（A2=P2）。准确区分第一心音与第二心音，能正确地判断心室的收缩期或舒张期，从而确定异常心音和杂音所处的心动周期时相，以及其与第一心音或第二心音之间的时间关系。第一心音与第二心音的区别为：① S1的音调较S2低，S1时限较长，S2时限较短；② S1在心尖区最响，S2在心底部较响；③ S1至S2的距离较S2至下一心搏S1的距离短；④ S1与心尖搏动撞击胸壁的时间一致，与颈动脉搏动几乎同步。在部分正常人中，有时在第二心音之后还可听到一个短促而弱的声音，酷似第二心音的回声，称为第三心音。局限于心尖部或其内上方，仰卧位、呼气时较为清楚。第四心音（S4）正常情况下此音很弱，一般不能听到。

d. 额外心音：指在正常S1、S2之外听到的病理性附加心音，正常情况下不能听到。额外心音大部分出现在舒张期，其中以舒张早期额外心音最多见，临床意义也较大。

e. 心脏杂音：指在心音与额外心音之外，在心脏收缩或舒张过程中的异常声音，杂音性质的判断对于心脏病的诊断具有重要的参考价值。正常人在心尖部或肺动脉瓣区可听到1/6～2/6级柔和的吹风样收缩期杂音。

f. 心包摩擦音：指脏层与壁层心包由生物性或理化性因素致纤维蛋白沉积而粗糙，以致在心脏搏动时产生摩擦而出现的声音。正常心包两层表面光滑，心脏跳动时，无心包摩擦音。

二、血管检查

【目的】

掌握动脉血压测定方法、正常值，并了解其改变的临床意义。

笔记栏

【评估】

能够系统规范地对患者进行血管查体。

【计划】

1. 护士准备　洗手，戴口罩，着装整齐。

2. 用物准备

（1）诊器、直尺、血压计等。

（2）挂图或幻灯片：心脏的绝对浊音界与相对浊音界；心脏各瓣膜听诊区；动脉血压的分级。

3. 环境准备　病室安静、整洁。

【实施】

1. 检查部位　桡动脉、肱动脉、股动脉及足背动脉等。

2. 检查方法　检查时需对两侧脉搏的情况进行对比，正常人两侧脉搏差异很小，某些疾病时两侧脉搏明显不同，如缩窄性大动脉炎或无脉症。

3. 检查内容　脉率、节律、紧张度和动脉壁弹性、强弱和波形变化等。

（1）紧张度与动脉壁弹性：将两个手指指腹分别置于脉搏上，近心端手指用力按压阻断血流，使远心端手指触摸不到脉搏，通过施加压力的大小及感觉的血管壁弹性状态来判断脉搏的紧张度。正常情况下，桡动脉管壁光滑、柔软，具有一定的弹性。如用一手指压迫动脉使其血流阻断，其远端的动脉搏动不能触及，如能触及则标志有动脉硬化。动脉硬化明显时动脉壁变硬，弹性丧失，呈迂曲的索条状，甚至有结节。

（2）水冲脉：脉搏骤起骤落，犹如潮水涨落，故名水冲脉，常见于动脉导管未闭、主动脉瓣关闭不全、甲状腺功能亢进等脉压增大的患者。检查者握紧患者手腕掌面，将其前臂高举过头部，可明显感知犹如水冲状的急促而有力的脉搏冲击。

（3）奇脉：指吸气时脉搏明显减弱或消失，其产生与左心室排血量减少有关，见于大量心包积液、心脏压塞或心包缩窄时。明显的奇脉在触诊时可检知，不明显的用血压计检测，吸气时收缩压较呼气时低10 mmHg以上。

（4）交替脉：指节律规则而强弱交替的脉搏，是由左心室收缩力强弱交替所致，是左心室心力衰竭的重要体征之一，常见于主动脉瓣关闭不全、高血压心脏病、急性心肌梗死等。

4. 动脉血压测定　测定前先嘱患者安静休息至少5 min。取仰卧位或坐位测血压，测血压时，一般以右侧上肢为准，血压至少应测量2次。

5. 周围血管征　脉压增大而导致的体征，包括点头运动、颈动脉明显搏动、毛细血管搏动征、水冲脉、枪击音、杜柔双重音等。

（1）毛细血管搏动征：用手指轻压患者指甲末端或以玻片轻压患者口唇黏膜，使局部发白，当心脏收缩和舒张时，则发白的局部边缘发生有规律的红、白交替的节律性微血管搏动现象，即为毛细血管搏动征。

（2）枪击音：将听诊器膜型体件置于四肢动脉处可闻及与心跳一致的短促如射枪的声音。听诊的部位常选择股动脉，部分患者在肱动脉、足背动脉处也可听到。

（3）杜柔双重杂音：将听诊器钟型体件稍加压力于股动脉可闻及收缩期与舒张期双期吹风样杂音，为连续性。

6. 肝颈静脉回流征　用手按压患者右上腹部肿大的肝脏，颈静脉充盈更加明显为阳性。在右心功能不全或渗出性及缩窄性心包炎患者中，可检查到此征。

【评价】

笔记栏

（1）心脏、血管查体系统、规范、准确。

（2）准确区分各心脏听诊区的部位，识别第一心音和第二心音，掌握额外心音和杂音的临床意义。

（3）掌握动脉血压测定方法、正常值和主要的临床意义。

【反思】

(1) 正常心尖搏动的位置在哪里？

(2) 心脏瓣膜听诊区有几个？听诊顺序是什么？

(3) 心脏听诊的内容包括哪些？

(4) 血压的正常值及高血压如何分级？

(5) 周围血管征包括哪些？其临床意义是什么？

操作程序及考核标准

考核时间：10 min。

考核资源：听诊器、直尺、血压计等。

项　目	操　作　要　点	分　值	得　分	扣分及说明
	报告姓名，计时开始			
仪　表	仪表端庄，服装整洁，不留长指甲，按医院要求着装	5		
评　估	(1) 患者有无进行治疗或进餐	4		
	(2) 采集病史，对患者进行系统评估。目前患者的发病情况，主要症状的特点、体征、持续时间	6		
计　划	(1) 洗手，戴口罩	2		
	(2) 用品齐全，清洁适用，摆放有序，便于操作	3		
操作过程	(1) 患者仰卧位(或坐位)，正确暴露胸部，上至颈以下，下至中上腹，两侧至腋中线	4		
	(2) 护士站在被检查者右侧，其视线与胸部同水平开始视诊，仔细观察心前区有无隆起及异常搏动	4		
	(3) 观察心尖搏动位置与范围。能够正确指出患者心尖搏动在第几肋间，在锁骨中线内侧还是外侧。正常人心尖搏动在第5肋间，左锁骨中线内(0.5～1.0 cm)；能够正确描述患者的心尖搏动范围及是否正常	6		
	(4) 护士用右手全手掌开始检查，置于患者心前区，用手掌尺侧(小鱼际)或示指、中指及环指指腹并拢同时触诊，也可用单一手指指腹触诊	4		
	(5) 心尖搏动最强点在第几肋间，在锁骨中线内或外(正常人心尖搏动于第5肋间左锁骨中线内侧面0.5～1 cm)(指点不正确不能得分)	6		
	(6) 心脏震颤触诊：考生用手掌或手掌尺侧小鱼际平贴于心前区各个部位，以触知有无微细的震动感	4		
	(7) 心包摩擦感触诊：在心前区或胸骨左缘第3～4肋间触诊	4		
	(8) 考生以左手中指的第1、2指节作为叩诊板指，平置于心前区拟叩击的部位，板指与肋间平行，右手指自然弯曲，以中指指端叩击左手中指(板指)第2指骨的前端叩击方向与叩诊部位的体表垂直，叩击时应以腕关节与指关节的活动为主，叩击动作要灵活、短促，富有弹性。叩击后右手中指立即抬起，在同一部位叩诊可连续2～3下	6		
	(9) 左侧心界：在心尖搏动外2～3 cm处开始叩诊，由外向内至浊音出现，逐个肋间向上，直至第2肋间	6		
	(10) 心右界叩诊：先叩出肝上界，然后于其上一肋间由外向内至浊音止，逐一肋间向上叩诊，直至第2肋间	6		
	(11) 心脏听诊：心尖区即二尖瓣区；肺动脉瓣区，即胸骨左缘第2肋间；主动脉瓣区，即胸骨右缘第2肋间；主动脉瓣第二听诊区，即胸骨左缘第3肋间；三尖瓣区，即胸骨左缘第4、5肋间	4		
	(12) 自心尖区(1分)开始→肺动脉瓣区(1分)→主动脉瓣区(1分)→主动脉瓣第二听诊区(1分)→三尖瓣区(1分)。每听诊区至少听30 s，听诊时间太短应适当扣分	6		

笔记栏

（续表）

项　目	操　作　要　点	分　值	得　分	扣分及说明
操作过程	（13）听诊内容：心率、心律、正常心音、心音改变（正常、异常）、心脏杂音、心包摩擦音等	8		
	（14）洗手，报告操作完毕	2		
综合评价	（1）动作熟练、准确	5		
	（2）采集病史，对患者进行系统评估	5		
总　分		100		

（马剑芬）

技能二十九　腹部检查评估

腹部检查包括腹部的视诊、触诊、叩诊、听诊。

【目的】

（1）了解腹部的体表标志和分区。

（2）掌握腹部检查的顺序和方法。

（3）掌握腹部触诊的一般内容和各个脏器触诊。

（4）熟悉腹部的叩诊。

（5）掌握腹部的听诊。

【护理情景导入】

患者男性，28岁，间歇性上腹痛2年，受凉后加重伴嗳气，近2天疼痛加重，住院期间晚睡前突然头昏、出冷汗，继呕血100 mL，2 h后排黑便1次，约100 mL，病区医生、护士为患者做腹部查体。

【评估】

（1）能够系统规范地对患者进行腹部查体。

（2）掌握腹部触诊的一般内容和各个脏器触诊。

【计划】

1. 护士准备　洗手，戴口罩，着装整齐。

2. 用物准备

（1）听诊器、叩诊锤、棉签、标准病历等。

（2）挂图或幻灯片：腹部体表分区示意图。

3. 环境准备　病室安静、整洁。

【实施】

1. 腹部的体表标志　常用的腹部体表标志有：剑突、肋弓下缘、脐、髂前上棘、腹直肌外缘、腹中线、腹股沟韧带、肋脊角。

2. 腹部分区　目前常用的腹部分区有四区分法及九区分法。

（1）四区分法：是通过脐划一水平线与一垂直线，将腹部分为左、右上腹部和左、右下腹部。

（2）九区分法：是由两侧肋弓下缘连线和两侧髂前上棘连线为两条水平线，左、右髂前上棘至腹中线连线的中点为两条垂直线，将腹部划分为九区，分别为左、右上腹部（季肋部），左、右侧腹部（腰部），左、右下腹部（髂窝部），及上腹部、中腹部（脐部）和下腹部（耻骨上部）。

3. 腹部视诊

（1）室内温度适宜，光线充足，最好是自然光线，嘱患者排空膀胱，取仰卧位，两手自然置于身体

笔记栏

两侧，充分暴露全腹部，平静呼吸，使腹壁肌肉放松。

（2）护士站在患者的右侧，按一定顺序自上而下观察腹部。

1）腹部外形：注意腹部外形是否对称，有无全腹膨隆或凹陷。健康正力型成年人平卧位时，腹部平坦或稍凹陷，两侧对称，小儿或肥胖者腹部外形较饱满，称为腹部饱满；老年人及消瘦者，因腹壁皮下脂肪较少，腹部下陷，而致腹部低平。

2）呼吸运动：成年男性及小儿以腹式呼吸为主，成年女性以胸式呼吸为主。

3）腹壁静脉：正常人腹壁皮下静脉一般不显露，较瘦或皮肤白皙的人腹壁静脉隐约可见。皮肤较薄而松弛的老年人可见静脉显露于皮肤，但较直而不迂曲，属于正常。血流方向亦正常，即脐水平线以上，自下向上；脐水平线以下，自上向下。

血流方向的检查：选择一段没有分支的腹壁静脉，检查者将一只手的示指和中指并拢压在静脉上，然后一只手指紧压静脉向外滑动，挤出该段静脉内的血液，滑动至一定距离后放松该手指，另一手指紧压不动，看静脉是否充盈，如迅速充盈，则血流方向是从放松的一端流向紧压手指的一端。同法放松另一手指，即可看出血流的方向。

4）胃肠型和蠕动波：正常人腹部一般见不到胃型、肠型和蠕动波，但在腹壁菲薄或松弛的老年人、经产妇或极度消瘦者偶可见到。

5）腹壁其他情况：正常人腹部皮肤颜色较暴露部位稍淡，无紫纹、皮疹、瘢痕、疝等。

4. 腹部触诊

（1）患者排尿后取仰卧位，两手置于身体两侧，两腿屈起并稍分开，腹肌松弛。检查肝脏、脾脏时，还可分别取左、右侧卧位。检查肾脏时，可取坐位或立位。

（2）护士位于被检查者的右侧，面对被检查者，前臂应与腹部平面在同一水平，检查时双手要温暖，动作轻柔。一般自左下腹开始自逆时针方向检查，原则是先触诊健康部位，逐渐移向病变部位。边触诊边观察被检查者的反应与表情，对精神紧张或有痛苦者，给予安慰和解释，用谈话或提问来转移患者注意力，以减轻腹肌紧张。

1）浅部触诊法：将手放在患者腹部表浅部位，用掌指关节和腕关节的协调动作进行滑动触摸，了解腹壁紧张度、有无压痛及包块。正常人腹壁柔软、光滑，无压痛及包块。

2）深部触诊法：检查时可用单手或两手重叠，由浅入深，逐渐加压，用于检查腹腔内病变和脏器的情况。根据检查目的和手法不同可分为以下几种。

a. 深部滑行触诊法：检查时嘱患者张口平静呼吸，放松腹肌。护士以并拢的二、三、四指平放在腹壁上，以手指末端逐渐触向腹腔的脏器或包块，在被触及的脏器或包块上，上下、左右方向进行滑动触摸，如为肠管或索条状包块，应与包块长轴相垂直的方向进行滑动触诊，这种触诊方法常用于腹腔深部包块和胃肠病变的检查。

b. 双手触诊法：将左手掌置于患者的脏器或包块的背后部，并向右手方向托起，使患者的脏器或包块位于双手之间，并更接近体表，有利于右手触诊检查，用于肝、脾、肾和腹腔肿物的检查。

c. 深压触诊法：用一个或两个并拢的手指逐渐深压腹壁被检查部位，用于探测腹腔深处的病变部位或确定腹腔压痛点。检查反跳痛时，在手指深压的基础上迅速将手抬起，并询问患者是否感觉疼痛加重或察看患者面部是否出现痛苦表情。

5. 触诊内容

（1）腹壁紧张度：一般用浅部触诊法。正常人腹壁触之柔软，较易压陷，正常无腹肌紧张现象。

（2）压痛与反跳痛：一般采用深压触诊法。压痛的部位常提示存在相关脏器的病变。护士用手触诊腹部出现压痛后，用并拢的2～3个手指压于原处稍停片刻，使压痛感觉趋于稳定后迅速将手抬起，如此时患者感觉腹痛骤然加重，并伴有痛苦表情或呻吟，称为反跳痛。反跳痛是腹膜壁层受炎症累及的征象，为腹内脏器病变累及邻近腹膜的标志。正常人腹部无压痛与反跳痛。

（3）脏器触诊

1）肝脏触诊：患者位于仰卧位，两膝关节屈曲放松腹壁，做较深呼吸动作，检查时可用单手

笔记栏

触诊法，护士将右手四指并拢，掌指关节伸直，与肋缘大致平行地放在右上腹部估计肝下缘的下方。随患者呼气时，手指压向腹深部，吸气时，手指向上迎触下移的肝缘。如此反复进行，手指逐渐向肋缘移动，直到触到肝脏止。触诊肝脏时应在右锁骨中线及前正中线上分别触诊。正常人肝脏在肋缘下触不到，少数腹壁松软的瘦人，深吸气时可触及肝脏在1 cm以内，在剑突下可触及肝脏，多在3 cm以内。肝脏触诊除用单手触诊法外，还可根据不同情况采用双手触诊法或钩指触诊法。

2）脾触诊：正常人肋下不能触及脾脏。检查时常用双手触诊法，患者取仰卧位，两腿稍屈曲，护士左手绕过被检查者腹前方，手掌置于其左胸下部第9 ～ 11肋处，将脾从后向前托起，右手掌平放于脐部，与左肋弓大致成垂直方向，配合呼吸，逐渐由下向上直至触到脾缘或左肋缘为止。轻度脾大而仰卧不易触及时，可改为右侧卧位，右下肢伸直，左下肢屈曲，此时用双手触诊容易触到脾脏。

脾大分为轻、中、高三度，脾缘不超过肋下2 cm为轻度肿大；超过2 cm，在脐水平线以上为中度肿大；超过脐水平线或前正中线为高度肿大。脾肿大的测量方法如下：第Ⅰ线测量（甲乙线）为左锁骨中线与左肋缘交点至脾下缘的距离，以厘米表示，脾脏轻度肿大时只测量此线。第Ⅱ线测量（甲丙线）为左锁骨中线与左肋缘交点至脾脏最远点的距离。第Ⅲ线测量（丁戊线）为脾右缘与前正中线的距离，如脾脏肿大向右超过正中线，则测量脾右缘至前正中线的最大距离，以“+”表示；脾大未超过前正中线则测量脾右缘与前正中线的最短距离，以“—”表示。触到脾脏需注意其大小、表面、边缘情况、质地、有无压痛及摩擦感等。

3）胆囊触诊：可用单手滑行触诊法或钩指触诊法。正常人胆囊不能触及，胆囊肿大时超过肝缘及肋缘，可在右肋下、腹直肌外缘处触到。胆囊炎时，未肿大到肋缘以下，触诊不能查到胆囊，护士以左手掌平放于患者右胸下部，以拇指指腹勾压于右肋下胆囊压痛点处，嘱患者缓慢深吸气。在吸气过程中发炎的胆囊下移时碰到用力按压的拇指，即可引起疼痛，此为胆囊触痛，如因剧烈疼痛而致吸气终止，称墨菲征阳性。

4）肾脏触诊：一般用双手触诊法。采取平卧位或立位。卧位触诊右肾时，护士以左手掌托住患者右腰部向上推起，右手掌平放在右上腹部，手指方向大致平行于右肋缘而稍横向，于患者吸气时触诊右肾。触诊左肾时左手越过被检查者前方而托住左腰部，右手掌横置于左上腹部，依前法双手触诊左肾。

正常人肾脏一般不易触及，有时可触到右肾下极。触及肾脏时被检查者常有不适感。当肾脏和尿路有炎症或其他疾病时，可在相应部位出现压痛点：① 季肋点（前肾点），第10肋骨前端，右侧位置稍低，相当于肾盂位置；② 上输尿管点，在脐水平线上腹直肌外缘；③ 中输尿管点，在髂前上棘水平腹直肌外缘，相当于输尿管第二狭窄处；④ 肋脊点，背部第12肋骨与脊柱的交角（肋脊角）的顶点；⑤ 肋腰点，第12肋骨与腰肌外缘的交角（肋腰角）顶点。

5）膀胱触诊：一般采用单手滑行触诊法。正常膀胱空虚时不易触到，当膀胱积尿充盈胀大时，可在下腹中部触到。患者仰卧屈膝，护士以右手自脐开始向耻骨方向触摸，触及肿块后应详查其性质。

6）腹部肿块：多采用双手触诊法。正常人腹部无病理性包块，但可触及以下脏器：① 腹肌发达者可触到腹直肌肌腹及腱划；② 腹壁薄而松软者，在脐附近深处可触及骨质硬度的第3 ～ 5腰椎椎体，在腹中线偏左，且有搏动及轻度压痛为腹主动脉；③ 正常人盲肠多在右下腹触及，活动、光滑而无压痛；④ 正常较瘦的人，于上腹部可触及一中间下垂的横行索条，腊肠样粗细，光滑柔软，为横结肠；⑤ 乙状结肠可在左下腹触及，为光滑索条状，无压痛、反跳痛，当乙状结肠内有粪块时，可在左下腹触及类圆形肿块或较粗索条，可有轻压痛。如在腹部触到上述内容以外的肿块，则应视为异常，多有病理意义。触到这些肿块时必须注意其部位、大小、质地、形态、移动度、有无压痛及搏动等。

笔记栏

7）液波震颤：腹腔内有大量游离液体时，如用手指叩击腹部，可感到液波震颤，或称波动感。

检查方法是患者平卧，护士以一手掌面贴于患者一侧腹壁，另一手四指并拢屈曲，用指端叩击对侧腹壁（或以指端冲击式触诊），如有大量腹水存在，则贴于腹壁的手掌有被液体波动冲击的感觉，即波动感。

8）振水音：在胃内有多量液体及气体存留时可出现振水音。检查时患者仰卧，护士以一耳靠近上腹部，同时以冲击触诊法振动胃部，即可听到气、液撞击的声音，也可将听诊器膜型体件置于腹部进行听诊。正常人在餐后或饮进大量液体时可有上腹部振水音，若在清晨空腹或餐后6～8 h以上仍有此音，提示胃扩张或幽门梗阻。

6. 腹部叩诊

（1）腹部叩诊音：正常情况下，腹部叩诊大部分区域呈鼓音，只有肝、脾所在部位、增大的膀胱和子宫占据的部位、两侧腹部近腰肌处叩诊为浊音。

（2）肝脏及胆囊叩诊

1）叩诊肝脏上、下界时，一般沿右锁骨中线、右腋中线和右肩胛线进行叩诊。叩诊肝上界由肺区向下叩，当由清音转为浊音时为肝上界，此处相当于被肺遮盖的肝顶部，称为肝脏相对浊音界。再向下叩1～2肋间，浊音变为实音，此处的肝脏不被肺遮盖，称肝绝对浊音界，即肺下界。确定肝下界时，由腹部鼓音区沿右锁骨中线或正中线向上叩，由鼓音转为浊音处即是。在叩诊确定肝脏上、下界时要注意体型，匀称体型者正常肝脏在右锁骨中线上，其上界在第5肋间，下界位于右季肋下缘，两者之间的距离为肝浊音区上下径，为9～11 cm；在右腋中线上，其上界为第7肋间，下界相当于第10肋骨水平；在右肩胛线上，其上界为第10肋间，下界不易扣出。

2）胆囊位于深部，且被肝脏遮盖，临床不能用叩诊检查其大小。正常人肝脏和胆囊均无叩击痛。

（3）胃泡鼓音区：胃泡鼓音区在左前胸下部肋缘以上，约呈半圆形，为胃底含气所致。上界为横膈及肺下缘，下界为肋弓，左界为脾脏，右界为肝左缘。正常人胃泡鼓音区大小受胃泡含气量的多少和周围器官组织病变的影响。

（4）脾叩诊：脾浊音区的叩诊宜用轻叩法，正常人在左腋中线上第9～11肋之间可叩到脾浊音区，其宽度为4～7 cm，前方不超过腋前线。

（5）移动性浊音：当腹腔游离腹水超过1 000 mL时，可检查出移动性浊音。检查方法是先让被检查者仰卧，腹中部由于含气的肠管在液面浮起，叩诊呈鼓音，两侧腹部因腹水积聚叩诊呈浊音。检查者自腹中部脐平面开始向患者左侧叩诊，发现浊音时，板指固定不动，嘱被检查者右侧卧，再度叩诊，如呈鼓音，表明浊音移动。同样方法向右侧叩诊，叩得浊音后嘱患者左侧卧，以核实浊音是否移动。这种因体位不同而出现浊音区变动的现象，称为移动性浊音。

（6）肋脊角叩痛：肾脏位置深，一般不能通过叩诊确定其大小，常用于检查肾脏有无叩击痛。检查时，患者采取坐位或侧卧位，护士左手掌平置于患者的肋脊角（肾区），右手握拳，由轻到中等度力量叩击左手背，正常人肾区无叩击痛。

（7）膀胱叩诊：当膀胱触诊结果不满意时，可用叩诊来判断膀胱膨胀的程度。在耻骨联合上方叩诊膀胱。膀胱空虚时，因耻骨上方有肠管存在，叩诊呈鼓音，叩不出膀胱的轮廓。膀胱内有尿液充盈时，耻骨上方叩诊呈圆形浊音区，排尿或导尿后复查，浊音区转为鼓音。

7. 腹部听诊

（1）肠鸣音：通常将右下腹部作为肠鸣音听诊点，正常人每分钟可听到肠鸣音4～5次。若每分钟达10次以上，但音调不特别高亢，称为肠鸣音活跃，见于服泻药后、急性肠炎或胃肠道大出血；若次数多且肠鸣音响亮、高亢，称为肠鸣音亢进，见于机械性肠梗阻；若肠鸣音明显减少或数分钟听到1次，称肠鸣音减弱，见于老年性便秘、电解质紊乱及胃肠动力低下等；持续3～5 min未听到肠鸣音者，称肠鸣音消失，见于急性腹膜炎或各种原因所致的麻痹性肠梗阻。

（2）血管杂音：正常人腹部无血管杂音。血管杂音可分为动脉性和静脉性。腹壁静脉明显曲张者脐周或上腹部闻及静脉性杂音，提示门静脉高压伴侧支循环形成。

笔记栏

（3）摩擦音：在脾梗死、脾周围炎、肝周围炎或胆囊炎累及局部腹膜等情况下，可在深呼吸时，于各相应部位听到摩擦音。

【评价】

（1）腹部查体系统、规范、准确。

（2）准确掌握腹部的体表标志及分区。

（3）掌握腹部各个脏器的视诊、触诊、叩诊、听诊的内容和临床意义。

【反思】

（1）腹部的四分区法及九分区法是什么？

（2）腹部触诊的内容有哪些？

（3）脾脏肿大如何分度？

（4）墨菲征阳性的意义是什么？

（5）移动性浊音如何叩诊？其临床意义是什么？

操作程序及考核标准

考核时间：10 min。

考核资源：听诊器、叩诊锤、棉签等。

项　目	操　作　要　点	分　值	得　分	扣分及说明
	报告姓名，计时开始			
仪　表	仪表端庄，服装整洁，不留长指甲，按医院要求着装	5		
评　估	（1）患者有无进行治疗或进餐	4		
	（2）采集病史，对患者进行系统评估。目前患者的发病情况，主要症状的特点、体征、持续时间	6		
计　划	（1）洗手，戴口罩	2		
	（2）用品齐全，清洁适用，摆放有序，便于操作	3		
操作过程	（1）体表标志 1）肋弓下缘：由第8～10肋软骨连接形成肋弓。其下缘为腹壁上界。 2）胸骨剑突：是胸骨下端的软骨，位于第7对肋软骨之间凹陷的顶部。 3）腹上角：是两侧肋弓的交角。 4）脐：位于腹部的正中央，向后投影相当于第3～4腰椎之间。 5）髂前上棘：是髂嵴前方突出点。 6）腹直肌外缘：相当于锁骨中线的延续。 7）腹中线是胸骨中线的延续，位于腹前壁正中。 8）腹股沟韧带：是腹部体表的下界，位于腹股沟三角的下界与耻骨联合上缘，共同构成腹壁下界。 9）肋脊角：是两侧背部第12肋骨与脊柱的交角。 10）耻骨联合：是两耻骨间的纤维软骨连接	4		
	（2）腹部主要脏器九区分法：由2条水平线（两肋弓下缘连线、两髂前上棘连线）和2条垂直线（通过左右髂前上棘至腹中线连线的中点的垂直线）将腹部分为#字形的9区，即左右上腹部及上腹部、左右侧腹部及中腹部。左右下腹部及下腹部。四区法：通过脐画一水平线及垂直线，两线相交将腹部分为4区。即左上腹、左下腹、右上腹、右下腹部	4		
	（3）腹部视诊：患者取仰卧位，充分暴露全腹。护士站于患者右侧，按自上而下视诊。有时为了查出细小隆起或蠕动波，检查者的眼睛需降低至腹平面，自侧面呈切线方向观察。观察内容：腹部外形（平坦、膨隆、凹陷、呼吸运动），腹壁静脉（有无曲张及血流方向），胃肠型和蠕动波。腹壁皮疹、色素、疝等，检查腹壁静脉血流方向	4		

笔记栏

（续表）

项　目	操　作　要　点	分　值	得　分	扣分及说明
	（4）腹部触诊方法：护士站于患者右侧，患者取仰卧位，两腿屈曲．腹部放松，检查顺序一般自左下腹开始逆时针方向检查，原则是自无疼痛部位向疼痛部位触诊。浅部触诊：以一手轻放于被检查部位。利用掌指关节和腕关节的协调动作，轻柔地进行滑动触摸。使腹壁压陷约1 cm，观察腹壁的紧张度、抵抗感、表浅的压痛、包块、搏动和腹壁上的肿物等。深部触诊：患者张口平静呼吸，护士以一手或两手重叠，由浅入深，逐渐加压以达深部。使腹壁压陷至少2 cm，以了解腹腔内脏器情况，用于检查压痛、反跳痛和腹内肿物等。深部触诊包括：深压触诊、滑动触诊、双手触诊 1）深压触诊：以拇指或并拢的2～3个手指逐渐深压以探测腹腔深在病变的部位或确定腹腔压痛点和反跳痛 2）滑动触诊：检查者以并拢的2、3、4指端，逐渐在腹腔的脏器或包块上做上下、左右的滑动触摸，以探知脏器或肿块的部位大小、性质，表面是否光滑及肿块移动度 3）双手触诊：将左手置于被检查脏器或包块的后部，并将被检查部位或脏器向右手方向推动，常用于肝、脾、肾和腹腔内肿块的检查	6		
	（5）腹部触诊内容主要有：腹壁肌肉紧张度、压痛及反跳痛、肝脏、脾脏、胰腺、肾脏、腹部包块、液波震颤、振水音、腹部压痛点等 1）腹部压痛点通常包括：胆囊压痛点、阑尾压痛点等 2）胆囊触诊：护士以左手掌平放于患者的右肋缘部，用单手触诊法在右肋下、腹直肌外缘触及胆囊。肿大的胆囊呈梨形或卵圆形，胆囊肿大不明显时用钩指触诊。方法是将左手大拇指放在腹直肌外缘与肋弓交界处（即胆囊点），嘱患者深吸气如有压痛而屏气，示墨非征阳性	6		
操作过程	（6）肝脏触诊：患者处仰卧位，双膝关节屈曲，腹壁放松。护士应于患者右侧用单手或双手触诊 1）单手触诊：护士右手掌关节伸直。4指并拢。置手于右中下腹脐水平。向上触诊，患者作腹式呼吸，患者呼气时，手指压向腹深部探查，吸气时手指随腹上抬。如此向边缘移动，触及肝缘时止 2）双手触诊：检查者右手手法同单手触诊，左手托住被检者右腰郡，触诊时左手向上推。触及肝脏时注意肝脏的大小、质地、边缘及表面是否光滑，有无压痛及搏动	6		
	（7）脾脏触诊 1）单手触诊：脾脏肿大明显时采用单手触诊，即可触及 2）双手触诊：单手触诊不能确定肿大时用双手触诊。① 患者处仰卧位，双腿屈曲。② 检查者左手绕过患者腹前方，手置于左胸下部9～11肋处，将脾从后向前托住，右手掌平放于左腹部，配合呼吸，触及脾缘。③ 脾大不易触及时可嘱患者处右侧卧位，右下肢伸直，左下肢屈髋屈膝，进行触诊，脾脏因重力向下移，易触到轻度脾大 3）脾大测量方法：① 甲乙线是左锁骨中线与左肋缘交点至脾下缘的距离。② 甲丙线是左锁骨中线与左肋缘交点至脾最远点的距离。③ 丁戊线是脾右缘至前正中线的最大距离	6		
	（8）肾脏触诊 1）患者取仰卧位或立位，卧位时患者双腿屈曲并做深呼吸 2）如触诊右肾时，医生立于患者右侧，左手托住患者右侧腰部，右手放在右上腹，于患者吸气时双手夹触肾脏 3）触诊左肾时，医生左手越过患者前方托住左腰部，右手掌横置于患者左上腹依前法双手触诊左肾	6		
	（9）腹部叩诊：但一般采用间接叩诊法。主要叩诊脏器大小叩痛、胃肠系统及腹腔内有无积气、积液及肿物等 1）直接叩诊法：检查者右手中间三手指并拢，用其掌面直敲击被检查部位			

笔记栏

（续表）

项 目	操 作 要 点	分 值	得 分	扣分及说明
	2）间接叩诊法：检查者将左手中指第2指节紧贴于叩诊部位，其他手指稍微抬起，右手指自然弯曲。用中指指端叩击左手中指第2节指骨的前端。在同一部位可连续叩击2～3下。叩诊的内容包括：腹部叩诊音、肝浊音界、胃泡鼓音区及脾叩诊、移动性浊音、脊肋角叩诊、膀胱叩诊等。正常情况下，腹部叩诊大部分区域均为鼓音，只有肝脾所在部位、增大的膀胱和子宫，以及两侧腹近腰肌处叩为浊音	6		
	（10）肝脏、脾脏叩诊 1）肝脏叩诊：① 患者取仰卧位，护士从右侧2肋，沿右锁骨中线向下叩，由清音变浊音为肝上界，即肝相对浊音界。② 沿相对浊音界继续向下即1～2肋间，变实音为肝绝对浊音界，肝未被肺遮盖部位。③ 肝下界，从腹部鼓音区，沿右锁骨中线或正中线向上。鼓音转为浊音为肝下界。沿右锁骨中线测量肝上界至下界的距离，正常成人在9～11 cm 2）脾脏叩诊：① 患者取右侧卧位，护士从左腋中线向下叩诊，叩出浊音后判断浊音区大小。正常在左腋中线第9～11肋间，可叩到脾浊音。② 脾脏横径（长度为4～7 cm），前方不超过腋前线，后方不超过腋后线	6		
操作过程	（11）肋脊角叩诊 1）患者取坐位或侧卧位 2）护士将左手掌贴置于肋脊角（肾区），右手握拳由轻到重叩击左手背，并询问患者有无疼痛，正常无叩痛。主要用于检查肾脏病变	4		
	（12）特殊叩诊音 1）振水音：检查时患者仰卧，护士以一耳凑近患者上腹部，同时以冲击触诊法振动上腹胃部，即可听到气、液相撞击的声音。正常人在餐后或进多量液体时可有上腹振水音，但若在清晨或餐后6～8 h以上仍有此音则提示幽门梗阻或胃扩张 2）液波震颤：患者平卧，护士用一手的掌面轻贴于患者腹部一侧，另一手指端叩击对侧腹壁，如有大量腹水，则可有液波感或液波震颤 3）移动性浊音：主要用于检查有无腹水存在。检查时患者仰卧，护士自腹中部脐平面开始向患者左侧叩诊，发现浊音时，板固定不动，嘱患者右侧卧，再度叩诊，原浊音处改为鼓音，示浊音阳性。同一体位继续向右侧叩诊，叩出浊音后嘱患者左侧卧，再次证实浊音是否移动。这种随体位变换的浊音称移动性浊音	6		
	（13）将听诊器体件置于腹壁上，全面地听诊各区，尤其注意上腹部、脐部、右下腹部及肝、脾区，听诊内容包括肠鸣音、血管杂音、摩擦音等	4		
	（14）洗手，报告操作完毕	2		
综合评价	（1）动作熟练、准确	5		
	（2）采集病史，对患者进行系统评估	5		
总 分		100		

（马剑芬）

笔记栏

第三篇

三 级 技 能

技能一　心电图测量技术

心电图是一种重要的心电信号检测技术，它反映心脏兴奋的产生、传导和恢复过程中的生物电变化。心电图测量技术是一种安全、无创、准确的检测方法，其广泛应用于临床监测中。

【目的】

为心脏疾病的正确分析、诊断、治疗和监护提供客观指标。

【护理情景导入】

患者因“胆囊炎、胆石症”入院，择期行手术治疗，医生开列医嘱心电图检查，以完善术前准备工作。

【评估】

(1) 评估患者的病情、生命体征、心理状态及配合程度。

(2) 评估患者的局部皮肤情况。

(3) 评估心电图机性能：导联线、电源线、地线连接是否完好，导联电极、吸球清洁度。

【计划】

1. 护士准备　仪表端庄，衣帽整洁，洗手，戴口罩。
2. 患者准备　告知患者操作目的、方法及配合技巧，检查前休息5 min。
3. 用物准备　心电图机、治疗盘、导电膏、棉球、血管钳、弯盘、心电图记录纸、笔。
4. 环境准备　评估室内温度＞18℃、湿度≤80%。

【实施】

(1) 检查心电图机性能，呈备用状态。

(2) 调节走纸速度及电压于标准状态。

(3) 关闭门窗，调节室内温湿度。

(4) 备齐用物。

(5) 认真阅读心电图检查申请单，快速评估患者情况及临床检测心电图要求。

(6) 核对患者。

(7) 指导患者仰卧，解开上衣，让患者全身放松，平静呼吸，注意保暖和保护隐私。

(8) 核对患者，清洁电极安置部位皮肤。

(9) 以导电膏涂擦电极安置部位皮肤。

(10) 连接肢体导联（双上肢及左下肢）。

(11) 正确定位，连接V_1至V_6导联。

1) V_1导联：胸骨右缘第4肋间。

2) V_2导联：胸骨左缘第4肋间。

3) V_4导联：左锁骨中线与第5肋间相交处。

笔记栏

4）V_3导联：V_2与V_4两点连线的中点。

5）V_5导联：左腋前线与V_4同一水平。

6）V_6导联：左腋中线与V_4同一水平。

（12）打开电源，预热1～3 min。

（13）校正心电图机走纸速度，打开标准电压，校正为10 mm=1 mV，记录纸移动速度为25 mm/s。

（14）打开导联旋钮开关，观察心电信号，待基线平稳后，描记心电图。

（15）核查有无遗漏、伪差。

（16）撤去各导联电极。再次核对患者。

（17）协助患者整理衣服，关机。

（18）整理用物，终末处理。

（19）洗手，取描记的心电图记录纸，出具心电图报告。

【评价】

（1）各导联安放位置准确。

（2）定准电压曲线准确，走纸速度稳定，无伪差。

【反思】

（1）心电图测量如何避免心电干扰信号？

（2）心电图测量过程中，如遇有基线不稳或干扰，应如何解决？

操作程序及考核标准

考核时间：5 min。

考核资源：心电图机、治疗盘、导电膏、棉球、血管钳、弯盘、心电图记录纸、笔。

项　目	操　作　要　点	分　值	得　分	扣分及说明
	报告姓名，计时开始			
仪　表	仪表端庄，衣帽整洁	5		
评　估	（1）患者的病情、生命体征、心理状态及配合程度	3		
	（2）患者的局部皮肤情况	2		
	（3）评估心电图机性能：导联线、电源线、地线连接是否完好，导联电极、吸球清洁度	5		
计　划	（1）洗手、戴口罩	2		
	（2）用物准备齐全，摆放有序，便于操作	3		
操作过程	（1）检查心电图机性能，呈备用状态	5		
	（2）调节走纸速度及电压于标准状态	2		
	（3）关闭门窗，调节室内温湿度	3		
	（4）备齐用物。认真阅读心电图检查申请单，快速评估患者情况及临床检测心电图要求	5		
	（5）核对患者。指导患者仰卧，解开上衣，让患者全身放松，平静呼吸。注意保暖和保护隐私	5		
	（6）核对患者，清洁电极安置部位皮肤	5		
	（7）以导电膏涂擦电极安置部位皮肤	5		
	（8）连接肢体导联（双上肢及左下肢）	3		
	（9）正确定位，连接V_1至V_6导联	5		
	（10）打开电源，预热1～3 min	2		
	（11）校正心电图机走纸速度，打开标准电压，校正为10 mm=1 mV，记录纸移动速度为25 mm/s	5		

笔记栏

（续表）

项 目	操 作 要 点	分 值	得 分	扣分及说明
操作过程	（12）打开导联旋钮开关，观察心电信号，待基线平稳后，描记心电图	5		
	（13）核查有无遗漏、伪差	5		
	（14）撤去各导联电极。再次核对患者	3		
	（15）协助患者整理衣服，关机	2		
	（16）整理用物，终末处理	5		
	（17）洗手，取描记的心电图记录纸，出具心电图报告	5		
综合评价	（1）各导联安放位置准确	5		
	（2）定准电压曲线准确，走纸速度稳定，无伪差	5		
总 分		100		

（胡兰英 房 丽）

技能二 三（四）腔二囊管护理

三（四）腔二囊管是由胃管（食管引流管）、胃气囊和食管气囊组成。胃气囊充气后呈球形，压迫胃底；食管气囊充气后呈圆柱形，压迫食管下段。三腔管是指管内有三道彼此分隔的管腔，一通胃气囊，可向胃气囊内注气；一通食管气囊，可向食管气囊注气；一通胃内，可吸出胃内积血或注入药物。四腔管较三腔管多一食管引流管，用以抽吸食管内积聚的液体。

【目的】

门静脉高压患者引起食管、胃底静脉曲张破裂大出血时，利用气囊压迫胃底和食管下段静脉出血处，以达到压迫止血的目的。

【护理情景导入】

患者食管胃底静脉曲张破裂发生大出血，药物止血效果欠佳，医嘱三（四）腔二囊管压迫止血。

【评估】

（1）评估患者的病情、生命体征、意识、鼻腔黏膜及通畅情况、心理状态及理解程度。

（2）评估患者有无严重冠心病、高血压、心功能不全。

【计划】

1. *护士准备*　着装整齐，洗手，戴口罩。

2. *用物准备*　治疗盘、治疗巾、三（四）腔二囊管、管道标识、50 mL注射器2支、纱布3块、手套3副、无齿镊1把、气囊测压表、血管钳2把、治疗碗（内装冷开水）、负压吸引器1～2个、棉签、石蜡油、胶布、剪刀、记号笔、0.5 kg沙袋、绷带、弯盘、滑车牵引装置（牵引架、滑轮）、护理记录单、笔。

3. *患者准备*　对清醒患者讲解操作目的、方法及配合技巧。

【实施】

（1）核对患者，做好解释。

（2）关闭门窗，调节室温。

（3）铺治疗巾，戴手套。

（4）检查三（四）腔二囊管，找到管壁上45 cm、60 cm、65 cm三处的标记，分别对胃管（食管引流管）、食管气囊管、胃气囊管做好标识。

（5）向胃气囊注气200 mL，食管气囊注气100 mL，观察有无漏气，充气后膨胀是否均匀。检查并证实胃管通畅。

笔记栏

(6) 抽尽气囊内残气,润滑。

(7) 核对患者,协助患者取侧卧位,头偏向一侧。清洁患者鼻腔。

(8) 协助医生做鼻腔、咽喉部局部麻醉,经鼻腔或口腔缓慢插管。插管至65 cm时抽取胃液,检查并证实管端确在胃内,抽尽胃内积血。

(9) 先向胃气囊注气150 ～ 200 mL,至囊内压约50 mmHg(6.7 kPa),用血管钳夹闭此管,并缓缓向外轻拉管道,使胃气囊压迫胃底部曲张静脉,并以记号笔做好标记。

(10) 如出血未止,向食管气囊注气约100 mL,至囊内压约40 mmHg(5.3 kPa),用血管钳夹闭此管,使食管气囊压迫食管下段曲张静脉。

(11) 协助患者取平卧位。

(12) 以绷带一端系在管口分叉处,另一端接床尾滑轮牵引装置,悬挂0.5 kg沙袋,沙袋距地面20 cm。牵引绷带与患者唇角呈45°。

(13) 食管引流管、胃管连接负压吸引器,观察出血是否停止,记录引流液的性状、颜色及量。

(14) 再次核对患者,交代患者注意事项。

(15) 终末处理。

(16) 洗手,记录。

(17) 置管期间每2 ～ 3 h检查气囊内压力一次,如压力不足及时注气增压。每8 ～ 12 h食管囊放气并放松牵引一次,30 min后再对气囊加压充气。

(18) 出血停止24 h后,取下牵引沙袋,先食管气囊放气,再胃气囊放气,保留管道继续观察24 h,如未再出血,嘱患者口服液状石蜡15 ～ 20 mL,润滑黏膜及管、囊的外壁,抽尽双囊内气体,缓慢轻巧拔出管道。

【评价】

(1) 三(四)腔二囊管各管腔标识清晰。

(2) 插管时手法轻柔,避免咽部、食管损伤。

(3) 三(四)腔二囊管在位通畅,胃气囊、食管气囊压力符合要求。

(4) 牵引方向、重量符合要求。

【反思】

(1) 插管时,胃气囊、食管气囊的注气顺序是什么?拔管时,胃气囊、食管气囊的放气顺序是什么?

(2) 置管期间,应如何检查气囊压力?对气囊进行放气需注意什么?

(3) 置管期间,患者可能出现哪些意外,应如何进行预防和处理?

操作程序及考核标准

考核时间: 10 min。

考核资源: 治疗盘、治疗巾、三(四)腔二囊管、管道标识、50 mL注射器2支、纱布3块、手套3副、无齿镊1把、气囊测压表、血管钳2把、治疗碗(内装冷开水)、负压吸引器1 ～ 2个、棉签、石蜡油、胶布、剪刀、记号笔、0.5 kg沙袋、绷带、弯盘、滑车牵引装置(牵引架、滑轮)、护理记录单、笔。

项 目	操 作 要 点	分 值	得 分	扣分及说明
	报告姓名,计时开始			
仪 表	仪表端庄,衣帽整洁	5		
评 估	(1) 患者的病情、生命体征、意识、鼻腔黏膜、鼻腔通透性、心理状况及理解程度	5		
	(2) 对清醒患者讲解操作目的、方法及配合技巧	5		
计 划	(1) 洗手,戴口罩	2		
	(2) 用品齐全,清洁适用,摆放有序,便于操作	3		

笔记栏

（续表）

项　目	操　作　要　点	分　值	得　分	扣分及说明
操作过程	（1）核对患者，做好解释	3		
	（2）关闭门窗，调节室温	2		
	（3）铺治疗巾，戴手套	2		
	（4）检查三（四）腔二囊管，找到管壁上45 cm、60 cm、65 cm三处的标记，分别对食管引流管、胃管、食管气囊管、胃气囊管作好标识	5		
	（5）向胃气囊注气200 mL，食管气囊注气100 mL，观察有无漏气，充气后膨胀是否均匀。检查并证实胃管通畅	8		
	（6）抽尽气囊内残气，润滑	2		
	（7）核对患者，协助患者取侧卧位，头偏向一侧。清洁患者鼻腔	3		
	（8）协助医生做鼻腔、咽喉部局部麻醉，经鼻腔或口腔缓慢插管。插管至65 cm时抽取胃液，检查并证实管端确在胃内，抽尽胃内积血	5		
	（9）先向胃气囊注气150～200 mL，至囊内压约50 mmHg（6.7 kPa），用血管钳夹闭此管，缓缓向外轻拉管道，使胃气囊压迫胃底部曲张静脉，并以记号笔做好标记	10		
	（10）如出血未止，向食管气囊注气约100 mL，至囊内压约40 mmHg（5.3 kPa），用血管钳夹闭此管，使食管气囊压迫食管下段曲张静脉	6		
	（11）协助患者取平卧位	2		
	（12）以绷带一端系在管口分叉处，另一端接床尾滑轮牵引装置，悬挂0.5 kg沙袋，沙袋距地面20 cm。牵引绷带与患者唇角呈45°	8		
	（13）（食管引流管）、胃管连接负压吸引器，观察出血是否停止，记录引流液的性状、颜色及量	4		
	（14）再次核对患者，交代患者注意事项	4		
	（15）终末处理	3		
	（16）洗手，记录	3		
综合评价	（1）三（四）腔二囊管各管腔标识清晰	2		
	（2）插管时动作轻柔，避免咽部、食管损伤	2		
	（3）三（四）腔二囊管在位通畅，胃气囊、食管气囊压力符合要求	3		
	（4）牵引方向、重量符合要求	3		
总　分		100		

（胡兰英　贾金芳）

技能三　气雾剂的使用

气雾吸入疗法是指将药物制成气雾颗粒或干粉颗粒的形式，以吸入气道和肺内的方式治疗呼吸道疾病的一种方法。

吸入气雾剂是指含药溶液、混悬液或乳液，与合适的抛射剂或液化混合抛射剂共同装封于具有定量阀门系统和一定压力的耐压容器中，使用时借助抛射剂的压力，将内容物呈雾状物喷出，经口吸入沉积于肺部的制剂，通常也被称为压力定量吸入剂。压力定量吸入剂分两种：定量气雾剂（MDI）吸入、干粉吸入。本节介绍定量雾化吸入器（MDI）的使用。

笔记栏

【目的】

气雾剂的使用主要缓解哮喘或慢性阻塞性肺部疾病患者的支气管痉挛，急性预防运动诱发的哮喘。

【护理情景导入】

支气管哮喘患者入院时气喘、呼吸困难，医嘱予以硫酸沙丁胺醇气雾剂2喷吸入治疗。

【评估】

（1）评估患者的意识、生命体征、呼吸困难程度、心理状况及理解程度等。

（2）评估病房温湿度适宜，患者体位舒适。

【计划】

1. 护士准备　洗手，戴口罩，着装整齐。

2. 患者准备　告知患者操作目的、方法及配合技巧。

3. 用物准备　治疗盘、硫酸沙丁胺醇气雾剂、小毛巾、漱口杯（内盛温开水）、弯盘、治疗卡、笔。

4. 环境准备　病房温湿度适宜。

【实施】

（1）核对患者，做好解释。

（2）关闭门窗，调节室温。

（3）根据病情取适当体位，如坐位等，颌下垫小毛巾。

（4）检查药液，瓶身倒置，充分摇匀，打开药盖。

（5）核对患者，嘱患者仰头张口，用力呼尽气，将喷口含在口中，喷嘴与口腔保持垂直。

（6）指导患者用口进行深而慢的吸气，在开始吸气的同时立即揿压阀门，喷药。

（7）移开药液，指导患者屏气10 s，把口闭紧，用鼻慢慢呼气。

（8）休息3 min重复使用1次［重复以上（5）～（7）步骤］。

（9）协助患者漱口。

（10）撤小毛巾，擦干患者面部。

（11）再次核对患者，安置患者，取舒适体位。

（12）终末处理。

（13）洗手，记录。

【评价】

（1）患者吸药方式正确，吸药与吸气同步进行。

（2）患者正确掌握气雾剂用量。

【反思】

吸入气雾剂后漱口的目的是什么？

操作程序及考核标准

考核时间：5 min。

考核资源：治疗盘、硫酸沙丁胺醇气雾剂、小毛巾、漱口杯（内盛温开水）、弯盘、治疗卡、笔。

项　目	操　作　要　点	分　值	得　分	扣分及说明
报告姓名，计时开始				
仪　表	仪表端庄，服装整洁	5		
评　估	（1）患者的意识、生命体征、呼吸困难程度、心理状况及理解程度等	4		
	（2）病房温湿度适宜，患者体位舒适	6		
计　划	（1）洗手，戴口罩	2		
	（2）用品齐全，清洁适用，摆放有序，便于操作	3		

笔记栏

（续表）

项　目	操　作　要　点	分　值	得　分	扣分及说明
操作过程	(1) 核对患者，做好解释	5		
	(2) 关闭门窗，调节室温	3		
	(3) 根据病情取适当体位，如坐位等，颌下垫小毛巾	6		
	(4) 检查药液，瓶身倒置，充分摇匀，打开瓶盖	5		
	(5) 核对患者，嘱患者仰头、张口，用力呼尽气，将喷口含在口中，喷嘴与口腔保持垂直	8		
	(6) 指导患者用口进行深而慢的吸气，在开始吸气的同时立即揿压阀门，喷药	10		
	(7) 移开药液，指导患者屏气10 s，把口闭紧，用鼻慢慢呼气	10		
	(8) 休息3 min重复使用1次［重复以上(5)～(7)步骤］	5		
	(9) 协助患者深漱口	5		
	(10) 撤小毛巾，擦干患者面部	3		
	(11) 再次核对患者，安置患者，取舒适体位	4		
	(12) 终末处理	3		
	(13) 洗手，记录	3		
综合评价	(1) 患者吸药方式正确，吸药与吸气同步进行	5		
	(2) 患者正确掌握气雾剂用量	5		
总　分		100		

（贾金芳　胡兰英）

技能四　胰岛素注射笔的使用

胰岛素注射笔分为胰岛素预充注射笔和笔芯可更换的胰岛素注射笔。胰岛素预充注射笔是一种预充3 mL（含300 U）胰岛素的一次性注射装置，无须更换笔芯，用完后废弃。笔芯可更换胰岛素注射笔由注射笔和胰岛素笔芯构成，笔芯中的胰岛素一旦用完，需要更换新的笔芯，而注射笔可重复使用。胰岛素注射笔上标有剂量刻度，其使用的注射笔用针头非常细小，可减少患者注射时的痛苦。胰岛素注射笔使用方便，便于携带。

【目的】

准确、方便注射胰岛素。

【护理情景导入】

糖尿病患者住院期间，医嘱开列门冬胰岛素30注射液16 U皮下注射。

【评估】

(1) 评估患者的病情、生命体征、血糖值、心理状态及理解程度。

(2) 评估患者的注射部位皮肤情况。

(3) 评估患者饭菜已准备好。

(4) 评估胰岛素笔笔芯是否完好，有无破损或漏液。评估药液有效期、颜色、性状。评估笔芯内是否有足够的胰岛素量。

【计划】

1. 护士准备　仪表端庄，衣帽整洁，洗手，戴口罩。

笔记栏

2. 患者准备　告知患者操作目的、方法及配合技巧。

3. 用物准备　治疗盘、弯盘、75%乙醇、棉签、胰岛素笔芯、胰岛素笔、针头、执行单、笔。

【实施】

（1）核对医嘱。

（2）检查胰岛素笔芯的名称、有效期、药液质量。安装胰岛素笔芯，直至听到或感觉到“咔嗒”一声提示音。

（3）充分混匀胰岛素制剂，使药液呈云雾状。

（4）以75%乙醇消毒笔芯前端橡皮膜，顺时针旋紧注射针头。

（5）将剂量调节旋钮拨至2 U，针尖向上直立，手指轻弹笔芯架，按压注射键，至针头出现胰岛素滴液，根据医嘱调节剂量。

（6）备齐用物至床边，核对患者，向患者解释。

（7）检查并选择注射部位，以75%乙醇消毒皮肤，待干。

（8）再次核对患者、注射剂量及剂型。

（9）根据患者情况判断是否捏皮，并选择合适的注射手法及进针角度。

（10）快速进针，右拇指按压注射键缓慢匀速推注药液。

（11）注射完毕后，针头于皮下停留至少10 s，顺进针方向快速拔出针头。

（12）以干棉签按压针眼处30 s。再次核对。

（13）套上护针帽，旋下针头，将笔帽盖紧。

（14）安置患者，协助取舒适体位，交代患者注意事项。

（15）终末处理。

（16）洗手，记录。

【评价】

（1）注射时间、剂量准确。

（2）注射部位、方法正确。

【反思】

（1）胰岛素注射时应如何选择注射部位？

（2）胰岛素笔针头重复使用的危害有哪些？

（3）胰岛素笔注射时，如何根据患者情况选择合适的注射手法及进针角度？

操作程序及考核标准

考核时间： 5 min。

考核资源： 治疗盘、弯盘、75%乙醇、棉签、胰岛素笔芯、胰岛素笔、针头、执行单、笔。

项　目	操　作　要　点	分　值	得　分	扣分及说明
	报告姓名，计时开始			
仪　表	仪表端庄，衣帽整洁	5		
评　估	（1）患者的病情、生命体征、血糖值、心理状态及理解程度	3		
	（2）患者的注射部位皮肤情况	2		
	（3）患者饭菜已准备好	2		
	（4）胰岛素笔笔芯是否完好，有无破损或漏液；药液有效期、颜色、性状；笔芯内是否有足够的胰岛素量	3		
计　划	（1）洗手，戴口罩	2		
	（2）用物准备齐全，摆放有序，便于操作	3		

笔记栏

（续表）

项　目	操　作　要　点	分 值	得　分	扣分及说明
操作过程	(1) 核对医嘱	5		
	(2) 检查胰岛素笔芯的名称、有效期、药液质量。安装胰岛素笔芯，直至听到或感觉到“咔嗒”一声提示音	5		
	(3) 充分混匀胰岛素制剂，使药液呈云雾状	5		
	(4) 以75%乙醇消毒笔芯前端橡皮膜，顺时针旋紧注射针头	5		
	(5) 将剂量调节旋钮拨至2 U，针尖向上直立，手指轻弹笔芯架，按压注射键，至针头出现胰岛素滴液，根据医嘱调节剂量	5		
	(6) 备齐用物至床边，核对患者，向患者解释	5		
	(7) 检查并选择注射部位，以75%乙醇消毒皮肤，待干	5		
	(8) 再次核对患者、注射剂量及剂型	3		
	(9) 根据患者情况判断是否捏皮，并选择合适的注射手法及进针角度	5		
	(10) 快速进针，右拇指按压注射键缓慢匀速推注药液	5		
	(11) 注射完毕后针头于皮下停留至少10 s，顺进针方向快速拔出针头	5		
	(12) 以干棉签按压针眼处30 s。再次核对	5		
	(13) 套上护针帽，旋下针头，将笔帽盖紧	2		
	(14) 安置患者，协助取舒适体位，交代患者注意事项	5		
	(15) 终末处理	3		
	(16) 记录，洗手	2		
综合评价	(1) 注射时间、剂量准确	5		
	(2) 注射部位、方法正确	5		
总　分		100		

（房　丽　胡兰英）

技能五　快速血糖测定法

血糖监测是指对血糖值进行定期检查。通过血糖监测，可以及时全面地掌握患者血糖控制情况，为指导患者合理饮食、运动和调整用药提供科学依据。快速血糖测定符合准确、方便、快速、痛苦小的原则。

【目的】

准确监测患者的血糖水平，为指导患者合理饮食、运动和调整用药提供科学依据。

【护理情景导入】

糖尿病患者住院期间，医嘱予餐前快速血糖测定。

【评估】

(1) 评估患者的病情、生命体征、意识状况、心理状态及理解程度。

(2) 评估患者进食情况，有无剧烈运动，评估患者服用降糖药或注射胰岛素情况。

(3) 评估患者手指皮肤完整性及清洁情况、血运情况、有无对酒精过敏。

(4) 评估血糖仪的性能、试纸有效期、试纸有无受潮及与校条码的匹配。

【计划】

1. 护士准备　仪表端庄，衣帽整洁，洗手，戴口罩。

笔记栏

2. 患者准备　告知患者操作目的、方法及配合技巧,温水清洁双手并干燥。

3. 用物准备　治疗盘、75%乙醇、棉签、弯盘、血糖仪、试纸、一次性采血针、血糖记录单、笔。

4. 环境准备　整洁、安静、安全,光线充足。

【实施】

(1) 核对医嘱。

(2) 备齐用物至床前,核对患者,解释操作方法,取得患者配合。

(3) 将试纸插入血糖仪测量口,血糖仪自动开机,根据试纸编号调整血糖仪器。

(4) 选择患者采血手指,查看指端皮肤情况。

(5) 用75%乙醇消毒采血手指指腹侧面、待干。

(6) 查看血糖仪显示滴血符号。

(7) 再次核对患者,采血。

(8) 用干棉签轻拭去第1滴血,将试纸吸入第2滴血(血量完全覆盖测试区)。

(9) 棉签按压针眼部位1 ~ 2 min。

(10) 血糖仪显示结果,记录读数。

(11) 将结果告知患者或家属,交代注意事项。

(12) 取出试纸,血糖仪自动关闭,再次核对。

(13) 安置患者,协助取舒适体位。

(14) 终末处理,洗手。

(15) 记录血糖结果,通知医生。

【评价】

(1) 患者理解测量血糖的目的,愿意配合。

(2) 测量结果准确。

(3) 患者了解空腹、餐后血糖正常值及测量过程中的注意事项。

(4) 操作熟练、规范。

【反思】

(1) 使用血糖试纸时应注意什么?

(2) 采指腹血时应注意什么?

操作程序及考核标准

考核时间: 5 min。

考核资源: 治疗盘、75%乙醇、棉签、弯盘、血糖仪、试纸、一次性采血针、血糖记录单、笔。

项　目	操 作 要 点	分　值	得　分	扣分及说明
	报告姓名,计时开始			
仪　表	仪表端庄,衣帽整洁	5		
评　估	(1) 患者的病情、生命体征、意识状况、心理状态及理解程度	3		
	(2) 患者进食情况,有无剧烈运动,评估患者服用降糖药或注射胰岛素情况	3		
	(3) 患者手指皮肤清洁情况、血运情况、有无对酒精过敏	2		
	(4) 血糖仪的性能、试纸有效期与校条码的匹配	2		
计　划	(1) 洗手,戴口罩	2		
	(2) 用物准备齐全,摆放有序,便于操作	3		
操作过程	(1) 核对医嘱	5		
	(2) 备齐用物至床前,核对患者,解释操作方法,取得患者配合	5		
	(3) 将试纸插入血糖仪测量口,血糖仪自动开机,根据试纸编号调整血糖仪器	5		

笔记栏

（续表）

项　目	操 作 要 点	分　值	得　分	扣分及说明
操作过程	（4）选择患者采血手指，查看皮肤情况	5		
	（5）用75%乙醇消毒采血手指指腹侧面、待干	5		
	（6）查看血糖仪显示滴血符号	2		
	（7）再次核对患者，采血	5		
	（8）用干棉签轻拭去第1滴血，将试纸吸入第2滴血（血量完全覆盖测试区）	7		
	（9）棉签按压针眼部位1～2 min	3		
	（10）血糖仪显示结果，记录读数	3		
	（11）将结果告知患者或家属，交代注意事项	5		
	（12）取出试纸，血糖仪自动关闭，再次核对	5		
	（13）安置患者，协助取舒适体位	5		
	（14）终末处理、洗手	5		
	（15）记录血糖结果，通知医生	5		
综合评价	（1）患者理解测量血糖的目的，愿意配合	2		
	（2）测量结果准确	3		
	（3）患者了解空腹、餐后血糖正常值及测量过程中注意事项	3		
	（4）操作熟练、规范	2		
总　分		100		

（房　丽　胡兰英）

技能六　婴 儿 抚 触

婴儿抚触术是通过触摸婴儿的皮肤和机体，来刺激婴儿感觉器官发育的一种方法。此方法可增进婴儿的生理成长和神经系统反应，并增进婴儿对外在环境的认知，在抚触的过程中，还能加深亲子之间的感情。

【目的】

（1）促进生理和情感的发育，促进识别、行为运动和社交能力的成熟。

（2）促进失调或缺失的生理功能恢复和建立。

（3）促进疾病康复，减少并发症和后遗症。

【护理情景导入】

患儿，男，3天，拟出院，护士对患儿家属进行“新生儿抚触”健康教育，请进行示范操作。

【评估】

（1）评估婴儿全身皮肤完整性，脐带是否脱落，健康状态和行为反应。

（2）评估父母文化程度及对抚触知识认识和参与程度。

【计划】

1. 护士准备　取下手表，剪短指甲，洗手并温暖双手，戴口罩，着装整齐。
2. 患儿准备　沐浴后、午睡或就寝前，不太饥饿，不烦躁。
3. 用物准备　合适的抚触台、无刺激性抚触油、毛巾、尿布、换洗衣物及包被。
4. 环境准备　关闭门窗，调节室温至28℃，患儿无进餐或治疗。

笔记栏

【实施】

(1) 携用物至婴儿床旁,将用物按使用顺序摆放在操作台上,核对婴儿信息。

(2) 打开婴儿衣服,避免暴露过多,注意保暖。

(3) 观察全身皮肤有无异常情况,整理患儿身上的各种管道。

(4) 将润肤油倒在手中,揉搓双手温暖后进行抚触。

(5) 进行抚触动作,动作开始要轻柔,慢慢增加力度,每个动作重复4 ～ 6次。抚触的步骤:头面部→胸部→腹部→上肢→下肢→背部。

1) 头面部(舒缓脸部紧绷):取适量润肤油,从前额中心处用双手拇指往外推压,划出一个微笑状。眉头、眼窝、人中、下巴,同样用双手拇指往外推压,划出一个微笑状。

2) 胸部(顺畅呼吸循环):双手分别从胸部的外下方(两侧肋下缘)向对侧上方交叉推进,至两侧肩部,在胸部划一个大的交叉,避开新生儿的乳头。

3) 腹部(有助于肠胃活动):按顺时针方向按摩腹部,用手指尖在婴儿腹部从操作者的左边向右按摩,操作者可能会感觉气泡在指下移动。可做"I LOVE YOU"亲情体验,用右手在婴儿的左腹由上往下画一个英文字母"I",再依操作者的方向由左至右画一个倒写的"L",最后由左至右画一个倒写的"U"。在做上述动作时要用关爱的语调说"我爱你",传递爱和关怀。

4) 上肢(增加灵活反应):① 两手交替,从上臂至腕部轻轻地挤捏新生儿的手臂。② 双手挟着手臂,上下轻轻搓滚肌肉群至手腕。③ 从近端至远端抚触手掌,逐指抚触、捏拿婴儿手指。④ 同样方法抚触另一上肢。

5) 下肢(增加运动协调功能):① 双手交替握住新生儿一侧下肢,从近端到远端轻轻挤捏。② 双手挟着下肢,上下轻轻搓滚肌肉群至脚踝。③ 从近端到远端抚触脚掌,逐指抚触、捏拿婴儿脚趾。④ 同样方法抚触另一下肢。

6) 背部(舒缓背部肌肉):① 双手与脊柱平行,运动方向与脊柱垂直,从背部上端开始移向臀部。② 用示指和中指从尾骨部位沿脊椎向上抚触到颈椎部位。③ 双手在两侧臀部做环形抚触。

(6) 检查全身各部位,根据患儿情况进行必要护理。

(7) 注意保暖,包好尿布,视情况修剪指甲,更换衣物。

(8) 安置婴儿,清理用物并记录。

(9) 终末处理,洗手。

【评价】

(1) 患儿生命体征平稳,安静,舒适,情绪稳定。

(2) 操作时注意保暖,抚触时机和力度准确。

(3) 父母能了解抚触的重要性,并能参与抚触,掌握抚触技术。

【反思】

(1) 婴儿抚触的目的是什么?

(2) 通过婴儿抚触操作,你觉得护理人员应具备怎样的素质?

操作程序及考核标准

考核时间: 20 min。

考核资源: 润肤油、毛巾、尿布、换洗衣物、包被、治疗车。

项　目	操　作　要　点	分　值	得　分	扣分及说明
	报告姓名,计时开始			
仪　表	仪表端庄,服装整洁,不留长指甲,按医院要求着装	5		
评　估	(1) 婴儿全身皮肤完整性,脐带是否脱落,健康状态和行为反应	4		
	(2) 父母文化程度及对抚触知识认识和参与程度	3		
	(3) 环境安静、整洁、舒适、温度适宜	3		

笔记栏

（续表）

项　目	操　作　要　点	分　值	得　分	扣分及说明
计　划	(1) 护士：取下手表，剪短指甲，清洗并温暖双手，保持愉悦的心情	2		
	(2) 婴儿：沐浴后、午睡或就寝前、不太饥饿、不烦躁时进行抚触	2		
	(3) 用物齐全，清洁适用，摆放有序，便于操作	1		
操作过程	(1) 携用物至抚触台旁，检查并核对婴儿	4		
	(2) 护士温暖双手，观察全身皮肤有无异常情况，正确处理管道，避免暴露过多	2		
	(3) 抚触头面部：注意保暖，手法适宜，次序正确，力度适中	6		
	(4) 抚触胸部：注意保暖，手法适宜，次序正确，力度适中	6		
	(5) 抚触腹部：注意保暖，手法适宜，次序正确，力度适中	10		
	(6) 抚触上肢：注意保暖，手法适宜，次序正确，力度适中	6		
	(7) 抚触下肢：注意保暖，手法适宜，次序正确，力度适中	6		
	(8) 抚触背部：注意保暖，手法适宜，次序正确，力度适中	6		
	(9) 抚触后检查全身各部位，根据婴儿情况进行必要护理，评估正确	6		
	(10) 穿好衣服，包好尿布，视情况修剪指甲，更换衣服	5		
	(11) 安置婴儿，酌情护理，记录	5		
	(12) 终末处理，垃圾分类合理	2		
	(13) 操作效果评价	2		
	(14) 洗手，报告操作完毕	4		
综合评价	(1) 婴儿安静无哭闹，生命体征平稳，操作达到预期目的	5		
	(2) 父母能了解抚触的重要性并能参与和掌握抚触技术	5		
总　分		100		

（陈玉瑛）

技能七　婴幼儿头皮静脉留置术

婴幼儿头皮静脉留置术是将一定量的无菌溶液、电解质、药物通过头皮静脉输入患儿体内的一种方法，是儿科护理中一项重要且基本的操作，是儿科临床给药的重要途径之一。婴幼儿头皮静脉丰富、表浅，头皮静脉留置输液方便患儿肢体活动、减少患儿每日穿刺带来的痛苦，因此，婴幼儿静脉留置输液多采用头皮静脉，常选用额上静脉、颞浅静脉等。

【目的】

(1) 保持静脉通道通畅，便于抢救、给药等。

(2) 减轻患儿痛苦。

【护理情景导入】

患儿，女，10月，因“发热、咳嗽5天”入院，患儿5天前无明显诱因出现发热，最高体温40℃，有阵发性连声咳。入院查体：T 38.0℃，P 140次/分，R 40次/分，神志清，精神萎靡，阵发性连声咳嗽，有痰不易咳出，双肺呼吸音粗，可闻及较密集的中细湿啰音。辅助检查：WBC 15×10^9/L，N 0.80，L 0.20，胸片示双肺下野点片状阴影。入院后诊断：支气管肺炎。医生开立医嘱，责任护士为患儿行静脉输液治疗。

笔记栏

【评估】

（1）根据医嘱进行穿刺前宣教，征得患儿家长同意及配合。

（2）评估患儿病情、年龄、意识、自理能力、合作程度、过敏史、头皮皮肤情况、穿刺部位毛发情况、静脉充盈程度及血管弹性等。

（3）评估药物性质。

【计划】

1. 护士准备　洗手，戴口罩，着装整齐。

2. 用物准备　治疗盘、消毒液、棉签、弯盘、胶布、配置好的药液、纱布内放已抽吸好的5 mL生理盐水注射器、静脉留置针、透明贴膜、肝素帽（酌情备）、剃刀、输液卡，按顺序放置在治疗车上。

3. 患儿准备　家长了解操作的目的、方法及注意事项并积极配合，患儿穿刺部位皮肤完好，无红肿、破溃、硬结。

4. 环境准备　操作台面清洁干燥，操作室空气新鲜，光线明亮。

【实施】

（1）携用物至诊室，核对患儿信息。

（2）挂输液袋，排尽空气，关闭调节器，检查输液管内有无空气。

（3）备好胶布、透明贴膜。

（4）抱患儿于操作台上。

（5）协助患儿取舒适的体位，放小枕头。

（6）助手固定患儿肢体及头部。

（7）剃去患儿局部头发，选择合适的静脉，消毒皮肤。

（8）再次检查留置针型号及有效期，包装是否完好，取出留置针，用盛有生理盐水的注射器接留置针，排尽留置针内空气，去针套，旋转松动针芯。

（9）左手拇指、示指分别固定静脉的两端。

（10）右手持留置针，在血管上方使针尖与皮肤成15°～30°角进针，见回血后降低至10°左右平行再推进0.1～0.2 cm，保证外套管在静脉内，将针头退入套管内，将套管针送入血管内，松开止血带，抽出针芯。

（11）推少许生理盐水，无肿胀及发白，用无菌透明贴膜作封闭式无张力固定。

（12）在无菌透明贴膜上注明穿刺日期、时间、责任人。

（13）再次核对患儿信息，分离注射器，接上输液器。

（14）观察输液是否通畅，根据病情、年龄、药物性质调节滴速，观察患儿反应。

（15）快速消毒液洗手，记录输液巡视卡。

（16）安置患儿，向家长交代注意事项。

（17）终末处理。

（18）洗手，记录。

【评价】

（1）无菌观念强，无污染，符合无菌技术操作原则。

（2）严格执行三查七对制度。

（3）动作敏捷，操作细心、准确。

（4）液体输入通畅，局部无肿胀、渗液，无误穿动脉等并发症发生。

（5）操作过程中能做到关心患儿，家长对操作满意。

【反思】

笔记栏

（1）婴幼儿头皮静脉留置术的目的是什么？

（2）通过婴幼儿头皮静脉留置操作，你觉得护理人员需要具有什么样的素质？

（3）如何区分婴幼儿头皮动、静脉？

操作程序及考核标准

考核时间：15 min。

考核资源：治疗盘、消毒液、棉签、弯盘、胶布、配置好的药液、纱布内放已抽吸好的5 mL生理盐水注射器、静脉留置针、透明贴膜、肝素帽(酌情备)、剃刀、输液卡、治疗车。

项　目	操　作　要　点	分　值	得　分	扣分及说明
	报告姓名，计时开始			
仪　表	仪表端庄，服装整洁，剪短指甲，按医院要求着装	5		
评　估	(1) 患儿的病情等相关情况、头皮静脉条件	4		
	(2) 药物性质	4		
	(3) 家长理解操作目的并配合	2		
计　划	(1) 洗手，戴口罩	2		
	(2) 用品齐全，摆放有序，便于操作，环境适合操作	3		
操作过程	(1) 携用物至诊室，核对患儿信息，核对流程正确	3		
	(2) 输液器排气，方法准确，无气泡	3		
	(3) 备胶布、透明贴膜	3		
	(4) 抱患儿于操作台上，协助患儿取舒适卧位，放小枕头	4		
	(5) 剃头发、选静脉、消毒，静脉选择合适、消毒方法及范围正确、患儿头皮无损伤(有损伤不得分)	6		
	(6) 留置针接生理盐水注射器，排尽留置针内空气，去针套，旋转松动	5		
	(7) 左手拇指、示指分别固定静脉的两端，皮肤需绷紧	3		
	(8) 穿刺方法准确、成功	10		
	(9) 推少许生理盐水，无肿胀及发白，贴膜无张力固定，敷贴无松动及潮湿、皮肤无皱褶	5		
	(10) 在无菌透明贴膜上注明相关信息，粘贴于贴膜外边缘	2		
	(11) 再次核对，分离注射器，接上输液器	3		
	(12) 观察输液是否通畅，按要求调滴速，观察输液中全身反应，滴速准确	4		
	(13) 快速消毒液洗手，记录输液巡视卡	4		
	(14) 安置患儿，向家长交代注意事项	4		
	(15) 终末处理，处理方法准确	4		
	(16) 洗手，记录	3		
	(17) 操作效果评价	2		
	(18) 报告操作结束	2		
综合评价	(1) 符合无菌技术操作原则	2		
	(2) 严格执行三查八对制度	2		
	(3) 动作敏捷，操作细心、准确	2		
	(4) 操作成功，无并发症发生，滴速符合要求	2		
	(5) 家长对操作满意	2		
总　分		100		

(陈玉瑛)

笔记栏

技能八 光照疗法

光照疗法是一种通过一定波长的光线使新生儿血液中脂溶性的未结合胆红素转变为水溶性异构体，易于从胆汁和尿液排出体外，从而降低患儿血液中胆红素水平。

【目的】

（1）治疗新生儿高胆红素血症。

（2）促进胆红素的排泄，降低血清胆红素水平。

【护理情景导入】

患儿，男，2天，生后12小时出现皮肤黄染，无发热，无呕吐及抽搐，吃奶尚可，尿色深，解胎粪一次，全身皮肤及巩膜黄染，经皮测胆红素22 mg/dL，责任护士遵医嘱为患儿进行光照疗法。

【评估】

（1）评估患儿的病情、生命体征、日龄、体重、指甲长度、全身皮肤情况。

（2）评估患儿黄疸的范围及程度，胆红素检测结果。

（3）评估蓝光箱的清洁度、箱门牢固性、蓝光亮度。

【计划】

1. 护士准备　洗手，戴口罩，着装整齐。

2. 用物准备　光疗箱、光疗灯或光疗毯、黑色眼罩、手套、胶布、体温计、蒸馏水、墨镜（工作人员用）、尿不湿、湿纸巾。

3. 患儿准备　脱去衣物，穿好纸尿裤，戴好眼罩，清洁皮肤，修剪指甲。

4. 环境准备　环境整洁，光疗箱电源与病房电源插头吻合，检查光疗箱清洁、运行正常，水箱内加蒸馏水至2/3满，套好围栏。

【实施】

（1）洗手，核对医嘱及患儿信息。

（2）备齐用物至床边，关闭门窗，调节室温。

（3）接光疗箱电源，打开开关，预热箱温至30～32℃（早产儿32～35℃），相对湿度55%～65%。

（4）修剪患儿指甲，或为患儿套上手套防止抓伤皮肤，清洁皮肤。

（5）双足跟外侧及外踝可贴3M透气胶布或戴脚套防止皮肤破损。

（6）患儿双眼戴黑色眼罩，用胶布固定。

（7）脱患儿衣裤，使其裸体，更换尿不湿，以最小化面积遮盖会阴部。

（8）患儿枕头圈置于光疗箱的中央。

（9）记录光疗开始时间。

（10）光疗中观察并记录。

1）监测体温和箱温变化，每2 h测体温1次，根据病情调节箱温。若光疗时体温超过38.5℃，要暂停光疗。

2）观察患儿精神、反应、呼吸、脉搏变化和黄疸消退程度，以及大便次数与其性质。

3）单面光疗箱，一般每2 h更换体位1次，可用仰卧、侧卧、俯卧交替更换；俯卧照射要有专人巡视，以免口鼻受压影响呼吸。双面光疗时注意患儿枕部及隆突处，以免长时间压迫使皮肤受损。

（11）光疗结束，关闭蓝光灯。

（12）检查患儿全身皮肤，注意有无皮疹或其他完整性受损。除去眼罩、手套等，给患儿穿好衣服，必要时更换尿布，抱婴儿回床或暖箱。

笔记栏

（13）安置患儿，测量患儿体温并记录。
（14）切断电源，终末处理，清洁蓝光箱及其他用物。
（15）登记温箱使用时间及灯管使用时间。
（16）终末处理。
（17）洗手，记录。

【评价】

（1）光疗过程顺利。
（2）患儿安全舒适，无护理并发症。

【反思】

（1）光照疗法的目的是什么？
（2）通过为患儿进行光照疗法，你觉得护理人员需要具有什么样的素质？
（3）光照疗法的不良反应有哪些？作为责任护士，应如何避免光疗不良反应的发生？

操作程序及考核标准

考核时间：10 min。
考核资源：光疗箱、光疗灯或光疗毯，黑色眼罩，手套，胶布、体温计、蒸馏水、墨镜（工作人员用）、尿不湿、湿纸巾、治疗车。

项　目	操　作　要　点	分　值	得　分	扣分及说明
报告姓名，计时开始				
仪　表	仪表端庄，服装整洁，剪短指甲，按医院要求着装	5		
评　估	（1）患儿的病情、生命体征、日龄、体重、指甲长度及皮肤完整性	3		
	（2）患儿黄疸的范围及程度，胆红素检测结果告知家长	4		
	（3）蓝光箱的清洁度、箱门牢固性、蓝光灯管亮度	3		
计　划	（1）护士洗手，戴口罩，戴墨镜	1		
	（2）患儿准备脱去衣物，穿好纸尿裤，戴好眼罩，清洁皮肤，修剪指甲	1		
	（3）用物齐全，清洁适用，摆放有序，便于操作，光疗箱电源与病房电源插头吻合，光疗箱清洁、运行正常，水箱内加蒸馏水至2/3满，套好围栏	3		
操作过程	（1）备齐用物至病室，核对患儿信息，核对信息完整准确	4		
	（2）接光疗箱电源，打开开关，操作正确，温湿度控制好	6		
	（3）修剪指甲，防抓伤，清洁皮肤	3		
	（4）保护双足及外踝皮肤，保护到位	3		
	（5）患儿双眼戴黑色眼罩，固定良好	3		
	（6）脱衣裤，更换尿布，尽可能暴露皮肤	5		
	（7）记录光疗开始时间	2		
	（8）光疗中护理准确	15		
	（9）光疗结束，关闭蓝光灯	2		
	（10）检查患儿全身皮肤，除去眼罩、手套等，给患儿穿好衣服，必要时更换尿布，抱婴儿回床或暖箱	5		
	（11）安置患儿，测量患儿体温并记录	3		
	（12）切断电源，清洁蓝光箱	3		
	（13）登记温箱使用时间及灯管使用时间，记录无误	3		
	（14）终末处理，处理方法正确	4		
	（15）洗手，记录	3		

笔记栏

（续表）

项　目	操　作　要　点	分　值	得　分	扣分及说明
操作过程	（16）操作效果评价	2		
	（17）报告操作完毕	4		
综合评价	（1）光疗过程顺利，达到治疗目的，无护理并发症	5		
	（2）护士操作熟练，给予患儿关怀	5		
总　分		100		

（陈玉瑛）

技能九　小儿体格测量

小儿体格测量是为评估患儿生长发育情况或辅助某些疾病的诊断而采取的测量方法。此方法可评估患儿生长发育情况，为疾病的诊断、治疗、护理提供依据。主要包括头围测量、胸围测量、腹围测量、体重测量及身长测量等。

【目的】

（1）准确测量患儿的各项体格指标，判断患儿生长发育情况。

（2）为疾病的诊断、治疗、护理提供依据。

【护理情景导入】

患儿，女，6岁，因“进行性消瘦半年”入院，神志清，精神欠佳，患儿入院后责任护士为其进行体格检查。

【评估】

（1）评估患儿的病情、生命体征及营养状况。

（2）各种检测仪器性能完好。

（3）环境整洁，温度适宜。

【计划】

1. 护士准备　洗手，戴口罩，着装整齐。
2. 用物准备　站立式磅秤（婴儿台秤）、卷尺、测量板、立位测量器、皮肤消毒液、护理记录单。
3. 患儿准备　患儿及家长了解操作的目的及注意事项并积极配合。

【实施】

（1）洗手，戴口罩。

（2）备好用物携至床旁，核对患儿信息。

（3）头围测量法

1）协助患儿取坐位或立位。

2）测量者站于被测患儿的前方或右侧，将软尺的零点固定于头部一侧眉弓上缘，将软尺贴紧头皮绕枕骨结节最高点及另一侧眉弓上缘回至零点。

3）准确读数至0.1 cm。

4）协助患儿取舒适的体位，戴好帽子。

（4）胸围测量法

1）协助患儿取坐立位或卧位。

2）测量者一手将软尺的零点固定于患儿一侧乳头下缘（乳腺已发育的女孩，固定于胸骨中线第4肋间），一手将软尺紧贴皮肤，经背部两侧肩胛骨下缘至0点取平静呼吸时的中间读数，或吸呼

笔记栏

气时的平均数。

3）准确读数至0.1 cm。

（5）腹围测量法

1）协助患儿平卧，注意保暖。

2）测量剑突与脐连线的中点，用卷尺水平绕脐1周。

3）准确读数至0.1 cm。

4）协助患儿穿衣服，盖被子。

（6）体重测量法

1）年龄＜3岁的测量法：① 电子秤放置平稳，将一次性垫巾铺在体重秤上，校正归零。② 脱去患儿衣物及尿布。③ 将婴儿轻轻放在体重秤上。④ 观察体重，准确读数、记录。⑤ 将患儿抱起，穿好衣服。⑥ 将患儿抱回床上，取舒适卧位。

2）年龄＞3岁的测量法：① 将体重秤校正归零。② 协助患儿脱下外套及鞋子，站立于站板中央，两手自然下垂，不可触及其他物体或摇动身体。③ 当磅秤指针稳定时，准确读数、记录。④ 协助患儿穿好外套及鞋子，取舒适体位，整理用物，记录。

3）对不合作或危重患儿，由护理人员或家属抱着患儿一起称重，称后减去衣物及成人体重即为患儿体重。

（7）身长测量法

1）卧位测量（＜3岁）：① 将小巾单平铺在测量板上。② 协助患儿脱鞋、帽、袜及外套，使患儿仰卧于测量板的中线上。③ 让患儿头顶接触到测量板的顶端，头部位置要直，双手自然平放于身体两侧。④ 测量者一手按直患儿膝部，使其双下肢伸直，紧贴底板；另一手推动足板贴于双足底部，并与底板相互垂直。⑤ 读刻度至0.1 cm。⑥ 协助患儿穿上衣物。

2）立式测量（＞3岁）：① 协助患儿脱去鞋、帽及外套，站立在立位测量器上。② 面向前，取立正姿势，双眼平视正前方，头部保持正直位置，两臂自然下垂，足跟靠拢，足尖分开约60°，枕骨粗隆、两肩胛、臀部、足跟同时接触测量板。③ 测量者移动身长测量仪推板至头顶，与测量板呈90°。④ 读刻度至0.1 cm。⑤ 协助患儿穿上衣物。

（8）终末处理，记录。

（9）洗手。

【评价】

（1）患儿体格测量准确，与患儿的发育相符。

（2）护士操作熟练，患儿及家长对护理服务满意。

【反思】

（1）体格测量的目的是什么？

（2）通过体格测量操作，你觉得护理人员需要具有什么样的素质？

操作程序及考核标准

考核时间：15 min。

考核资源：站立式磅秤（婴儿台秤）、卷尺、立位测量器（测量板）、皮肤消毒液、护理记录单。

项 目	操 作 要 点	分 值	得 分	扣分及说明
报告姓名，计时开始				
仪 表	仪表端庄，服装整洁，剪短指甲，按医院要求着装	5		
评 估	（1）患儿的病情、生命体征、营养状况，患儿及家长理解并配合	5		
	（2）各种检测仪器性能完好	3		
	（3）环境整洁，温度适宜	2		

笔记栏

（续表）

项　目	操　作　要　点	分　值	得　分	扣分及说明
计　划	（1）洗手，戴口罩	2		
	（2）用品齐全，清洁适用，摆放有序，便于操作	3		
操作过程	（1）自我介绍，核对患儿信息	3		
	（2）仪器校零或检测	2		
	（3）头围测量方法准确	10		
	（4）胸围测量方法准确	10		
	（5）腹围测量方法准确	10		
	（6）体重测量方法正确	10		
	（7）身长测量方法正确	10		
	（8）安置患儿	4		
	（9）整理用物，终末处理	3		
	（10）洗手，记录	2		
	（11）操作效果评价	2		
	（12）报告操作完毕	4		
综合评价	（1）患儿体格测量准确，与生长发育相符	5		
	（2）护士操作熟练，家属满意	5		
总　分		100		

（陈玉瑛）

技能十　小儿股静脉穿刺

婴幼儿股静脉穿刺采血是在小儿疾病的治疗及护理工作中，为明确诊断及治疗、争取抢救时机而常采取的采集血标本方法。

【目的】

采集血标本以协助诊断及治疗。

【护理情景导入】

患儿，男，5月，因“腹泻3天”入院，入院诊断：① 婴儿腹泻；② 中度脱水。责任护士遵医嘱为患儿抽血送检。

【评估】

（1）评估患儿的年龄、病情、意识及合作程度等情况。

（2）评估患儿检查项目，穿刺部位皮肤情况。

【计划】

1. 护士准备　洗手，戴口罩，着装整齐。

2. 用物准备　治疗车、治疗盘、检验单、血标本管、碘伏、棉签、弯盘、5 mL注射器、无菌纱布或棉球、垫枕、大毛巾。

3. 患者准备　告知家长操作目的、方法及配合。

4. 环境准备　环境整洁，空气新鲜，光线明亮。

【实施】

（1）备好用物携至床旁，核对患儿信息。

笔记栏

（2）关闭门窗，调节室温。

（3）准备纱布。

（4）检查 5 mL 注射器，取出备用。

（5）检查血标本管。

（6）协助患儿取仰卧位，暴露腹股沟穿刺部位，用脱下的一侧裤腿或尿布遮盖会阴部，另一侧腿用大毛巾保暖，用小枕垫高臀部，使穿刺侧髋部外展 45° 角，下肢弯曲 90° 角成蛙形，以便暴露腹股沟区。

（7）环形消毒患儿穿刺部位及护士左手示指。

（8）在患儿腹股沟中、内 1/3 交界处，以左手示指触及股动脉搏动处，右手持注射器于股动脉搏动点内侧 0.3 ～ 0.5 cm 垂直穿刺，边向上提针边抽回血。

（9）见回血后固定针头，抽取所需血量。

（10）拔针，用无菌纱布或棉球压迫穿刺点 5 ～ 10 min 止血。

（11）取下针头，将血液沿血标本管壁缓慢注入，再次核对，送检。

（12）安置患儿，终末处理。

（13）洗手，记录。

【评价】

（1）股静脉穿刺过程顺利，成功，未误穿股动脉，无局部血肿等并发症发生。

（2）护士操作规范、熟练，操作达到预期目的。

（3）家长对护理服务满意。

【反思】

（1）通过为患儿进行股静脉穿刺抽血，你觉得护理人员需要具有什么样的素质？

（2）股静脉采血时，护理人员需注意什么？

操作程序及考核标准

考核时间：10 min。

考核资源：治疗盘、5 mL 注射器、消毒液、棉签、纱布、血标本管、检验单、弯盘、小枕垫、治疗车。

项　目	操　作　要　点	分　值	得　分	扣分及说明
	报告姓名，计时开始			
仪　表	仪表端庄，服装整洁，剪短指甲，按医院要求着装	5		
评　估	（1）患儿的年龄、病情、意识及合作程度等情况	3		
	（2）患儿检查项目，穿刺部位皮肤情况	4		
	（3）环境温度适宜	3		
计　划	（1）洗手，戴口罩，用品齐全，便于操作	3		
	（2）用品齐全，适用，摆放有序，便于操作	2		
操作过程	（1）携用物至床旁，核对患儿信息	4		
	（2）关闭门窗、调节室温	2		
	（3）准备纱布、5 mL 注射器、血标本管，血标本管无误	5		
	（4）协助患儿取仰卧位，暴露腹股沟穿刺部位，注意保暖	5		
	（5）穿刺侧臀部垫高，穿刺部位暴露好	5		
	（6）消毒穿刺点及操作者左手示指，消毒方法及范围正确	5		
	（7）穿刺采血，采血位置及手法正确、无污染	15		
	（8）见回血后固定针头，抽取所需血量，固定好无脱针，血量满足需要	5		
	（9）拔针、压迫穿刺点 5 ～ 10 min 止血，局部压迫有效	5		

笔记栏

（续表）

项　目	操 作 要 点	分 值	得　分	扣分及说明
操作过程	（10）将血液沿血标本管壁注入、再次核对送检，注入方法正确	5		
	（11）安置患儿	4		
	（12）终末处理，垃圾分类正确	2		
	（13）洗手，记录	2		
	（14）操作效果评价	2		
	（15）报告操作完毕	4		
综合评价	（1）股静脉穿刺过程顺利，成功，无血肿等并发症发生	4		
	（2）护士操作规范、熟练	3		
	（3）患儿家长对护理服务满意	3		
总　分		100		

（陈玉瑛）

技能十一　婴儿沐浴、脐部护理

一、婴儿沐浴

婴儿沐浴法是用温水将皮肤表面污垢去除的一种方法。适用于需要沐浴的患儿。

【目的】

（1）保持患儿皮肤清洁，舒适。协助皮肤排泄和散热。

（2）观察患儿全身皮肤情况。

【护理情景导入】

患儿，男，7天，因“新生儿黄疸”于当日入院，脐带未脱落，脐轮稍红。现需进行入院处置，请为患儿进行沐浴。

【评估】

（1）评估患儿的病情，生命体征，四肢活动及全身皮肤情况，沐浴时机合适（避免在饭前1 h或饭后1 h内进行沐浴）。

（2）病房温度适宜，保持室温26～28℃，准备合适的沐浴用品。

【计划】

1. 护士准备　洗手，戴口罩，着装整齐，已充分了解患儿皮肤情况。

2. 用物准备　尿布及衣被、大毛巾、浴巾、婴儿皂或沐浴液、水温计、浴盆内备2/3温热水或温流动水，水温为冬季38～40℃，夏季37～38℃，备水时水温稍高2～3℃，磅秤、指甲剪、棉签、纱布、弯盘、皮肤护理的用物。

3. 患者准备　患儿安静，避免饥饿或进餐后1 h内洗澡。

【实施】

（1）核对患儿，抱至浴室。

（2）调节室温26～28℃，关闭门窗，但采光要好，以便观察患儿。

（3）按使用顺序摆放好用物，铺巾单、浴巾。

（4）脱衣物，去尿布，检查全身情况，称体重，用毛巾包裹患儿。

（5）调试水温至38～40℃。

笔记栏

（6）沐浴

1）用单层面巾擦眼（由内向外），更换面巾部位以同法擦另一眼、耳和脸部（额头—鼻翼—面部—下颌），禁用肥皂；根据情况用棉签清洁鼻孔。

2）抱起患儿，用左手托住头颈部，左拇指与中指分别将患儿双耳郭折向前方，并轻轻按住，堵住外耳道，左臂及腋下夹住患儿臀部及下肢，将头移至盆边，右手抹沐浴露，洗头、颈、耳后，然后用清水冲净，擦干头发。

3）以左手掌、指握住患儿左肩及腋窝处，使头颈部枕于操作者前臂，用右手握住患儿左大腿，使其臀部位于操作者右手掌上，轻放水中。

4）用右手取浴巾湿水或流动水淋湿患儿全身，擦沐浴液，边洗边冲净，依次为颈下、前胸、腋下、腹、手、臂、后颈、腰背、腿、脚、会阴及臀部（在清洗过程中，护士左手始终将患儿握牢，随洗随冲净，同时观察皮肤有无异常情况），然后将患儿抱起放于大浴巾中，迅速包裹擦干水分。沐浴时，注意保护未脱落的脐部残端，勿使水或肥皂沫进入耳及眼内。

（7）沐浴后

1）检查全身各部位，根据情况进行必要的脐部、臀部、皮肤的护理，必要时清洁女婴大阴唇及男婴包皮处污垢。

2）包好尿布，穿好衣服，视情况修剪指甲。

（8）安置患儿，将患儿包好，送至病床。

（9）终末处理。

（10）洗手，记录。

【评价】

（1）患儿皮肤清洁、舒适，无烫伤、溺水、呛咳等意外事件发生。

（2）护士操作熟练，沐浴方法正确。

（3）皮肤护理方法准确，注意保暖。

【反思】

（1）婴儿沐浴的目的是什么？

（2）通过给患儿进行沐浴操作，你觉得护理人员需要具有什么样的素质？

操作程序及考核标准

考核时间：10 min。

考核资源：尿布及衣被、大毛巾、浴巾、婴儿皂或沐浴液、水温计、浴盆内备2/3温热水或温流动水，水温为冬季38～40℃，夏季37～38℃，备水时水温稍高2～3℃，磅秤、指甲剪、棉签、纱布、弯盘，以及脐部、臀部和皮肤护理的用物。

项　目	操　作　要　点	分　值	得　分	扣分及说明
报告姓名，计时开始				
仪　表	仪表端庄，服装整洁，剪短指甲，按医院要求着装	5		
评　估	（1）评估患儿的病情、生命体征、全身皮肤情况，沐浴时机合适	5		
	（2）病房温度适宜	2		
	（3）准备合适的沐浴用品	3		
计　划	（1）洗手，戴口罩	2		
	（2）用品齐全，清洁适用，摆放有序，便于操作	3		
操作过程	（1）核对患儿信息，抱至浴室	3		
	（2）调节室温，关闭门窗	4		
	（3）按使用顺序摆放好用物，铺巾单、浴巾	4		
	（4）脱衣物，去尿布，称体重	3		
	（5）检查全身，毛巾包裹患儿，患儿皮肤观察仔细、准确	6		

笔记栏

（续表）

项　目	操 作 要 点	分 值	得　分	扣分及说明
操作过程	(6) 调水温，水温适宜	5		
	(7) 沐浴中方法准确，方法及次序正确	18		
	(8) 沐浴后处理方法准确	10		
	(9) 安置患儿，整理用物	5		
	(10) 终末处理	4		
	(11) 洗手，记录	4		
	(12) 效果评价	2		
	(13) 报告操作完毕	2		
综合评价	(1) 患儿皮肤清洁、舒适，无烫伤、溺水、呛咳等意外事件发生	3		
	(2) 护士操作熟练，沐浴方法正确，注意保暖	4		
	(3) 皮肤护理方法准确	3		
总　分		100		

二、脐部护理

脐部护理是为了预防脐部发生感染而进行的护理。脐部因断脐或出生后处理不当，脐残端易被细菌侵入、繁殖所引起感染。

【目的】

(1) 保持脐部清洁，预防新生儿脐炎的发生。

(2) 促进脐部干燥。

(3) 观察有无渗血及异常情况。

【护理情景导入】

患儿，男，7 d，因“新生儿黄疸”入院，脐带未脱落，脐轮稍红，请为患儿进行脐部护理。

【评估】

(1) 评估患儿的全身情况、精神状态。

(2) 观察患儿脐部有无脱落，是否清洁，有无发红、感染，脐部周围皮肤有无破损。

(3) 病室环境清洁，温度适宜。

【计划】

1. 护士准备　洗手，戴口罩，着装整齐，已充分了解患儿病情，脐部有无红肿、渗血、脓性分泌物、异味等。

2. 用物准备　治疗盘、弯盘、3%过氧化氢溶液、生理盐水、0.5%聚维酮碘（碘伏）、胶布、无菌棉签、治疗车。

3. 患者准备　患儿及家长了解护理的目的、注意事项，并积极配合。

【实施】

(1) 备好用物携至床旁，核对患儿信息。

(2) 关闭门窗，调节室温。

(3) 暴露脐部，观察脐部有无异常情况。

(4) 棉签蘸取3%过氧化氢溶液由脐部中央向外环形擦洗。

(5) 干棉签同上法擦洗。

笔记栏

(6) 棉签蘸取0.5%聚维酮碘溶液由脐部中央向外环形擦洗。
(7) 发现异常,遵医嘱进行处理。
(8) 纱布包扎脐部,胶布横向固定。
(9) 安置患儿。
(10) 终末处理。
(11) 洗手,记录。

【评价】

(1) 护士动作轻柔,操作熟练,注意保暖。
(2) 患儿无明显哭闹,安全、舒适。
(3) 脐部护理方法准确,达到预期目标。

【反思】

(1) 通过给患儿进行脐部护理操作,你觉得护理人员需要具有什么样的素质?
(2) 脐部护理的注意事项是什么?

操作程序及考核标准

考核时间: 5 min。
考核资源: 治疗盘、3%过氧化氢溶液、生理盐水、0.5%聚维酮碘、棉签、纱布、胶布、弯盘、治疗车。

项　目	操　作　要　点	分　值	得　分	扣分及说明
	报告姓名,计时开始			
仪　表	仪表端庄,服装整洁,剪短指甲,按医院要求着装	5		
评　估	(1) 评估患儿的病情、生命体征	4		
	(2) 评估脐带及脐轮情况准确	4		
	(3) 环境温度适宜	2		
计　划	(1) 洗手,戴口罩	2		
	(2) 用品齐全,清洁适用,摆放有序,便于操作	3		
操作过程	(1) 备齐用物至病房,核对患儿,核对方法正确	5		
	(2) 关闭门窗,调节室温,室温适合	5		
	(3) 暴露脐部,脐部评价准确	5		
	(4) 3%过氧化氢溶液棉签脐部擦洗,方法正确	10		
	(5) 干棉签同上法擦洗,方法正确	10		
	(6) 0.5%碘伏溶液棉签脐部擦洗,方法正确	10		
	(7) 纱布包扎脐部,包扎正确	5		
	(8) 安置患儿,衣物、床单元整理好	5		
	(9) 终末处理,垃圾分类放置	5		
	(10) 洗手,记录	4		
	(11) 操作效果评价	2		
	(12) 报告操作完毕	4		

笔记栏

（续表）

项　目	操　作　要　点	分　值	得　分	扣分及说明
综合评价	（1）脐部护理方法正确，达到预期目的	5		
	（2）手法轻柔，注意患儿保暖	3		
	（3）患儿无明显哭闹，安全、舒适	2		
总　分		100		

（陈玉瑛）

技能十二　婴儿喂养

婴儿人工喂养法是将配方奶或其他母乳替代品放入奶瓶，经口喂养婴儿的一种方法。此方法可以保证婴儿有足够的营养供给。适用于吸吮和吞咽功能健全的胎龄≥32周的婴儿和母乳不能满足营养摄入的婴儿。

【目的】

（1）使婴儿获得足够的营养。

（2）为生长发育提供支持。

【护理情景导入】

患儿，男，6个月，在PICU住院5 d，现医生开立医嘱，配方奶60 mL，口服，q 3 h，责任护士遵医嘱给予患儿喂奶。

【评估】

（1）评估患儿的病情、生命体征、年龄、体重、吸吮力、吞咽能力、食欲及排便情况。

（2）奶瓶、奶嘴适合患儿月龄或日龄，无破损。

（3）病室安静，空气新鲜。

【计划】

1. 护士准备　洗手、戴口罩，着装整齐。
2. 用物准备　饮食卡、奶瓶（内盛已配奶液）、小毛巾、清洁合适的奶嘴、治疗盘、治疗车。

【实施】

（1）备好用物携至床旁，核对患儿信息。

（2）已配奶与饮食卡核对，选择并安装合适的奶嘴。

（3）协助患儿侧卧或头偏向一侧，将清洁小毛巾垫于患儿颈下。

（4）温热奶液后，用手腕内侧测试乳汁的温度。

（5）将奶瓶倒转，瓶颈处充满奶液，使患儿含住奶嘴吸吮。

（6）喂奶过程中密切观察患儿的面色及呼吸，有异常情况及时停止喂奶，做必要的处置，报告医生。

（7）喂完奶，抱起患儿，轻拍背部驱气。

（8）清洁面部，安置婴儿，取右侧卧位，整理床单位。

（9）终末处理。

（10）洗手，记录奶量及进食情况。

【评价】

（1）婴儿吸吮有力。

（2）婴儿无溢奶、吐奶、呛奶。

笔记栏

【反思】

（1）婴儿喂养的目的是什么？

（2）奶瓶喂奶的注意事项是什么？

（3）如何帮助患儿驱除胃内空气？

操作程序及考核标准

考核时间：8 min。

考核资源：治疗盘、奶瓶（内盛已配奶液）、奶嘴、饮食卡、小毛巾、治疗车。

项　目	操　作　要　点	分　值	得　分	扣分及说明
	报告姓名，计时开始			
仪　表	仪表端庄，服装整洁，剪短指甲，按医院要求着装	5		
评　估	（1）患儿的病情、生命体征、日龄、体重、吸吮力、吞咽能力、食欲及排便情况	4		
	（2）奶瓶、奶嘴适合患儿月龄或日龄，无破损	4		
	（3）环境符合要求，未在打扫卫生	2		
计　划	（1）洗手，戴口罩	2		
	（2）用品齐全，清洁适用，摆放有序，便于操作	3		
操作过程	（1）备齐用物至患儿床边，核对患儿方法正确	6		
	（2）已配奶与饮食卡核对，奶嘴合适、核对内容正确	7		
	（3）协助患儿侧卧或头偏向一侧，将清洁小毛巾垫于患儿颈下，患儿体位舒适、安全	6		
	（4）用手腕内侧测试乳汁的温度，方法正确、温度合适	5		
	（5）患儿含住奶嘴吸吮，衔接良好无空气吸入、哺喂速度合适，无呛奶、溢奶等现象	10		
	（6）喂奶过程中密切观察患儿的面色及呼吸，有异常情况正确处置	10		
	（7）喂奶完毕，抱起患儿，轻拍背部驱气	6		
	（8）将患儿放回床上，保持右侧卧位，患儿安静、舒适	5		
	（9）终末处理	5		
	（10）洗手，记录，记录内容完整	4		
	（11）操作效果评价	2		
	（12）报告操作完毕	4		
综合评价	（1）操作熟练、流畅，患儿安静、无哭闹，无呛奶、溢奶等现象	5		
	（2）婴儿吸吮有力	5		
总　分		100		

（陈玉瑛）

技能十三　儿童心肺复苏术

心肺复苏术是指在心跳、呼吸骤停的情况下所采取的一系列急救措施旨在使心肺恢复正常功能，使生命得以维持。

笔记栏

【目的】

对因各种原因引起的心跳、呼吸骤停的儿童进行抢救，保证重要脏器血氧供应，尽快恢复心跳、呼吸。

【护理情景导入】

患儿，男，2岁，门诊候诊时不明原因倒地，家属诉患儿当时未进食，否认异物吸入，近日有“感冒、发热、乏力”症状，立即对该患儿进行救治。

【评估】

（1）评估患儿有无反应，以及呼吸、脉搏等情况。

（2）评估患儿口鼻有无分泌物、异物等。

（3）评估环境是否安全，有无氧源。

【计划】

视环境条件准备血压计、听诊器、心脏按压板、简易呼吸囊、除颤仪。

【实施】

（1）快速评估周围环境，检查有无危险因素，如果有必要的话，转移患儿到一个安全的环境。

（2）识别

1）检查患儿意识，有无反应，拍打两侧肩部并在两耳边大声询问“你怎么了？”无反应，立即启动应急反应系统（呼叫医生，推抢救车、除颤仪）。

2）检查患儿呼吸脉搏：看胸廓起伏（抢救者必须正确区分正常呼吸、不呼吸、喘息或阻塞性呼吸），同时评估循环，抢救者用中指和示指从气管正中环状软骨滑向近侧颈动脉搏动处（＜10 s）。

（3）胸外按压：记录抢救开始时间，患儿置于复苏体位，抢救者位于患儿一侧，一手掌根部置于患儿按压部位，另一手重叠于此手背上，手指交叉并拢，下面的手指尽量上翘，避免触及胸壁，只以掌根接触按压部位，双肘关节伸直，利用身体的重量，垂直用力向下按压。儿童可单掌按压；小婴儿单人施救可单手双指按压或双人施救时双手环抱双拇指按压。

1）按压位置：胸骨下半部。

2）按压速率：每分钟100～120次。

3）按压深度：成人及青少年至少5 cm，不超过6 cm；儿童至少为胸部前后径的1/3，大约5 cm；婴儿（新生儿除外）至少为胸部前后径的1/3，大约4 cm。

4）胸廓回弹，保证每次按压后胸廓有回弹，中断时间限制在10 s以内。

（4）开放气道：检查并清除呼吸道有无分泌物，仰头抬颏法开放气道；怀疑有外伤，使用推举下颌法。

（5）人工呼吸：包括口对口人工呼吸法、口对口鼻人工呼吸、简易气囊人工呼吸法。如有条件的情况下将简易呼吸器连接氧气，氧流量8～10 L/min，先使储氧袋充盈再使用。

（6）按压球囊：CE手法，单手将面罩紧扣患儿口鼻处，操作者一手以CE手法保持气道打开及固定面罩，另一手规律挤压球体，将气送入呼吸道，同时注意观察胸廓是否隆起。

（7）按压—通气比

1）没有高级气道的按压—通气比：青少年1或2名施救者均为30 ： 2；儿童、婴儿（新生儿除外）1名施救者为30 ： 2，2名或以上施救者为15 ： 2。

2）有高级气道的按压—通气比：成人、儿童、婴儿（新生儿除外）均以100～120次/分的速率持续按压，每6 s给予1次呼吸（每分钟10次呼吸），与胸外按压不同步。

（8）除颤：尽快连接并使用AED，尽可能缩短电击前后的胸外按压中断；每次电击后立即从心脏按压开始心肺复苏。

（9）评价：5个循环或2 min后，检查判断心肺复苏是否有效。有效指征：缺氧情况明显改善，瞳孔由大变小，对光反射存在，能触及大动脉搏动，收缩压＞60 mmHg，呻吟或有自主呼吸，口唇、甲床、面色好转，末梢皮肤温暖。

（10）安置患儿。

（11）终末处理。

笔记栏

（12）洗手，记录。

【评价】

（1）抢救及时有效，动作迅速、准确。

（2）患儿无肋骨骨折等并发症发生。

【反思】

（1）有效心肺复苏的指征是什么？

（2）通过心肺复苏操作，你觉得护理人员需要具有什么样的素质？

操作程序及考核标准

考核时间：5 min。

考核资源：视环境条件准备血压计、听诊器、心脏按压板、简易呼吸囊、除颤仪。

项　目	操　作　要　点	分　值	得　分	扣分及说明
	报告姓名，计时开始			
仪　表	仪表端庄，服装整洁，剪短指甲，按医院要求着装	5		
评　估	（1）患儿有无反应以及呼吸、脉搏等情况	5		
	（2）患儿口鼻有无分泌物、异物等	3		
	（3）环境有无氧源	2		
计　划	（1）环境安全	2		
	（2）视环境条件准备用品，摆放有序，便于操作	3		
操作过程	（1）评估环境，适合现场抢救	3		
	（2）评估患儿意识，方法准确	4		
	（3）立即启动应急反应系统	2		
	（4）评估患儿呼吸循环，方法准确	6		
	（5）记录抢救开始时间，胸外按压位置、速率、深度正确、有效	15		
	（6）正确清除呼吸道分泌物	5		
	（7）开放气道方法正确	4		
	（8）正确安装呼吸气囊，视环境接储氧袋和氧气	5		
	（9）呼吸气囊使用正确，CE手法正确	4		
	（10）按压与通气比例正确	5		
	（11）正确评价复苏效果，记录抢救结束时间，评价时机准确	5		
	（12）安置患者	4		
	（13）终末处理，处理方法准确	3		
	（14）操作效果评价	2		
	（15）洗手，报告操作完毕	3		
综合评价	（1）抢救及时，动作迅速、准确	5		
	（2）患儿无肋骨骨折等并发症发生	5		
总　分		100		

（陈玉瑛）

笔记栏

技能十四 产前评估

产前评估包括腹部检查、骨盆外测量、阴道检查、肛门指诊，重点了解胎儿和产道情况。

一、骨盆外测量

骨盆外测量是指用骨盆测量尺测量骨盆各平面的径线，间接了解骨盆大小和形态。

【目的】

评估骨盆外径线大小，判断胎儿能否经阴道分娩。

【护理情景导入】

李女士，22岁，已婚，G_1P_0，妊娠39^{+6}周，因不规律宫缩于早上9时入院。入院生命体征正常，胎心140次/分，宫口未开。请为该孕妇测量骨盆外径线，并判断骨盆大小与形态。

【评估】

(1) 评估孕妇精神状态及有无并发症，是否愿意配合等。

(2) 评估周围环境是否安全、安静、温度适宜，是否有屏风遮挡。

(3) 讲解目的、注意事项及配合方法。

【计划】

1. 护士准备　仪表端庄、衣貌整洁，洗手。
2. 物品准备　检查床、骨盆测量尺。
3. 孕妇准备　协助孕妇平卧于检查床上，取相应体位。

【实施】

1. 核对　核对孕妇，解释操作方法并请孕妇配合。

2. 测量髂棘间径

(1) 协助孕妇取伸腿仰卧位于检查床上。

(2) 触清两侧髂前上棘，测量两侧髂前上棘外侧缘的距离。

(3) 查看数据并记录，正常值为23 ～ 26 cm。

3. 测量髂嵴间径

(1) 协助孕妇取伸腿仰卧位于检查床上。

(2) 触清两侧髂嵴外缘，测量两侧髂嵴外缘间的最宽距离。

(3) 查看数据并记录，正常值为25 ～ 28 cm。

以上两径线可间接了解骨盆入口横径长度。

4. 测量骶耻外径

(1) 协助孕妇取左侧卧位，右腿伸直，左腿屈曲。

(2) 测量第五腰椎棘突下凹陷处（相当于腰骶部米氏菱形窝的上角）至耻骨联合上缘中点的距离。此径线可间接推测骨盆入口前后径长短。

(3) 查看数据并记录，正常值为18 ～ 20 cm（http：//p2.qhimg.com/t015b9d5db3bd0092b6.jpg）。

5. 测量出口横径（坐骨结节间径）

(1) 协助孕妇取仰卧位，两腿屈曲，双手抱膝。

(2) 操作者面向孕妇外阴部，触清坐骨结节，测量两坐骨结节内侧缘之间的距离。

(3) 查看数据并记录，正常值为8.5 ～ 9.5 cm。

6. 测量出口后矢状径

(1) 协助孕妇取仰卧位，两腿弯曲。

笔记栏

(2) 检查者戴手套的右手示指涂润滑油后伸入孕妇肛门向骶骨方向，拇指置于孕妇体外骶尾部，两指共同找到骶骨尖端。

(3) 用尺放于坐骨结节径线上，确定坐骨结节间径中点，再用骨盆出口测量器一端放于坐骨结节中点，另一端放于骶骨尖端处，测量从标记处至出口横径中点间的距离，即为后矢状径。

(4) 查看数据并记录，正常值为 8 ～ 9 cm。

7. 测量耻骨弓角度

(1) 协助孕妇取仰卧位，两腿屈曲，双手抱双膝。

(2) 检查者两拇指尖斜着对拢，置于孕妇耻骨联合下缘，左、右两拇指平放于两侧耻骨降支上。

(3) 测量两拇指间的角度并记录，正常值为90°。小于80°为异常，此角度反映骨盆出口横径的宽度。

8. 终末处理　协助孕妇整理衣裤，整理用物，放回原处。洗手，记录。

【评价】

(1) 孕妇对操作过程满意。

(2) 骨盆外测量操作正确、数量，数据测量准确。

【反思】

骨盆外测量的目的和意义是什么？

操作程序及考核标准

考核时间： 10 min。

考核资源： 检查床、骨盆测量尺、手套、润滑油。

项 目	操 作 要 点	分 值	得 分	扣分及说明
	报告姓名，计时开始			
仪 表	仪表端庄，服装整洁，不留长指甲，按医院要求着装	5		
评 估	(1) 评估周围环境是否安全、安静、温度适宜，是否有屏风遮挡	5		
	(2) 评估孕妇精神状态及有无并发症，是否愿意配合等	5		
计 划	(1) 洗手，戴口罩	2		
	(2) 用品齐全，清洁适用，摆放有序，便于操作	3		
操作过程	(1) 核对孕妇，解释操作方法并请孕妇配合	5		
	(2) 测量髂棘间径	10		
	(3) 髂嵴间径 1) 协助孕妇平卧位于检查床上，孕妇取伸腿仰卧位 2) 用测量尺测量两髂嵴外缘最宽的距离 3) 查看数据并记录	10		
	(4) 骶耻外径 1) 协助孕妇取左侧卧位，右腿伸直，左腿屈曲 2) 用测量尺测量第五腰椎棘突下凹陷处至耻骨联合上缘中点距离 3) 查看数据并记录	10		
	(5) 坐骨结节间径 1) 协助孕妇取仰卧位，两腿屈曲，双手抱膝 2) 用测量尺测量两坐骨结节内侧缘的距离 3) 查看数据并记录	10		
	(6) 出口后矢状径 1) 协助孕妇取仰卧位，两腿弯曲 2) 检查者右手戴手套，示指涂润滑油后伸入孕妇肛门向骶骨方向，拇指置于孕妇体外骶尾部，两指共同找到骶骨尖端 3) 用骨盆出口测量器一端放于坐骨结节中点，另一端放于骶骨尖端处 4) 查看数据并记录	10		

笔记栏

（续表）

项 目	操 作 要 点	分 值	得 分	扣分及说明
操作过程	（7）耻骨弓角度 1）协助孕妇取仰卧位，两腿屈曲，双手抱膝 2）用两拇指尖斜着对拢，置于孕妇耻骨联合下缘，左右两拇指平放于耻骨降支上 3）测量两拇指之间的角度并记录	10		
	（8）协助孕妇整理衣裤，整理用物	3		
	（9）洗手	2		
综合评价	（1）操作熟练、手法正确	5		
	（2）人文关怀，爱伤观念	5		
总 分		100		

二、四步触诊

四步触诊是产科常用的一种检查技术，用以判断胎产式、胎先露、胎方位、子宫大小及胎先露是否衔接。

【目的】

（1）判断胎先露、胎方位、胎先露是否衔接。

（2）估计胎儿大小及羊水量。

【护理情景导入】

王女士，28岁，G_1P_0，G24周，前来常规产前检查。如何判断该孕妇的胎位是否正常？

【评估】

（1）评估孕妇的孕周及是否为高危妊娠。

（2）评估环境温度、光线、隐蔽程度。

【计划】

1. 护士准备　仪表端庄、衣貌整洁，洗手。
2. 物品准备　检查床。
3. 孕妇准备　嘱孕妇排空膀胱，仰卧屈膝位，暴露腹部。

【实施】

（1）核对孕妇，解释操作方法并取得孕妇配合。

（2）仰卧屈膝位，暴露腹部。

（3）第一步：检查者面向孕妇，双手置于子宫底部，了解子宫外形，手测子宫底高度，估计胎儿大小与妊娠周数是否相符，然后以双手指腹相对轻推，判断子宫底部的胎儿部分。如为胎头，则硬而圆者且有浮球感，如为胎臀，则软而宽且形状不规则。

（4）第二步：检查者两手分别置于孕妇腹部左右两侧，一手固定，另一手轻轻深按，两手交替，分辨胎背及胎儿四肢的位置。平坦饱满者为胎背，确定胎背是向前、侧方或向后；可变形的高低不平部分是胎儿的肢体。

（5）第三步：检查者右手置于孕妇耻骨联合上方，拇指与其余4指分开，握住胎先露部，查清是胎头或胎臀，并左右推动，以确定是否衔接，如先露部仍高浮，表示尚未入盆；如已衔接，则先露部不能被推动。

（6）第四步：检查者面向孕妇足端，两手分别置于胎先露部的两侧，向骨盆入口方向向下压再次判断先露部的诊断是否正确，并确定先露部入盆程度。当先露部是胎头或胎臀难以确定时，可进行肛诊以协助诊断。

（7）协助孕妇整理衣裤。

（8）记录，洗手。

笔记栏

【评价】

(1) 关心孕妇，注意孕妇保暖，维护孕妇隐私。

(2) 操作规范，孕妇安全。

【反思】

(1) 四步触诊的目的是什么？

(2) 四步触诊时检查者和孕妇的体位分别有什么变化？

操作程序及考核标准

考核时间：5 min。

考核资源：检查床。

项 目	操 作 要 点	分 值	得 分	扣分及说明
	报告姓名，计时开始			
仪 表	仪表端庄，服装整洁，不留长指甲，按医院要求着装	5		
评 估	(1) 评估孕妇的孕周及是否为高危妊娠	4		
	(2) 评估环境温度、光线、隐蔽程度	6		
计 划	(1) 洗手，戴口罩	2		
	(2) 用品齐全，清洁适用，摆放有序，便于操作	3		
操作过程	(1) 核对孕妇，解释操作方法并请孕妇配合	6		
	(2) 仰卧屈膝位，暴露腹部	8		
	(3) 检查	10		
	1) 第一步：检查者面向孕妇，双手置于子宫底部，了解子宫外形、子宫底高度，估计胎儿大小与妊娠周数是否相符，并判断在宫底部的胎儿部分			
	2) 第二步：检查者两手分别置于孕妇腹部左右两侧，一手固定，另一手轻轻深按检查，两手交替，分辨胎背及胎儿四肢的位置	10		
	3) 第三步：检查者右手置于孕妇耻骨联合上方，拇指与其余4指分开，握住胎先露部，查清是胎头或胎臀，并左右推动以确定是否衔接	10		
	4) 第四步：检查者面向孕妇足端，两手分别置于胎先露部的两侧，向骨盆入口方向下压再次判断，先露部的诊断是否正确，并确定先露部入盆程度	10		
	(4) 协助孕妇整理衣裤	8		
	(5) 记录、洗手	8		
综合评价	(1) 关心孕妇，注意孕妇保暖，维护孕妇隐私	5		
	(2) 操作规范，孕妇安全	5		
总 分		100		

三、胎心监护

胎儿电子监护分为产前监护和产时监护，本节阐述的是产前监护。

【目的】

(1) 监测胎心率。

(2) 预测胎儿宫内储备能力。

【护理情景导入】

王女士，28岁，G_1P_0，G38周，阴道见红1 d，宫缩持续30 s，间歇5～6 min，入院待产。入院后予胎心监测。

【评估】

(1) 评估孕妇的孕周、胎方位、宫底高度、腹部局部皮肤情况等。

笔记栏

(2) 评估环境是否安静、光线充足、温度适宜。

(3) 评估胎心监护仪的性能,处于良好备用状态,打印正常。

(4) 向孕妇解释操作目的、过程,取得配合。

【计划】

1. 孕妇准备　排空膀胱,取仰卧位,暴露腹部,双腿屈曲。

2. 环境准备　关闭门窗,保持室温,遮挡孕妇。

3. 物品准备　胎心监护仪、耦合剂、纸巾、笔等。

【实施】

(1) 操作前,确认胎心监护仪性能正常,记录纸充足,核对仪器显示时间是否准确。

(2) 向孕妇解释操作目的,取得配合后,协助孕妇取仰卧位,暴露腹部,双腿屈曲。

(3) 采用四步触诊法确认宫底高度及胎儿背部,了解胎方位。

(4) 胎心探头涂耦合剂后,在胎背上方听诊,确定胎心听诊最清晰的位置。宫腔压力探头固定于宫底下3横指处。注意固定探头的绑带松紧度要合适。

(5) 胎心监护指标正常时只需做20 min,异常时根据情况酌情延长监护时间。

(6) 监护人员做出报告后,将所做胎心监护曲线图粘贴于病历报告单上保存。

(7) 将孕妇腹部的耦合剂擦干净,协助孕妇整理衣服,取舒适体位。

(8) 整理胎心监护仪用物,终末处理。

【评价】

(1) 孕妇卧位舒适,能主动配合。

(2) 操作规范,测量结果准确,孕妇安全。

(3) 胎心监护发现有异常时,能及时报告医生并遵医嘱正确处理。

【反思】

如何从胎心监测记录纸上记录波形判断胎儿宫内储备能力?

操作程序及考核标准

考核时间: 20 min。

考核资源: 胎心监护仪、耦合剂、纸巾、笔。

项　目	操　作　要　点	分　值	得　分	扣分及说明
	报告姓名,计时开始			
仪　表	仪表端庄,服装整洁,不留长指甲,按医院要求着装	5		
评　估	(1) 孕妇的孕周、胎方位、宫底高度、腹部局部皮肤情况等	4		
	(2) 评估环境是否安静、光线充足、温度适宜	3		
	(3) 评估胎心监护仪的性能,处于良好备用状态,打印正常	3		
计　划	(1) 洗手,戴口罩	2		
	(2) 用品齐全,清洁适用,摆放有序,便于操作	3		
操作过程	(1) 操作前,确认胎心监护仪性能正常,记录纸充足,核对仪器显示时间是否准确	10		
	(2) 向孕妇解释操作目的,取得配合后,协助孕妇取仰卧位,暴露腹部,双腿屈曲	10		
	(3) 采用四步触诊法确认宫底高度及胎儿背部,了解胎方位	10		
	(4) 胎心探头涂耦合剂后,在胎背上方听诊,确定胎心听诊最清晰的位置。宫腔压力探头固定于宫底下3横指处。注意固定探头的绑带松紧度要合适	10		

笔记栏

（续表）

项　目	操　作　要　点	分　值	得　分	扣分及说明
操作过程	（5）胎心监护指标正常时只需做20 min，异常时根据情况酌情延长监护时间	6		
	（6）监护人员做出报告后，将所做胎心监护曲线图粘贴于病历报告单上保存	6		
	（7）将孕妇腹部的耦合剂擦干净，协助孕妇整理衣服，取舒适体位	10		
	（8）整理胎心监护仪用物，终末处理	8		
综合评价	（1）操作达到预期目的	5		
	（2）孕妇注意保暖舒适	5		
总　分		100		

四、宫高腹围测量

宫底高度是指孕妇平卧时，从耻骨联合上缘中点至子宫最高点之间的距离；腹围是指平脐，绕腹一周所测量的长度。测量宫高和腹围是产前检查必不可少的重要组成部分。

【目的】

（1）了解胎儿宫内发育情况。

（2）估计胎儿的体重，判断是否与孕周是否相符。

【护理情景导入】

王女士，28岁，G_1P_0，G24周，前来常规产前检查。如何为该孕妇测量宫高和腹围？测量后请估计胎儿体重。

【评估】

（1）评估孕周、腹型、心理状况。

（2）评估环境温度、光线、隐蔽程度。

【计划】

1. 护士准备　仪表端庄、衣貌整洁，洗手。
2. 物品准备　软皮尺。
3. 孕妇准备　告知患者操作目的、方法及配合技巧。

【实施】

（1）携用物到孕妇身边，核对孕妇。

（2）关闭门窗，遮挡孕妇，调节室温。

（3）协助孕妇平卧位，双腿屈曲稍分开，暴露腹部。

（4）测量宫高：用软皮尺沿孕妇腹壁正中线，测量从耻骨联合上缘中点至子宫底的距离。

（5）测量腹围：软皮尺贴紧皮肤，平脐部绕孕妇腹部一周。

（6）安置孕妇，协助孕妇整理衣裤。

（7）整理用物，终末处理。

（8）洗手，记录。

【评价】

（1）关心孕妇，注意保暖，保护孕妇隐私。

（2）测量方法正确，测量数字准确。

【反思】

宫高、腹围测量法的目的是什么？

笔记栏

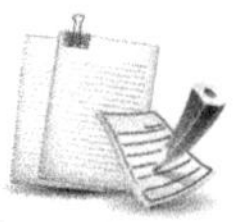

操作程序及考核标准

考核时间：5 min。

考核资源：软皮尺，床边有围帘，可保护孕妇隐私。

项　目	操 作 要 点	分 值	得　分	扣分及说明
	报告姓名，计时开始			
仪　表	仪表端庄，服装整洁，不留长指甲，按医院要求着装	5		
评　估	（1）评估孕周、腹型、心理状况	5		
	（2）评估环境温度、光线、隐蔽程度	5		
计　划	（1）洗手	2		
	（2）用品齐全，清洁适用，摆放有序，便于操作	3		
操作过程	（1）核对孕妇	6		
	（2）遮挡孕妇，调节室温	8		
	（3）协助孕妇平卧位，双腿屈曲稍分开，暴露腹部	8		
	（4）测量宫高：用软皮尺沿孕妇腹壁正中线，测量从耻骨联合上缘中点至子宫底的距离	10		
	（5）测量腹围：软皮尺贴紧皮肤，平脐部绕孕妇腹部一周的距离	10		
	（6）安置孕妇，协助孕妇整理衣裤	8		
	（7）整理用物，终末处理	10		
	（8）洗手，记录	10		
综合评价	（1）关心孕妇，注意孕妇保暖，维护孕妇隐私	5		
	（2）测量方法正确，测量数字准确	5		
总　分		100		

（李　霖　彭晓燕）

技能十五　平 产 接 生

【目的】

（1）保护会阴，减少会阴裂伤。

（2）协助分娩机转。

（3）掌握无菌操作，减少感染。

（4）使胎儿安全娩出。

【护理情景导入】

患者，女性，28岁，G_1P_0，G38周，阴道见红1 d，宫缩持续30 s，间歇5～6 min，09：00入院待产。16：00宫缩50 s/2 min，胎心140次/分，查：宫口开全，先露头，+4，胎膜破，羊水清。准备接生。

【评估】

1. *评估产妇*　评估产妇精神状态、宫缩、胎心、胎头下降及拔露情况，评估会阴及阴道情况。产妇饮食与能量供给情况，能否应对产痛，能否配合操作。

2. *评估环境*　环境是否安全、安静、舒适，有无产妇活动和休息场所，以及不同分娩体位的支持工具如分娩球、分娩凳、清洁沐浴设备、音乐与其他非药物镇痛设备。

【计划】

物品准备：产包、无菌手套、新生儿复苏器械、新生儿辐射台、吸引器和一次性吸痰管、氧气、宫

笔记栏

缩剂、急救药品。

【实施】

(1) 做好接产准备(接产用物、调整产床、会阴冲洗、消毒会阴部)。

(2) 指导产妇配合宫缩运用腹压,并观察胎头下降情况,充分估计上台准备时间。

(3) 按外科手术要求消毒双手,戴无菌手套后,按操作规程铺产台准备接生。

(4) 当胎头拨露且会阴后联合紧张时开始保护会阴。

(5) 保护会阴的方法:接生者右手持一治疗巾,右手拇指与其余四指分开,利用大鱼际顶住会阴部,其他四指置于臀骶部,左手拇指、示指分开阴唇,每当宫缩时右手向内上方托压,同时左手控制胎儿枕部,协助胎头俯屈及下降。

(6) 当宫缩间歇时,右手稍放松,以免压迫时间过久致局部水肿。

(7) 胎头娩出

1) 胎头枕部在耻骨弓下露出时,左手协助胎头仰伸。嘱产妇张口哈气,使胎头以最小径线在宫缩间歇徐徐娩出,避免会阴裂伤。

2) 胎头娩出后,左手自鼻根部向下挤压,挤出口鼻黏液和羊水。注意挤压力度要适中,避免新生儿损伤。

(8) 胎肩娩出

1) 胎头娩出后,耐心等待下一次宫缩,待胎头自然复位后,适度协助胎头外旋转,使胎儿双肩径与骨盆出口前后径保持一致。

2) 以耻骨弓为支点,向前向下轻压胎儿前肩至前臂的1/3,再次调整右手保护会阴的治疗巾并置于胎儿下颏处向下压,左手托胎颈向上,使后肩缓慢娩出,胎肩娩出同时,助手遵医嘱使用缩宫素。

(9) 胎体娩出

1) 胎肩娩出后,接产者的右手方可松开,将接生巾丢弃于接生桶,防止接触过肛门的接生巾污染其他用物。

2) 接生者换右手托胎儿肩部,左手托胎儿臀部,协助胎体及下肢以侧位娩出。

(10) 将接血器垫于产妇臀下以计算出血量。

(11) 用两把血管钳夹住脐带,以直剪从中间剪断脐带,用治疗巾擦净胎体的黏液。

(12) 清理新生儿呼吸道,处理脐带、用脐带卷包扎。

(13) 初步查体,分别于胎儿娩出后1 min、5 min进行Apgar评分。

(14) 检查完毕,抱给产妇辨认性别、皮肤接触、称重。

(15) 记录产时经过和新生儿查体结果。

【评价】

(1) 整个接产过程严格遵守无菌操作规程。

(2) 注意产妇和新生儿的保暖。

【反思】

(1) 在接产的过程中,如何取得产妇的信任,与产妇密切地配合?

(2) 在接产的过程中,如何控制胎儿娩出的速度?

操作程序及考核标准

考核时间: 操作时间不限,以达标率为准。

考核资源: 产包、无菌手套、新生儿复苏器械、新生儿辐射台、吸引器和一次性吸痰管、氧气、宫缩剂、急救药品。

项 目	操 作 要 点	分 值	得 分	扣分及说明
报告姓名,计时开始				
仪 表	不留长指甲,穿手术衣,戴帽子、口罩	5		

笔记栏

（续表）

项　目	操　作　要　点	分　值	得　分	扣分及说明
评　估	（1）了解孕妇病情、合作程度、会阴条件、胎儿大小	5		
	（2）评估孕妇心理反应及理解程度	3		
	（3）讲解配合方法	2		
计　划	（1）戴帽子、口罩，外科洗手，穿手术衣，戴无菌手套	2		
	（2）接产用物、调整产床、会阴冲洗、消毒会阴部	3		
操作过程	（1）指导产妇配合宫缩运用腹压，并观察胎头下降情况，充分估计上台准备时间	2		
	（2）按外科手术要求消毒双手，戴无菌手套后，按操作规程铺产台准备接生	2		
	（3）保护会阴			
	1）接生者在胎头拨露且会阴后联合紧张时开始保护会阴	2		
	2）接生者右手持一治疗巾，右手拇指与其余四指分开，利用大鱼际顶住会阴部，左手拇指、示指分开阴唇，每当宫缩时右手向内上方托压，同时左手控制胎儿枕部，协助胎头俯屈及下降	6		
	3）当宫缩间歇时，右手稍放松，以免压迫时间过久致局部水肿	2		
	（4）胎头娩出			
	1）胎头枕部在耻骨弓下露出时，左手协助胎头仰伸。嘱产妇张口哈气，使胎头以最小径线在宫缩间歇徐徐娩出，避免会阴裂伤	5		
	2）胎头娩出后，左手自鼻根部向下挤压，挤出口鼻黏液和羊水。注意挤压力度要适中，避免新生儿损伤	5		
	（5）胎肩娩出			
	1）胎头娩出后，耐心等待下一次宫缩，待胎头自然复位后，适度协助胎头外旋转，使胎儿双肩径与骨盆出口前后径保持一致	5		
	2）以耻骨弓为支点，向前向下轻压胎儿前肩至前臂的1/3，再次调整右手保护会阴的治疗巾并置于胎儿下颏处向下压，左手托胎颈向上，使后肩缓慢娩出，胎肩娩出同时，助手遵医嘱使用缩宫素	5		
	（6）胎体娩出			
	1）胎肩娩出后，接产者的右手方可松开，将接生巾丢弃于接生桶，防止接触过肛门的接生巾污染其他用物	5		
	2）接生者换右手托胎儿肩部，左手托胎儿臀部，协助胎体及下肢以侧位娩出	5		
	（7）将接血器垫于产妇臀下以计算出血量	2		
	（8）用两把血管钳夹住脐带，以直剪从中间剪断脐带；将新生儿轻柔地放在产台上，用新生儿毛巾擦净黏液、包裹	6		
	（9）清理新生儿呼吸道，处理脐带，用脐带卷包扎	10		
	（10）初步查体，分别于胎儿娩出后1 min、5 min进行Apgar评分	4		
	（11）检查完毕，抱给产妇辨认性别、皮肤接触、称重	4		
综合评价	（1）遵守无菌技术操作原则	3		
	（2）保护会阴分娩机转方法正确	3		
	（3）母婴安全	4		
总　分		100		

（李　霖　彭晓燕）

笔记栏

技能十六　母乳喂养指导

母乳喂养是指产后6个月内用母亲的奶水喂养新生儿的方式。

【目的】

（1）母亲掌握母乳喂养的方法及相关知识。

（2）新生儿的生理需要得到满足，并且能促进母婴之间的情感交流。

【护理情景导入】

张女士，28岁，G_1P_1，G38周，昨日顺娩一足月女婴，Apgar评分10分，体重3.5 kg。产后第一天，阴道流血少于月经量，女婴哭闹，已排便、排尿，有觅食动作。如何指导该母亲正确母乳喂养？

【评估】

1. 评估母亲　评估母亲全身状况；乳房情况：乳房的类型，乳汁的质和量，乳房有无红肿、硬块、肿胀，乳头有无皲裂等；对母乳喂养的知识和技能的认知情况。

2. 评估新生儿　评估分娩方式、出生情况和身体状况。

3. 评估环境　环境是否安全、安静，温度、湿度等是否适宜。

【计划】

1. 人员准备　着装整洁、剪指甲，洗手，戴口罩。

2. 用物准备　温水、毛巾。

3. 母婴准备　母亲洗净双手，新生儿更换尿片。

4. 环境准备　环境安静、整洁，备隔帘或屏风保护母亲隐私。

【实施】

（1）指导喂养前检查新生儿尿片，如有大小便应先协助更换干净的尿片。

（2）每次喂养前，护士和母亲需常规清洁双手，用温毛巾清洁乳房和乳头，向母亲解释并观察乳汁分泌情况。

（3）协助选择母亲和新生儿均舒适的体位，常见正确的喂哺姿势有斜抱式、卧式、抱球式。

（4）指导母亲亲手托乳房的方法。

1）将大拇指与其他四指分开。

2）示指至小指四指并拢并紧贴在乳房的胸壁下，用示指支撑乳房基底部。

3）用大拇指轻压乳房的上部，可以改善乳房形态，易于新生儿含接。

4）托乳房的手不要离乳头太近。

（5）指导母亲正确的哺乳姿势

1）新生儿的头和身体呈一直线。

2）新生儿身体面对并贴近母亲身体。

3）母亲抱紧新生儿，使新生儿头和颈得到支撑。

4）新生儿的脸朝向乳房、鼻子对着乳头。

（6）指导新生儿正确含接乳头的方法

1）母亲用乳头触碰新生儿的嘴唇，使新生儿张嘴。待新生儿把嘴张大后，把乳头及大部分乳晕放入新生儿口中。

2）母亲一手扶住乳房，防止乳房堵塞新生儿鼻孔，影响呼吸。

3）防止新生儿的头因过度后仰而影响吞咽。

（7）哺乳结束时，用示指轻轻向下按压新生儿下颏，避免在口腔负压的情况下拉出乳头而引起局部疼痛或皮肤损伤。

笔记栏

（8）哺乳后，挤出少量乳汁，均匀地涂在乳头和乳晕上，可预防乳头皲裂和感染。

（9）后续处理

1）哺乳结束后，将新生儿竖着抱起，轻拍背部12 min，排除胃内空气，以防吐奶。

2）协助母亲采取舒适的姿势。

（10）询问母亲感受，整理物品，洗手并做好记录。

【评价】

（1）母亲能正确掌握母乳喂养的方法，对结果满意。

（2）新生儿生理需要得到满足，无哭闹。

【反思】

（1）如何正确母乳喂养？

（2）何谓按需哺乳？

操作程序及考核标准

考核时间：操作时间不限，以达标率为准。

考核资源：温水、毛巾。

项　目	操　作　要　点	分　值	得　分	扣分及说明
	报告姓名，计时开始			
仪　表	仪表端庄，服装整洁，不留长指甲，按医院要求着装	5		
评　估	（1）评估母亲全身状况；乳房情况：乳房的类型，乳汁的质和量，乳房有无红肿、硬块、肿胀，乳头有无皲裂等；对母乳喂养的知识和技能的认知情况	8		
	（2）评估新生儿：分娩方式、出生情况和身体状况	4		
	（3）评估环境是否安全、安静，温度、湿度等是否适宜	3		
计　划	（1）护士洗手，戴口罩	5		
	（2）母亲洗净双手，新生儿更换尿片	5		
操作过程	（1）每次喂养前，用温毛巾清洁乳房和乳头，向母亲解释并观察乳汁分泌情况	4		
	（2）协助选择母亲和新生儿均舒适的体位，常见正确的喂哺姿势有斜抱式、卧式、抱球式	6		
	（3）指导母亲亲手托乳房的方法 1）将拇指与其他四指分开 2）示指至小指四指并拢并紧贴在乳房的胸壁下，用示指支撑乳房基底部 3）用大拇指轻压乳房的上部，可以改善乳房形态，易于新生儿含接 4）托乳房的手不要离乳头太近	10		
	（4）指导母亲正确的哺乳姿势 1）新生儿的头和身体呈一直线 2）新生儿身体面对并贴近母亲身体 3）母亲抱紧新生儿，使新生儿头和颈得到支撑 4）新生儿的脸朝向乳房、鼻子对着乳头	10		
	（5）指导新生儿正确含接乳头的方法 1）母亲用乳头触碰新生儿的嘴唇，使新生儿张嘴。待新生儿把嘴张大后，把乳头及大部分乳晕放入新生儿口中 2）母亲一手扶住乳房，防止乳房堵塞新生儿鼻孔，影响呼吸 3）防止新生儿的头因过度后仰而影响吞咽	10		
	（6）哺乳结束时，用示指轻轻向下按压新生儿下颊，避免在口腔负压的情况下拉出乳头而引起局部疼痛或皮肤损伤	4		
	（7）哺乳后，挤出少量乳汁，均匀地涂在乳头和乳晕上，可预防乳头皲裂和感染	4		

笔记栏

（续表）

项　目	操　作　要　点	分　值	得　分	扣分及说明
操作过程	（8）后续处理 1）哺乳结束后，将新生儿竖着抱起，轻拍背部12 min，排除胃内空气，以防吐奶 2）协助母亲采取舒适的姿势	8		
	（9）询问母亲感受，整理物品，洗手并做好记录	4		
综合评价	（1）母亲能正确掌握母乳喂养的方法，对结果满意	5		
	（2）新生儿生理需要得到满足，无哭闹	5		
总　分		100		

（李　霖　彭晓燕）

技能十七　会阴擦洗、阴道灌洗

一、会阴擦洗

会阴擦洗是利用温水或低浓度消毒液清洁会阴及其周围皮肤，去除异味，保持外阴干净、舒适。

【目的】

（1）清除会阴的污垢和血迹、异味，保持会阴及肛门部清洁，促使产妇舒适。

（2）促进伤口愈合，防止生殖系统、泌尿系统的逆行感染。

（3）让产妇了解会阴护理的目的、如何观察阴道分泌物的性状和有无异味等。

【护理情景导入】

张女士，顺产后当天，子宫收缩好，阴道流血不多，会阴Ⅰ度裂伤。遵医嘱予以0.05%碘伏棉球会阴擦洗Bid。

【评估】

（1）评估产妇活动度，配合程度及需求，解释操作目的、过程及操作方法。

（2）评估会阴局部情况，留置导尿管、会阴伤口情况、恶露量、颜色、气味及感觉有无迟钝。

（3）评估病室温度及遮蔽程度。

【计划】

1. 护士准备　仪表端庄，衣帽整洁，洗手，戴好口罩。

2. 产妇准备　了解会阴护理的目的，做好心理准备，积极合作。

3. 环境准备　关闭门窗，拉上隔帘或使用屏风遮挡，调节室温。

4. 用物准备　无菌罐盛0.05%有效碘、无菌大棉签、治疗碗、中单、一次性治疗巾、一次性手套、手消液、毛毯或盖被。

【实施】

（1）敲门、问候，核对产妇，自我介绍，说明操作的目的、方法，取得产妇的理解和配合。备齐物品至产妇床前，再次核对产妇，取得产妇配合。

（2）戴手套，松开被尾，协助产妇取双腿屈膝仰卧位，略外展，暴露外阴，脱下对侧裤腿，以毛毯或盖被遮盖保暖，臀下垫中单、一次性治疗巾。

（3）操作者站在产妇右侧，用0.05%有效碘棉签或棉球擦拭，擦净血迹。

（4）擦洗顺序

1）第一遍：自上而下，由外向内，大腿内上1/3→阴阜→大阴唇→小阴唇→尿道、阴道口→肛

笔记栏

门，初步擦净会阴的污垢、分泌物和血迹等。

2）第二遍：由内向外，或以伤口为中心向外擦洗，尿道、阴道口→小阴唇→大阴唇→阴阜→大腿内上1/3→肛门。

3）第三遍：用无菌干棉球（签）擦干，擦拭顺序由上到下，由内到外。

（5）擦洗完毕，撤去用物。

（6）整理用物，终末处理。

（7）洗手。

【评价】

操作达到预期目的，产妇安全、舒适。

【反思】

（1）会阴擦洗的目的是什么？

（2）如何发现会阴伤口感染？

操作程序及考核标准

考核时间： 5 min。

考核资源： 无菌罐盛0.05%有效碘、无菌大棉签、治疗碗、中单、一次性治疗巾、一次性手套、手消液、毛毯或盖被。

项　目	操　作　要　点	分　值	得　分	扣分及说明
	报告姓名，计时开始			
仪　表	仪表端庄，服装整洁，不留长指甲，按医院要求着装	5		
评　估	（1）评估产妇活动度，配合程度及需求，解释操作目的、过程及操作方法	4		
	（2）评估会阴局部情况，留置导尿管、会阴伤口情况、恶露量、颜色、气味及感觉有无迟钝	6		
计　划	（1）洗手，戴口罩	2		
	（2）用品齐全，清洁适用，摆放有序，便于操作	3		
操作过程	（1）敲门、问候，核对产妇，自我介绍，备齐物品至产妇床前，再次核对产妇，取得产妇配合	10		
	（2）戴手套，松开被尾，协助产妇取仰卧位，脱下对侧裤腿，以毛毯或盖被遮盖保暖，双腿屈曲外展，臀下垫一次性治疗巾	10		
	（3）操作者站在产妇右侧，用0.05%有效碘棉签或棉球擦拭，擦净血迹	10		
	（4）擦洗顺序： 1）第一遍：为自上而下，由外向内，大腿内上1/3→阴阜→大阴唇→小阴唇→尿道、阴道口→肛门，初步擦净会阴的污垢、分泌物和血迹等 2）第二遍：为自上而下，由内向外，尿道、阴道口→小阴唇→大阴唇→阴阜→大腿内上1/3→肛门 3）第三遍：用无菌干棉球（签）擦干，擦拭顺序由上到下，由内到外	20		
	（5）擦洗完毕，撤去用物	10		
	（6）整理用物，终末处理	6		
	（7）洗手	4		
综合评价	（1）操作达到预期目的	5		
	（2）产妇安全、舒适	5		
总　分		100		

笔记栏

二、阴道灌洗

阴道灌洗是用消毒液对阴道部位进行清洗的技术，通过阴道灌洗可使宫颈和阴道保持清洁，避免当子宫切除过程中阴道与盆腔相通时，细菌或病原体进入盆腔引起感染，减少术后阴道残端炎症而引起感染等并发症。

【目的】

促进改善阴道血液循环，减少阴道分泌物，缓解局部组织充血，有利于炎症消退；也是妇科手术前阴道准备的内容之一。

【护理情景导入】

患者，女性，52岁，术前诊断为“多发性子宫肌瘤”，定于明日在全麻下行腹腔镜下全子宫切除术，完善相关术前准备并予以阴道灌洗，术前晚、术日晨各一次。

【评估】

(1) 核对患者，自我介绍，解释操作目的、过程及操作方法。

(2) 评估患者病情、自理能力、心理状况及合作情况。

(3) 观察会阴部分泌物的量、颜色、气味。

(4) 评估灌洗液的温度。

【计划】

1. 护士准备　仪表端庄，衣帽整洁，洗手，剪指甲，戴口罩和手套。

2. 患者准备　协助患者排便，躺卧于检查室检查床上。

3. 环境准备　关闭门窗，调节室温，屏风遮挡，减少暴露。

4. 用物准备　治疗盘，一次性手套一副，一次性垫巾一块，无菌冲洗桶橡皮连接管一套，阴道灌洗头一个，血管钳一把，0.02%碘液1 000 mL，无菌镊子1把，卵圆钳1把，弯盘一个，无菌大棉球，窥阴器，水温计。

【实施】

(1) 备齐物品至患者床边，核对患者信息。

(2) 协助患者脱下对侧裤腿，以毛毯或盖被遮盖保暖，取膀胱截石位，双腿屈曲，双手抱于胸腹部，臀下垫一次性垫巾。

(3) 灌洗液温度调至41 ～ 43℃，冲洗桶高于床面60 ～ 70 cm。核对患者信息，操作者戴一次性手套，右手持冲洗头，排出灌洗管内空气，让灌洗液流出少许，操作者用手再试温1次，然后用灌洗液冲净外阴，血管钳夹闭灌洗管。

(4) 左手分开小阴唇，将灌洗头沿阴道纵侧壁的方向缓缓插入阴道达阴道后穹窿部，打开血管钳，左右上下移动灌洗头，特别注意洗净穹窿部及阴道皱褶处。

(5) 当冲洗液剩下约100 mL时，抽出冲洗头，再次冲洗外阴部。

(6) 洗毕将灌洗头向下压使阴道内液体流出。

(7) 用窥阴器扩开阴道，擦净阴道内积液，或嘱患者坐起1 ～ 2 min，使液体流尽，然后用干棉球擦净外阴部。

(8) 灌洗完毕，核对患者信息，协助患者穿好衣裤，撤去用物，做好物品的终末处置。

(9) 护送患者回病室，安置患者，整理床单元，如会阴部有血性分泌物等，垫会阴垫。开窗通风，健康宣教。

(10) 整理用物，终末处理，洗手、记录。

【评价】

操作达到预期治疗目的，患者安全、舒适。

【反思】

(1) 阴道灌洗的目的是什么？

笔记栏

（2）阴道灌洗操作过程中护理人员需要注意什么？

操作程序及考核标准

考核时间：15 min。

考核资源：治疗盘，一次性手套一副，一次性垫巾一块，无菌冲洗桶橡皮连接管一套，阴道灌洗头一个，血管钳一把，0.02%碘液1 000 mL，无菌镊子1把，卵圆钳1把，弯盘一个，无菌大棉球，窥阴器，水温计。

项　目	操　作　要　点	分　值	得　分	扣分及说明
	报告姓名，计时开始			
仪　表	仪表端庄，服装整洁，不留长指甲，按医院要求着装	5		
评　估	（1）评估患者的病情，自理能力、心理状况及合作情况	4		
	（2）观察会阴部分泌物的量、颜色、气味。估灌洗液的温度	6		
计　划	（1）洗手、戴口罩	2		
	（2）备齐物品、摆放有序、便于操作	3		
操作过程	（1）备齐物品至患者床边，核对患者信息	4		
	（2）协助患者脱下对侧裤腿，以毛毯或盖被遮盖保暖，取膀胱截石位，双腿屈曲，双手抱于胸腹部，臀下垫一次性垫巾	4		
	（3）灌洗液温度调至41～43℃，冲洗桶高于床面60～70 cm。核对患者信息，操作者戴一次性手套，右手持冲洗头，排出灌洗管内空气，让灌洗液流出少许，操作者用手再试温1次，然后用灌洗液冲净外阴，血管钳夹闭灌洗管	10		
	（4）左手分开小阴唇，将灌洗头沿阴道纵侧壁的方向缓缓插入阴道达阴道后穹窿部，打开血管钳，左右上下移动灌洗头，特别注意洗净穹窿部及阴道皱褶处	12		
	（5）当冲洗液剩下约100 mL时，抽出冲洗头，再次冲洗外阴部	4		
	（6）洗毕将灌洗头向下压使阴道内液体流出	4		
	（7）用窥阴器扩开阴道，擦净阴道内积液，或嘱患者坐起1～2 min，使液体流尽，然后用干棉球擦净外阴部	10		
	（8）灌洗完毕，核对患者信息，协助患者穿好衣裤，撤去用物，做好物品的终末处置	8		
	（9）护送患者回病室，安置患者，整理床单元，如会阴部有血性分泌物等，垫会阴垫。开窗通风，健康宣教	8		
	（10）整理用物，终末处理，洗手、记录	6		
综合评价	（1）操作达到预期治疗目的	5		
	（2）患者安全、舒适	5		
总　分		100		

（李　霖　彭晓燕）

技能十八　外阴湿热敷、阴道或宫颈上药

一、外阴湿热敷

笔记栏

外阴湿热敷是应用热原理和药物化学反应直接接触患区，促进血液循环，增强局部白细胞的吞噬作用和组织活力。

【目的】

（1）促使局部血液循环，改善组织营养，增强白细胞的吞噬作用和组织活力。

（2）有助于血肿局限，刺激局部组织的生长和修复。

（3）用于会阴水肿、血肿、伤口硬结和早期感染患者。

【护理情景导入】

患者骑跨伤后24 h，双侧外阴外观无破溃，右侧大阴唇肿大、青紫，主诉疼痛。遵医嘱予以外阴湿热敷Bid。

【评估】

（1）评估患者的病情、临床诊断、意识、自理情况、配合程度有无留置导尿管。

（2）评估患者会阴伤口情况，阴道流血、流液情况；有无感染迹象；水肿、血肿、伤口硬结和脓肿的消退情况。

（3）评估病房环境及室内温度。

【计划】

1. 护士准备　仪表端庄，衣帽整洁，修剪指甲，洗手，戴口罩。

2. 患者准备　了解湿热敷的目的、方法、注意事项，并配合操作。

3. 环境准备　酌情关闭门窗，隔帘（或屏风）遮挡患者、调节室温。

4. 用物准备　0.05%聚维酮碘溶液或其他消毒液、无菌持物镊、无菌大棉签、纱布、治疗碗、一次性治疗巾、便盆、加热的50%硫酸镁溶液（或遵医嘱）、毛毯、手消液。

【实施】

（1）核对患者，自我介绍，解释操作目的、过程及操作方法。

（2）备齐物品至患者床前，再次核对患者，取得患者配合。

（3）患者取仰卧位，脱对侧裤腿，双腿屈膝外展，以毛毯或盖被遮盖保暖，拉上隔帘以保护隐私。按会阴擦洗方法擦洗会阴部。

（4）会阴擦洗后用消毒大棉球擦干会阴部。

（5）遵医嘱在会阴部或伤口处敷上用药液浸湿的无菌纱布。一般每3～5 min更换湿热敷垫一次，热敷时间为15～30 min。

（6）垫好会阴垫。

（7）安置患者，协助产妇穿好衣裤，整理床铺，撤去用物。

（8）终末处理。

（9）洗手，记录。

【评价】

患者安全，症状减轻，对服务满意。

【反思】

（1）外阴湿热敷的目的是什么？

（2）外阴湿热敷与外阴湿冷敷的区别与注意事项是什么？

操作程序及考核标准

考核时间：10 min。

考核资源：0.02%聚维酮碘溶液或其他消毒液、无菌持物镊、无菌大棉签、纱布、治疗碗、一次性治疗巾、便盆、加热的50%硫酸镁溶液（或遵医嘱）、毛毯、手消液。

项　目	操　作　要　点	分　值	得　分	扣分及说明
报告姓名，计时开始				
仪　表	仪表端庄，服装整洁，不留长指甲，按医院要求着装	5		
评　估	（1）患者的病情、临床诊断、意识、自理情况、配合程度有无留置导尿管	4		
	（2）患者会阴伤口情况，阴道流血、流液情况；有无感染迹象；水肿、血肿、伤口硬结和脓肿的消退情况	6		

笔记栏

（续表）

项　目	操 作 要 点	分　值	得　分	扣分及说明
计　划	(1) 洗手，戴口罩	2		
	(2) 用品齐全，清洁适用，摆放有序，便于操作	3		
操作过程	(1) 核对患者，自我介绍，解释操作目的、过程及操作方法	6		
	(2) 备齐物品至患者床前，再次核对患者，取得患者配合	5		
	(3) 患者取仰卧位，脱对侧裤腿，双腿屈膝外展，以毛毯或盖被遮盖保暖，拉上隔帘以保护隐私。按会阴擦洗方法擦洗会阴部	10		
	(4) 会阴擦洗后用消毒大棉球擦干会阴部	12		
	(5) 遵医嘱在会阴部或伤口处敷上药液浸湿的无菌纱布	10		
	(6) 垫好会阴垫	5		
	(7) 安置患者，协助产妇穿好衣裤，整理床铺，撤去用物	10		
	(8) 终末处理	6		
	(9) 洗手，记录	6		
综合评价	(1) 患者安全	4		
	(2) 症状减轻	4		
	(3) 对服务满意	2		
总　分		100		

二、阴道或宫颈上药

阴道或宫颈上药是治疗性药物通过阴道涂抹到阴道壁或宫颈黏膜上，达到局部治疗的作用。

【目的】

治疗各种阴道和子宫颈的炎症。

【护理情景导入】

患者，女性，28岁，已婚。主诉外阴、阴道灼热、瘙痒，时轻时重，严重时坐卧不安，伴有排尿痛、性交痛。观其外阴地图样红斑，阴道黏膜高度红肿，白带量多呈豆渣状。遵医嘱予制霉菌素栓剂每晚1粒，塞阴道。

【评估】

(1) 了解患者的阴道情况。评估患者是否为经期、产后、人工流产后或阴道残端修补术后。

(2) 评估环境温度、光线、隐蔽程度。

(3) 评估患者的心理反应及理解配合程度。

(4) 讲解擦洗、上药过程及配合方法。

【计划】

1. 护士准备　仪表端庄，衣貌整洁，洗手。

2. 物品准备

(1) 中单橡胶布1块、一次性垫巾1块、一次性手套1副。

(2) 阴道灌洗用物1套、窥阴器、长镊子、消毒干棉球、消毒长棉棍、带尾线的大棉球或纱布。

(3) 药品

1) 阴道后穹窿塞药：常用甲硝唑、制霉菌素等药片、丸剂或栓剂。

2) 局部非腐蚀性药物上药：常用1%甲紫、大蒜液、新霉素或氯霉素等。

3) 腐蚀性药物上药：20%～50%硝酸银溶液、20%或100%铬酸溶液。

4) 子宫颈棉球上药：止血药、消炎止血粉和抗生素等。

5) 喷雾器上药：常用药物有土霉素、磺胺嘧啶、呋喃西林、己烯雌酚等。

笔记栏

3. 患者准备　排空膀胱，取膀胱截石位，臀部垫中单橡胶布1块和一次性垫巾1块。

【实施】

（1）核对患者的床号姓名，解释阴道或宫颈上药的目的、方法、效果及预后，以取得患者的理解和配合。

（2）嘱患者排空膀胱，协助患者上妇科检查床，取膀胱截石位，臀部垫中单橡胶布1块和一次性垫巾1块。

（3）上药前先行阴道灌洗或擦洗，将窥阴器暴露阴道、宫颈后，用消毒干棉球拭去子宫颈及阴道后穹隆、阴道壁黏液或炎性分泌物，使药物直接接触炎性组织而提高疗效。根据病情和药物的不同性状采用以下方法。

1）阴道后穹隆塞药：洗净双手，戴手套，用一手示指将药片或栓剂向阴道后壁推进至示指完全伸入为止（可指导患者于临睡前自行放置）。

2）局部用药：非腐蚀性药物可用棉球或长棉棍蘸药液涂擦阴道壁或子宫颈。腐蚀性药物可将长棉棍蘸少许药液涂于宫颈的糜烂面，并插入宫颈管内约0.5 cm，稍候，用生理盐水棉球擦去表面残余的药液，最后用干棉球吸干。

3）子宫颈棉球上药：用窥阴器充分暴露子宫颈，用长镊子夹持带有尾线的宫颈棉球浸蘸药液后塞压至子宫颈处，同时将窥阴器轻轻退出阴道，然后取出镊子，以防退出窥器时将棉球带出或移动位置，将线尾露于阴道口外，并用胶布固定于阴阜侧上方。

4）喷雾器上药：各种阴道用药的粉剂均可用喷雾器喷射，使药物粉末均匀散布于炎性组织表面上。

（4）协助患者整理衣裤。

（5）记录，洗手。

【评价】

（1）关心患者，注意患者保暖，保护患者隐私。

（2）操作规范，患者安全。

【反思】

（1）阴道或子宫颈上药的目的是什么？

（2）阴道或子宫颈上药的注意事项是什么？

操作程序及考核标准

考核时间：10 min。

考核资源：中单橡胶布1块、一次性垫巾1块、一次性手套1副、阴道灌洗用物1套、窥阴器、长镊子、消毒干棉球、消毒长棉棍、带尾线的大棉球或纱布；药品。

项　目	操　作　要　点	分　值	得　分	扣分及说明
报告姓名，计时开始				
仪　表	仪表端庄，服装整洁，不留长指甲，按医院要求着装	5		
评　估	（1）了解患者的阴道情况。评估患者是否为经期、产后、人工流产后或阴道残端修补术后	4		
	（2）评估环境温度、光线、隐蔽程度	2		
	（3）评估患者的心理反应及理解配合程度	2		
计　划	（1）洗手，戴口罩	2		
	（2）用品齐全，清洁适用，摆放有序，便于操作	2		
	（3）讲解擦洗、上药过程及配合方法	3		
操作过程	（1）核对患者，解释操作方法并请患者配合	6		

笔记栏

（续表）

项　目	操　作　要　点	分　值	得　分	扣分及说明
操作过程	（2）患者仰卧膀胱截石位，臀部垫中单橡胶布1块和一次性垫巾1块	8		
	（3）给予阴道灌洗或擦洗	10		
	（4）根据病情遵医嘱行阴道或宫颈上药（4种方法） 1）阴道后穹窿塞药：洗净双手，戴手套，用一手示指将药片或栓剂向阴道后壁推进至示指完全伸入为止 2）局部用药：非腐蚀性药物可用棉球或长棉棍蘸药液涂擦阴道壁或子宫颈。腐蚀性药物可将长棉棍蘸少许药液涂于宫颈的糜烂面，并插入宫颈管内约0.5 cm，稍候用生理盐水棉球擦去表面残余的药液，最后用干棉球吸干 3）子宫颈棉球上药：用窥阴器充分暴露子宫颈，用长镊子夹持带有尾线的宫颈棉球浸蘸药液后塞压至子宫颈处，同时将窥阴器轻轻退出阴道，然后取出镊子，以防退出窥器时将棉球带出或移动位置，将线尾露于阴道口外，并用胶布固定于阴阜侧上方 4）喷雾器上药：各种阴道用药的粉剂均可用喷雾器喷射，使药物粉末均匀散布于炎性组织表面上	30		
	（5）协助患者整理衣裤	8		
	（6）终末处理、洗手并记录	8		
综合评价	（1）关心患者，注意保暖，保护患者隐私	5		
	（2）操作规范，患者安全	5		
总　分		100		

（李　霖　彭晓燕）

技能十九　手术人员的无菌准备

手术人员的无菌准备包括：手术人员自身的一般准备、外科手消毒、穿无菌手术衣、戴无菌手套。其目的在于去除并杀灭手和前臂的暂居菌和部分常驻菌，形成无菌屏障。位居皮肤的细菌包括暂居菌和常居菌两类。暂居菌分布于皮肤表面，易被清除；常居菌深居毛囊、汗腺及皮脂腺等处，不易清除，且可在手术过程中逐渐移至皮肤表面，外科手消毒仅能去除表层细菌，穿无菌手术衣、戴无菌手套才可形成无菌屏障。

一、外科手消毒

外科手消毒是指手术人员通过机械刷洗和使用具有持续抗菌活性的手消毒剂的化学消毒方法去除并杀灭手和前臂的暂居菌和部分常居菌，达到消毒皮肤的目的。随着各种手部消毒剂的产生和推广，新的手、臂消毒方法随之产生。

【目的】

（1）去除并杀灭手和前臂的暂居菌和部分常驻菌。

（2）消毒皮肤，抑制手术过程中手、臂表面微生物的生长。

【护理情景导入】

手术前半小时，器械护士准备好手术器械与手术敷料，与巡回护士核对并确认手术用物的有效期后，准备洗手上台。

笔记栏

【评估】

（1）洗手护士自身准备。

（2）洗手用物是否准备齐全。

(3) 洗手用物是否在有效期内。

【计划】

1. 护士准备 摘除首饰(戒指、手镯、耳环、珠状项链等),着洗手衣裤、鞋,帽子遮盖全部头发、口罩遮住口鼻、上衣束入裤内,修剪指甲不超过指尖,不佩戴人工指甲或涂指甲油。

2. 用物准备 洗手液、灭菌手刷、灭菌擦手小毛巾(无菌巾)、手消毒液。

3. 环境准备 有防溅设施的洗手池、非手触式水龙头、符合GB 5749《生活饮用水卫生标准》要求的流动水、计时装置、整衣镜、洗手说明及流程图示。

【实施】

1. 洗手

(1) 取适量的洗手液按照七步洗手法清洗双手、前臂和上臂下1/3,认真揉搓每个部位大约15 s。清洁双手时,应注意清洁指甲下的污垢和手部皮肤的皱褶处。

(2) 流动水冲洗双手、前臂和上臂下1/3。从指尖到肘部,沿一个方向用流动水冲洗手和手臂,不要在水中来回移动手臂,水流不能从任何部位流向指尖,手和前臂离开身体,不能接触衣袖和衣襟。

(3) 使用灭菌擦手小毛巾(无菌巾)擦干双手、前臂和上臂下1/3。

2. 外科洗手手消毒 常用方法包括:免刷手消毒方法和外科刷手手消毒方法。

(1) 免刷手消毒方法:取手消毒剂于一侧手心,揉搓一侧指尖、手掌、手背、手腕,将剩余手消毒液环转揉搓至前臂、上臂下1/3,认真揉搓直至消毒剂干燥,同法擦拭另一侧手、臂。手消毒剂的取液量、揉搓时间及使用方法应遵循产品的使用说明。

(2) 刷手消毒方法(不建议常规使用):拿取无菌手刷,取适量洗手液或外科手消毒液,顺皮纹方向刷洗双手、前臂、至上臂下1/3,刷手时间约3 min。刷时稍用力,先刷甲缘、甲沟、指蹼,再由拇指桡侧开始,渐次到指背、尺侧、掌侧,依次刷完双手手指。然后再分段交替刷左右手掌、手背、前臂至肘上。刷手时要注意勿漏刷指间、腕部尺侧和肘窝部,皮肤横纹处应横向刷洗。刷手完毕,用流动水自指尖至肘部冲洗,不要在水中来回移动手臂,保持双手位于胸前并高于肘部,指尖朝上,使水由指尖流向肘部,避免倒流,冲洗时避免溅湿洗手衣裤。取用灭菌擦手小毛巾(无菌巾)干手,无菌巾的正面擦干手掌→手背,抓住擦手巾两对角,翻转内面朝外呈三角状,尖角朝向手指,由腕部开始,旋转朝上擦至肘上1/3,一只手由内向外轻提一角,翻转一面同法擦干另一侧手臂,不可再向手部回擦。由内向外轻提一角,弃巾。拿无菌巾的手忌触碰已擦过皮肤的巾面,同时还要注意无菌巾不要擦拭未经刷洗过的皮肤。

3. 涂抹外科手消毒液 手消毒剂的取液量、揉搓时间及使用方法应遵循产品的使用说明。

(1) 取手消毒剂于一侧手心,揉搓一侧指尖、手掌、手背、手腕,将剩余手消毒液环转揉搓至前臂、上臂下1/3。

(2) 取手消毒剂于另一侧手心,步骤同上。

(3) 重复上述操作(1)、(2)一遍。

(4) 最后取手消毒剂,按照七步洗手法揉搓双手至手腕部,揉搓至干燥,保持手臂拱立与胸前,避免接触有菌物品或有菌区域。

【评价】

(1) 洗手时无水花四溅,洗手者衣裤未见溅湿。

(2) 消毒后手、臂始终拱立于胸前,未被污染。

(3) 消毒后的手、臂经抽样细菌培养合格。

【反思】

(1) 刷洗时要顺皮肤横纹方向的刷洗部位有哪些?

(2) 保持洗手衣裤不被溅湿的意义?

(3) 涂抹消毒液的侧重点有哪些?

笔记栏

操作程序及考核标准

考核时间： 10 min。

考核资源： 手消毒液、灭菌手刷、灭菌擦手小毛巾、洗手液、计时装置。

项目	操作要点	分值	得分	扣分及说明
	报告姓名，计时开始			
仪表	摘除首饰，着洗手衣裤、鞋，帽子遮盖全部头发、口罩遮住口鼻、上衣束入裤内，指甲不超过指尖，不佩戴人工指甲或涂指甲油	5		
评估	（1）洗手用物在有效期内	5		
	（2）洗手用物呈备用状态，如无菌小毛巾贮槽打开，手消毒液及洗手液的量满足需要，计时钟正常	5		
计划	（1）洗手，戴口罩	2		
	（2）用品齐全，清洁适用，摆放有序，便于操作	3		
操作过程	（1）初洗，七步洗手法洗手至肘上10 cm（或上臂下1/3）	10		
	（2）看钟计时3 min。刷手顺序及时间，刷手：分三节段、双手交替进行（顺序：指尖→指沟→指蹼→手掌→手背→腕部→前臂→肘部→肘上10 cm）	10		
	（3）冲洗的方法，指尖向上，肘部最低位，由指尖→肘部，由肘上→肘部	5		
	（4）无菌小毛巾干手，无菌巾的正面擦干手掌一手背．抓住擦手巾两对角，翻转内面朝外呈三角状，尖角朝向手指，由腕部开始，旋转朝上擦至肘上，一只手由内向外轻提一角，翻转一面。同法擦干对侧	10		
	（5）弃巾。从身体内侧捏擦手巾一角，向外轻弃于容器内	5		
	（6）消毒			
	1）消毒手：按照七步洗手法	20		
	2）消毒前臂：取洗手液从腕关节→肘关节→肘上10 cm环状螺旋上升，旋转搓擦，不留空白			
	3）重复一遍：第二遍高度略低于第一遍			
	4）消毒手：取手消毒液．重复消毒手步骤			
	（7）自然干燥：双手举放拱立胸前，保持无菌进手术间	10		
综合评价	（1）动作轻巧、准确、流畅	5		
	（2）遵守无菌操作	5		
总分		100		

二、穿无菌手术衣、戴无菌手套

【目的】

（1）避免和预防手术过程中医护人员衣物上的细菌污染手术切口。

（2）保障手术人员安全，预防职业暴露。

（3）建立无菌屏障。

【护理情景导入】

手术前半小时，器械护士准备好手术器械与手术敷料，与巡回护士核对并确认手术用物的有效

笔记栏

期后，外科手消毒后准备穿手术衣、戴无菌手套。

【评估】

（1）无菌手术衣包要求无污染、潮湿、破损，灭菌合格在有效期内，手术衣包已经打开待穿。

（2）洗手护士外科手消毒后未被污染。

（3）洗手护士的着装是否规范，洗手衣裤是否干燥。

【计划】

1. 环境准备　选择相对空间宽敞处穿手术衣。

2. 用物准备　查无菌包：名称、效期、指示胶带、无菌包的规格，包布整洁无潮湿、无破损，包扎完好。

【实施】

1. 穿无菌手术衣

（1）全遮盖式手术衣穿法

1）无菌手术衣包、无菌手套呈打开待用状态，洗手护士外科手消毒后拿取无菌手术衣，选择较宽敞处站立，面向无菌台，手提衣领、抖开，使无菌手术衣的另一端下垂。

2）两手提住衣领两角，衣袖向前位将手术衣展开，举至与肩同齐水平，使手术衣的内侧面面对自己，顺势将双手和前臂伸入衣袖内，并向前平行伸展，不可用未戴无菌手套的双手触及手术衣外面。

3）巡回护士在穿衣者背后抓住衣领内面，协助将袖口后拉，并系好领口及背部的系带。

4）采用无接触式戴好无菌手套。

5）解开腰间活结，将右叶腰带递给台上其他手术人员或交由巡回护士用无菌持物钳夹取，旋转后与左手腰带系结于胸前，使手术衣背部右叶遮盖左叶。

6）穿好手术衣后双手拱立于胸前，不可触及非无菌区域，如有污染或者疑似污染应立即更换。

（2）传统对开式手术衣穿法

1）拿取无菌手术衣，选择较宽敞处站立，面向无菌台，手提衣领、抖开，使无菌手术衣的另一端下垂。

2）两手提住衣领两角，衣袖向前位将手术衣展开，举至与肩同齐水平，使手术衣的内侧面面对自己，顺势将双手和前臂伸入衣袖内，并向前平行伸展。

3）巡回护士在穿衣者背后抓住衣领内面，协助将袖口后拉，并系好领口及背部的系带。

4）穿衣者双手交叉，身体略前倾，用手指夹住腰带递向后方巡回护士，巡回护士接住腰带尾端在腰后系好。

5）穿好手术衣后，双手应保持在腰以上、胸前及视线范围内。

6）戴好无菌手套。

2. 无接触戴无菌手套

（1）穿无菌手术衣时双手不露出袖口。

（2）隔衣袖取手套置于同侧的掌侧面，指端朝向前臂，拇指相对，反折边与袖口平齐，不可将腕部裸露，隔衣袖抓住手套边缘并将之翻转包裹手及袖口，同法戴另一侧。

【评价】

（1）穿手术衣时未戴手套的手不触及手术衣外面。

（2）戴好手套后再解开腰前活结。

（3）穿好手术衣、戴好无菌手套后未触及有菌区或有菌物品。

（4）未戴手套的手未触及手套的外面。

【反思】

（1）为什么已经消毒但未戴无菌手套的手不能触及无菌手术衣及无菌手套的外面？

（2）穿好无菌手术衣、戴好无菌手套后的无菌区域包括哪些？

笔记栏

操作程序及考核标准

考核时间：5 min。

考核资源：无菌手术衣、无菌手套。

项 目	操 作 要 点	分 值	得 分	扣分及说明
	报告姓名，计时开始			
仪 表	摘除首饰，着洗手衣裤、鞋，帽子遮盖全部头发、口罩遮住口鼻、上衣束入裤内，指甲不超过指尖，不佩戴人工指甲或涂指甲油	5		
评 估	(1) 洗手护士着装规范，洗手衣裤干燥，手消毒后未污染	5		
	(2) 无菌手术衣、无菌手套包装完好，无潮湿、破损	5		
计 划	(1) 洗手，戴口罩	2		
	(2) 用品齐全，在有效期内，摆放有序，便于操作	3		
操作过程	(1) 查无菌包：名称，效期，指示胶带，无菌包的规格，包布整洁，有无潮湿、破损，包扎是否完好	10		
	(2) 打开无菌包、无菌手套	5		
	(3) 取手术衣，双手提起手术衣，禁碰手术衣外面	5		
	(4) 提领，提捏手术衣领内面	5		
	(5) 抖开，检查手术衣有无破损、潮湿	5		
	(6) 轻抛衣服，伸手入袖，双手向前平举，由巡回护士协助系好衣领及背部系带	10		
	(7) 无接触戴无菌手套（后退一步） 双手保持在手术衣的袖口内，不得露出。隔衣袖取出一只手套，与同侧手掌心相对，手指朝向身体肘关节方向置于袖口上。双手隔衣袖打开手套反折部，对准五指，翻起反折，套扎住手术衣袖口。同法戴好另一只手套后，双手调整舒适	20		
	(8) 检查手套有无破损	5		
	(9) 系腰带：松开腰带，右手腰带递予他人，保持无菌，原地旋转360°，将左右两端系于腰前	5		
综合评价	(1) 动作轻巧、准确、流畅	5		
	(2) 遵守无菌操作	5		
总 分		100		

（严俊丽）

技能二十 外科常见引流管护理

引流是依靠吸引力或重力从体腔或伤口引出液体的行为、过程和办法。引流的目的是将人体组织间隙或体腔中积聚的液体排出体外或引离原处。引流的护理旨在保持引流的有效性，防止术后感染，促进伤口愈合。在引流护理的过程中要注意保持引流管的通畅，妥善固定，详细记录引流的颜色、性质和量的变化，以利于对患者病情的判断。常用的外科引流管有胸腔引流管、T管、腹腔引流管等。

笔记栏

一、腹腔引流管

【目的】

（1）将腹腔内的渗血、渗液、脓液或残留液等通过引流管排出体外，以减轻腹腔感染和防止术后发生腹腔脓肿。

（2）观察腹腔引流液的颜色、性状及量，为诊疗提供依据。

（3）保持腹腔引流管的通畅，维持有效的引流。

【护理情景导入】

患者腹部手术（如胃癌根治术、消化道穿孔修补术、结肠癌根治术等）后，术中置入腹腔引流管一根，术后带入病房，病区护士观察引流液的颜色、质、量，更换腹腔引流袋，并做好记录，为诊疗提供依据。

【评估】

（1）患者的意识、病情、生命体征、腹部体征及配合程度。

（2）管道留置的时间，外留长度，是否通畅，引流液的颜色、性质和量。

（3）敷料有无渗液，引流管周围皮肤是否完好。

【计划】

1. 护士准备　洗手，戴口罩，着装整齐。

2. 用物准备　治疗车、快速手消毒液、治疗盘、弯盘、碘伏、棉签、纱布、手套、引流袋、治疗巾、血管钳、量杯、医嘱执行单、出入量记录本、另备盛污物的容器。

3. 患者准备　询问了解病情，评估患者的合作程度。

4. 环境准备　环境清洁，温湿度适宜，光线明亮。

【实施】

1. 准备　备好用物携至床旁。

2. 核对患者　核对患者腕带及身份信息，解释操作的目的、注意事项及配合的方法。

3. 选择体位　拉上床帘，协助患者取平卧位或半卧位，暴露引流管，注意保暖。

4. 评估引流管　评估引流管周围敷料是否清洁干燥，引流管口周围皮肤是否正常，引流管标识是否清楚，腹腔引流管是否在位通畅，引流液的颜色、性状、量。

5. 夹闭引流管、取下引流袋　取治疗巾于引流管与引流袋连接处的下方，取纱布。检查引流袋有效期、有无破损及漏气。用血管钳夹住距连接处上方5 cm处。戴手套，分离引流管与引流袋的连接，将引流袋连接处竖直提高，使引流液全部流入袋内，用纱布包裹接头处放于床垫下。

6. 消毒　脱手套，用快速手消毒液洗手；用碘伏棉签分别消毒引流管内径、横断面、外径，使引流管开口朝上。

7. 连接引流袋　取无菌纱布，用纱布内层包裹消毒后的引流管口，连接引流袋，松开血管钳，妥善固定引流袋于床旁，从上向下挤压引流管，检查引流是否通畅，在引流袋上注明引流袋更换日期和时间。

8. 整理床单元　撤治疗巾，协助患者取舒适体位。

9. 记录　取下更换的引流袋，记录引流液的颜色、性状及量，置于治疗车下层盛污物的容器。

10. 其他　推治疗车回处置室，整理用物，洗手。

【评价】

（1）腹腔引流管妥善固定，引流通畅。

（2）患者安全、舒适，操作达到治疗的目的。

（3）操作流畅，注意保护患者隐私，保暖，遵循无菌技术操作原则。

【反思】

（1）何谓引流？腹腔引流的目的是什么？

（2）腹腔引流过程中的护理要点是什么？

笔记栏

操作程序及考核标准

考核时间: 5 min。

考核资源: 治疗车、快速手消毒液、治疗盘、弯盘、聚维酮碘、棉签、纱布、手套、引流袋、治疗巾、血管钳、量杯、医嘱执行单、出入量记录本、另备盛污物的容器。

项　目	操 作 要 点	分 值	得　分	扣分及说明
	报告姓名,计时开始			
仪　表	仪表端庄,服装整洁,不留长指甲,按医院要求着装	5		
评　估	(1) 患者的病情、生命体征、腹部体征及配合程度	4		
	(2) 引流管留置时间,外留长度,引流情况,伤口敷料	6		
计　划	(1) 洗手,戴口罩	2		
	(2) 用品齐全,清洁适用,摆放有序,便于操作	3		
操作过程	(1) 携用物至床旁,核对患者信息,做好解释取得合作	4		
	(2) 选择体位,暴露引流管,注意保暖	4		
	(3) 铺治疗巾于引流管连接处,取纱布	4		
	(4) 检查引流袋有效期、有无破损及漏气	4		
	(5) 用血管钳夹住距连接处上方5 cm处	6		
	(6) 戴手套,分离引流管与引流袋的连接,将引流袋连接处竖直提高,使引流液全部流入袋内,用纱布包裹接头处放于床垫下	8		
	(7) 脱手套,用快速手消毒液洗手	4		
	(8) 碘伏棉签分别消毒引流管内径、横断面、外径,使引流管开口朝上	6		
	(9) 连接引流袋: 注意无菌技术操作	8		
	(10) 固定引流袋: 位置妥善	6		
	(11) 挤压引流管: 手法正确(手法错误不得分)	6		
	(12) 注明引流袋更换时间	2		
	(13) 撤治疗巾,协助患者取舒适体位	2		
	(14) 取下更换的引流袋,记录准确	2		
	(15) 洗手,报告操作完毕	4		
综合评价	(1) 操作流畅、遵循无菌技术操作、保护隐私	5		
	(2) 引流管引流通畅,患者安全、舒适,达到治疗目的	5		
总　分		100		

二、胸腔闭式引流管

【目的】

(1) 引流胸腔内的渗液、血液、气体。

(2) 重建胸膜腔的压力,使肺膨胀。

(3) 平衡左右胸膜腔的压力,预防纵隔移位。

笔记栏

【护理情景导入】

中、大量气胸、开放性气胸、张力性气胸;血胸、血气胸及剖胸手术后引流患者,置入胸腔闭式引流管一根,病区护士观察引流液的颜色、质、量,更换胸腔闭式引流瓶,并做好记录,为诊疗提供依据。

【评估】

(1) 评估患者的意识、病情、生命体征及配合程度。

(2) 评估胸腔闭式引流管留置的时间,外留长度,水柱波动情况;评估引流液的颜色、性质和量。

(3) 评估伤口敷料是否清洁干燥,有无皮下气肿。

【计划】

1. 护士准备 洗手,戴口罩,着装整齐。

2. 用物准备 治疗车、快速手消毒液、治疗盘、弯盘、聚维酮碘、棉签、纱布、手套、一次性闭式引流瓶、500 mL生理盐水,治疗巾、血管钳2把、量杯、医嘱执行单、出入量记录本、另备盛污物的容器。

3. 患者准备 询问、了解病情,评估患者的合作程度。

4. 环境准备 环境清洁,温湿度适宜,光线明亮。

【实施】

1. 准备 备好用物携至床旁。

2. 核对患者 核对患者腕带及身份信息,解释操作的目的、注意事项及配合的方法。

3. 选择体位 拉上床帘,协助患者取平卧位或半卧位,暴露胸管,注意保暖。

4. 评估引流管情况 评估伤口敷料是否清洁干燥,胸管标识是否清楚,胸管是否在位通畅,胸腔闭式引流液的颜色、性质、量及水柱波动情况。

5. 铺治疗巾 将弯盘放在治疗巾上,备纱布。

6. 夹闭胸管 用两把血管钳交叉夹闭胸管。

7. 分离胸管 戴手套,分离胸腔引流管与外连接管的连接,将外引流连接管竖直提高,使引流液全部流入瓶内,将胸管体外端在无菌纱布保护下放在弯盘内。

8. 准备无菌胸腔引流瓶 在瓶内注入无菌生理盐水,使长玻璃管置于水下3 ~ 4 cm,在引流瓶液面水平线注明日期及水量。

9. 消毒 用聚维酮碘消毒液棉签分别消毒胸管内径、横断面及外径。

10. 连接水封瓶 取无菌纱布,用纱布内层包裹消毒后的引流管口,连接水封瓶,并检查是否紧密。

11. 松开血管钳 拧紧水封瓶盖,挤压胸腔引流管,确认管道系统密闭,松开血管钳,嘱患者咳嗽、深呼吸,观察胸腔引流管波动及气体、液体排出情况。

12. 妥善固定 脱手套,妥善固定引流瓶,使引流瓶低于胸壁引流口平面60 ~ 100 cm,保持直立,水封瓶长管没入生理盐水中3 ~ 4 cm。

13. 整理床单元 撤治疗巾,协助患者取舒适体位。

14. 记录 取下更换的闭式引流瓶,记录引流液的颜色、性状及量,置于治疗车下层盛污物的容器。

15. 其他 推治疗车回处置室,整理用物,洗手。

【评价】

(1) 胸腔闭式引流通畅有效,引流瓶妥善固定。

(2) 患者安全、舒适,操作达到治疗的目的。

(3) 操作流畅,注意保护患者隐私,保暖,遵循无菌技术操作原则。

【反思】

(1) 胸腔引流管的放置部位在哪里?

(2) 如何维持胸腔引流管引流效能?

(3) 如果胸管突然滑脱,该如何处理?

笔记栏

操作程序及考核标准

考核时间：5 min。

考核资源：治疗车、快速手消毒液、治疗盘、弯盘、碘伏、棉签、纱布、手套、一次性闭式引流瓶、500 mL生理盐水，治疗巾、血管钳2把、量杯、医嘱执行单、出入量记录本、另备盛污物的容器。

项 目	操 作 要 点	分 值	得 分	扣分及说明
	报告姓名，计时开始			
仪 表	仪表端庄，服装整洁，不留长指甲，按医院要求着装	5		
评 估	(1) 患者的病情、生命体征及配合程度	3		
	(2) 胸腔闭式引流管外留长度，水柱波动情况，引流液的颜色、性质和量；伤口敷料，有无皮下气肿	7		
计 划	(1) 洗手，戴口罩	2		
	(2) 用品齐全，清洁适用，摆放有序，便于操作	3		
操作过程	(1) 携用物至床旁，核对患者信息，做好解释取得合作	4		
	(2) 选择体位，暴露胸管；评估胸管及伤口敷料	6		
	(3) 铺治疗巾，将弯盘放在治疗巾上，备纱布	4		
	(4) 用2把血管钳交叉夹闭胸管（未交叉不得分）	4		
	(5) 戴手套，分离胸腔引流管与外连接管的连接，将外引流连接管竖直提高，使引流液全部流入瓶内，将胸管体外端在无菌纱布保护下放在弯盘内	10		
	(6) 胸瓶内注入生理盐水，使长玻璃管置于水下3～4 cm	6		
	(7) 消毒胸管内径、横断面及外径	6		
	(8) 连接水封瓶（不密封不得分）	10		
	(9) 确认管道系统密闭，松开血管钳	4		
	(10) 挤压观察胸腔引流管波动及气体、液体排出情况	4		
	(11) 妥善固定引流瓶（位置不当不得分）	4		
	(12) 撤治疗巾，协助患者取舒适体位	4		
	(13) 取下更换的闭式引流瓶，记录准确	2		
	(14) 洗手，报告操作完毕	2		
综合评价	(1) 操作流畅、遵循无菌技术操作、保护隐私	5		
	(2) 引流通畅，患者安全、舒适，达到治疗目的	5		
总 分		100		

三、T管

【目的】

(1) 引流胆汁和减压防止胆汁排出受阻，导致胆总管内压力增高、胆汁外漏引起腹膜炎。

(2) 引流胆道内残余结石使胆道内残余结石，尤其是泥沙样结石通过T管排出体外；亦可经T管行造影或胆道镜检查、取石。

(3) 支撑胆管防止胆总管切开处粘连，瘢痕狭窄等导致管腔变小。

【护理情景导入】

患者因胆管结石入院，完善检查后，行胆总管切开取石术，术中置入T管一根，术后带回病房，病区护士观察胆汁的颜色、性质、量，更换引流袋，并做好记录，为诊疗提供依据。

笔记栏

【评估】

(1) 评估患者的病情、生命体征及腹部体征，如有无发热、腹痛、黄疸等。

(2) 评估T管留置的时间，外留长度，是否通畅；胆汁的颜色、性质和量。

(3) 评估患者的皮肤、巩膜黄染消退情况及大便颜色；T管周围皮肤有无胆汁侵蚀；伤口敷料是否清洁干燥。

【计划】

1. 护士准备　洗手，戴口罩，着装整齐。

2. 用物准备　治疗车、快速手消毒液、治疗盘、弯盘、聚维酮碘、棉签、纱布、手套、引流袋、治疗巾、血管钳、量杯、医嘱执行单、出入量记录本、另备盛污物的容器。

3. 患者准备　询问、了解病情，评估患者的合作程度。

4. 环境准备　环境清洁，温湿度适宜，光线明亮。

【实施】

1. 准备　备好用物携至床旁。

2. 核对患者　核对患者腕带及身份信息，解释操作的目的、注意事项及配合的方法。

3. 选择体位　拉上床帘，协助患者取平卧位或半卧位，暴露T及管右腹壁，注意保暖。

4. 评估引流管情况　评估周围敷料是否清洁干燥，T管周围皮肤是否正常，T管标识是否清楚，T管是否在位通畅，胆汁的颜色、性状及量。

5. 夹闭T管　取下引流袋取治疗巾平铺于T管与引流袋连接处的下方，备纱布，检查引流袋有效期、有无破损及漏气。用血管钳夹住距连接处上方5 cm处。戴手套，将T管与引流袋分离，将引流袋连接处竖直提高，使引流液全部流入袋内，用纱布包裹接头处放于床垫下。

6. 消毒　脱手套，用快速手消毒液洗手；用碘伏棉签分别消毒T管内径、横断面、外径。

7. 连接引流袋　取无菌纱布，用纱布内层包裹消毒后的T管口，连接引流袋，松开血管钳，妥善固定引流袋于床旁，从上向下挤压T管，检查胆汁引流是否通畅，在引流袋上注明日期和时间。

8. 整理床单元　撤治疗巾，协助患者取舒适体位。

9. 记录　取下更换的引流袋，记录胆汁的颜色、性状及量，置于治疗车下层盛污物的容器。

10. 其他　推治疗车回处置室，整理用物，洗手。

【评价】

(1) T管引流通畅有效，引流瓶妥善固定。

(2) 患者安全、舒适，操作达到治疗的目的。

(3) 操作流畅，注意保护患者隐私，保暖，遵循无菌技术操作原则。

【反思】

(1) T管的护理要点是什么?

(2) 术后如何识别胆汁异常及胆瘘?

操作程序及考核标准

考核时间：5 min。

考核资源：治疗车、快速手消毒液、治疗盘、弯盘、碘伏、棉签、纱布、手套、引流袋、治疗巾、血管钳、量杯、医嘱执行单、出入量记录本、另备盛污物的容器。

项　目	操　作　要　点	分　值	得　分	扣分及说明
报告姓名，计时开始				
仪　表	仪表端庄，服装整洁，不留长指甲，按医院要求着装	5		
评　估	(1) 患者的病情、生命体征、腹部体征、有无黄疸及配合程度	4		
	(2) 伤口敷料，T管留置时间，外留长度，胆汁情况及T管周围皮肤情况	6		
计　划	(1) 洗手，戴口罩	2		
	(2) 用品齐全，清洁适用，摆放有序，便于操作	3		
操作过程	(1) 携用物至床旁，核对患者信息，做好解释取得合作	4		
	(2) 选择体位，暴露T管；评估T管及伤口敷料，铺治疗巾	8		

笔记栏

（续表）

项　目	操　作　要　点	分　值	得　分	扣分及说明
操作过程	(3) 检查引流袋有效期、有无破损及漏气	6		
	(4) 用血管钳夹住距连接处上方5 cm处	4		
	(5) T管与引流袋分离，将引流袋连接处竖直提高，使引流液全部流入袋内，用纱布包裹接头处放于床垫下	8		
	(6) 脱手套，用快速手消毒液洗手	4		
	(7) 消毒T管内径、横断面、外径	6		
	(8) 连接引流袋：注意无菌技术操作	8		
	(9) 固定引流袋：位置妥善	6		
	(10) 挤压T管：手法正确（手法错误不得分）	6		
	(11) 注明引流袋更换时间	2		
	(12) 撤治疗巾，协助患者取舒适体位	2		
	(13) 取下更换的引流袋，记录准确	2		
	(14) 洗手，报告操作完毕	4		
综合评价	(1) 操作流畅、遵循无菌技术操作、保护隐私	5		
	(2) T管引流通畅，患者安全、舒适，达到治疗目的	5		
总　分		100		

技能二十一　备皮、换药

一、备皮

备皮法指在手术的相应部位剔除毛发并进行体表清洁的手术准备，备皮是预防切口感染的重要环节。毛发稀疏部位可采用先乙醇、后碘酒、再乙醇消毒方法进行皮肤准备，在毛发稠密区可以先剪毛或用电动剃刀去毛，不剃毛或术前即时剃毛有利于减少细菌繁殖的机会，预防手术部位的感染。卫生部办公厅关于《外科手术部位感染预防与控制技术指南（试行）》的通知（卫办医政发〔2010〕187号）中指出，“正确准备手术部位皮肤，彻底清除手术切口部位和周围皮肤的污染。术前备皮应当在手术当日进行，确需去除手术部位毛发时，应当使用不损伤皮肤的方法，避免使用刀片刮除毛发”。

【目的】

去除手术部位皮肤的毛发及污垢，预防切口感染。

【护理情景导入】

患者入院后予完善相关检查，术前评估，拟行手术，患者手术部位毛发稠密，医嘱予以皮肤准备，病区护士予以备皮。

【评估】

(1) 患者的手术方式，以确定手术的部位及备皮范围。

(2) 患者皮肤是否完好，患者的病情及配合程度。

【计划】

笔记栏

1. 护士准备　洗手，戴口罩，着装整齐。

2. 用物准备　治疗碗（内盛软皂、软毛刷）、备皮刀、弯盘、纱布、手套、手电筒、棉签、汽油、75%乙醇、纸巾数张、治疗巾、橡胶单、毛巾、脸盆（内盛热水）、治疗车。

3. 环境准备　　病房温湿度适宜。

【实施】

1. 准备　　备好用物携至床旁,核对患者腕带及身份信息,解释备皮的目的及范围。

2. 摆体位　　拉上床帘,协助患者取舒适卧位,注意保护隐私及保暖,认真核对手术区皮肤,垫橡胶单及治疗巾于备皮部位下,弯盘置于治疗巾上,充分暴露备皮部位。

3. 涂肥皂液　　戴手套,用毛刷蘸取肥皂液涂抹备皮区域,注意备皮范围的准确性。

4. 备皮　　左手持纱布绷紧皮肤,右手持备皮刀呈30°角,从左到右,从上到下依次剃去毛发;手术区皮肤准备范围包括切口周围至少15 cm区域。脱手套,用棉签蘸汽油清洁脐部。

5. 擦净备皮区　　用温水毛巾擦净备皮区的皮肤。

6. 检查皮肤　　用手电筒照射,在水平视线上,检查备皮范围的皮肤是否剃除干净,皮肤有无破损。

7. 整理床单元　　撤治橡胶单及治疗巾,协助患者取舒适体位。

8. 其他　　推治疗车回处置室,整理用物,洗手,记录。

【评价】

(1) 患者安全、舒适。

(2) 备皮区域毛发剃净、清洁,无刮伤,达到预期目标。

(3) 操作流畅、准确、省力,注意保护患者隐私及保暖。

【反思】

(1) 一般手术区的备皮范围有哪些?

(2) 你觉得护理人员备皮过程中如何与患者进行交流?

附:备皮范围

手术部位	备皮范围
颅脑手术	剃除全部头发及颈项部毛发、保留眉毛
颈部手术	上至唇下,下至乳头水平线,两侧至斜方肌前缘
乳房手术	上至锁骨上部,下至脐水平,两侧至腋后线,包括同侧上臂1/3及腋窝,剃腋毛
胸部手术	上至锁骨上及肩上,下至脐水平,包括患侧上臂及腋下胸背均超过中线5 cm
上腹部手术	上自乳头水平,下至耻骨联合,两侧至腋后线
下腹部手术	上自剑突,下至大腿上1/3前内侧及会阴部,两侧至腋后线,剃除阴毛
腹股沟手术	上自脐平线,下至大腿上1/3内侧,两侧至腋后线,包括会阴部,剃除阴毛
肾手术	上自乳头平线,下至耻骨联合,前后均过正中线
会阴部及肛门手术	上自髂前上棘,下至大腿上1/3,包括会阴部及臀部,剃除阴毛
四肢手术	以切口为中心包括上、下方各20 cm以上,一般超过远、近端关节或整个肢体

操作程序及考核标准

考核时间: 5 min。

考核资源: 治疗碗(内盛软皂、软毛刷)、备皮刀、弯盘、纱布、手套、手电筒、棉签、汽油、75%乙醇、纸巾数张、治疗巾、橡胶单、毛巾、脸盆(内盛热水)、治疗车。

项目	操作要点	分值	得分	扣分及说明
报告姓名,计时开始				
仪表	仪表端庄,服装整洁,不留长指甲,按医院要求着装	5		
评估	(1) 患者的手术方式	4		
	(2) 患者皮肤是否完好,患者的病情及配合程度	6		

笔记栏

（续表）

项　目	操 作 要 点	分 值	得　分	扣分及说明
计　划	（1）洗手，戴口罩	2		
	（2）用品齐全，清洁适用，摆放有序，便于操作	3		
操作过程	（1）携用物至床旁，核对患者腕带及身份信息，解释备皮的目的及范围	4		
	（2）取舒适卧位	4		
	（3）认真核对手术区皮肤	4		
	（4）垫橡胶单及治疗巾，充分暴露备皮部位	6		
	（5）肥皂液涂抹备皮区域，注意备皮范围的准确性	6		
	（6）左手持纱布绷紧皮肤，右手持备皮刀呈30°角，从左到右，从上到下依次剃去毛发；手术区皮肤准备范围包括切口周围至少15 cm区域	12		
	（7）清洁脐部	6		
	（8）温水毛巾擦净备皮区的皮肤	8		
	（9）检查备皮范围的皮肤（皮肤有破溃不得分）	6		
	（10）撤治橡胶单及治疗巾，协助患者取舒适体位	6		
	（11）推治疗车回处置室，整理用物	4		
	（12）洗手，记录，报告操作完毕	4		
综合评价	（1）动作轻巧、准确、省力、注意保护隐私及保暖	5		
	（2）患者安全舒适、操作达到预期目的	5		
总　分		100		

二、换药术

换药又称更换敷料，是对创伤、手术切口、感染性伤口、体表溃疡及窦道等做进一步处理，预防和控制伤口感染，消除影响伤口愈合的因素，促进伤口愈合的必要措施。

【目的】

（1）观察和了解伤口情况，为进一步诊疗提供依据。

（2）清除伤口分泌物、异物、坏死组织和脓液，保持引流通畅，改善伤口局部环境，控制感染。

（3）促进新生上皮和肉芽组织状态生长，改善肉芽组织状态，促进伤口愈合，减少瘢痕形成。

【护理情景导入】

患者术后，生命体征平稳，伤口敷料有渗血、渗液，医嘱予以换药。

【评估】

（1）全身情况，生命体征是否平稳，是否可以下床活动。

（2）局部情况，伤口敷料是否干燥，有无渗血、渗液，伤口大小、深度、有无引流物。

【计划】

1. 护士准备　洗手，戴口罩，着装整齐。

2. 用物准备　手术镊、持物钳、换药碗、弯盘、血管钳、手术剪、无菌棉球、无菌纱布、治疗巾、胶布、绷带、碘伏消毒液。

3. 常用药品准备　根据创面准备适宜的药品。

4. 患者准备　向患者说明换药的目的，并了解伤口的部位、类型、深度及创面情况，以便准备合适的换药物品。

笔记栏

5. 环境准备　环境清洁，温度适宜，光线明亮，换药前半小时内不可铺床及打扫。

【实施】

1. 准备　备好用物携至床旁，核对患者腕带及身份信息，解释换药的目的。

2. 摆体位　拉上床帘，协助患者取舒适卧位，注意保护隐私及保暖，充分暴露换药部位，铺治疗巾于伤口下。

3. 检查并按要求打开换药包。

4. 揭开敷料　解开胸带、腹带或绷带，用手揭除胶布及外层敷料，内层敷料用接触伤口的镊子夹住敷料的一端沿伤口平行方向反折取下。如敷料紧贴创面不易分开，可用生理盐水棉球浸湿敷料后再轻轻揭开，切勿强硬撕去，以免损伤肉芽组织、导致创面出血、疼痛。

5. 观察伤口　用棉签蘸取75%酒精拭净伤口周围的胶布痕迹，观察伤口有无感染。

6. 消毒伤口　一把镊子接触伤口，另一把镊子夹持无菌物品，传递棉球、敷料等，不可混用。用0.5%碘伏棉球以画同心圆的方式由创缘开始向外消毒皮肤2遍，消毒的范围一般应达伤口外周围皮肤10 cm以上（大于敷料覆盖的范围）；直至伤口周围皮肤清洁为止，要防止消毒液流入伤口内损伤组织和引起疼痛。

7. 创面的处理　创面的处理应视具体情况采取相应措施。

8. 指导　准备胶布，适时进行健康教育。

9. 覆盖敷料　取大小适中的无菌敷料覆盖于伤口上，敷料要覆盖伤口周围3 cm左右。

10. 固定　胶布粘贴方向应与肢体或躯干长轴垂直，胶布不易固定时再用绷带、胸带或腹带包扎固定。

11. 整理床单元　撤治疗巾，协助患者取舒适体位。

12. 处理用物　妥善处理污染的敷料、器械，伤口处更换下来的纱布、绷带及消毒用过的棉球等，须用钳或镊夹取放于弯盘内，倒入感染性垃圾桶，器械需重新消毒灭菌。特殊感染的敷料应装入专用塑料袋中采取定点焚烧处理，器械作特殊灭菌处理。

13. 其他　洗手，记录。

【评价】

（1）患者安全、舒适，掌握相关知识。

（2）无菌敷料覆盖伤口、粘贴牢固。

（3）无菌观念强，操作流畅、准确、省力，注意保护患者隐私及保暖。

【反思】

（1）换药的目的是什么？

（2）如何区分伤口的一期、二期、三期愈合？

操作程序及考核标准

考核时间： 5 min。

考核资源： 手术镊、持物钳、换药碗、弯盘、血管钳、手术剪、无菌棉球、无菌纱布、治疗巾、胶布、绷带、碘伏消毒液。根据伤口情况另备药品。

项　目	操　作　要　点	分　值	得　分	扣分及说明
报告姓名，计时开始				
仪　表	仪表端庄，服装整洁，不留长指甲，按医院要求着装	5		
评　估	（1）病情、手术方式，术后恢复情况	4		
	（2）伤口敷料有无渗血、渗液，伤口情况、有无引流物	6		
计　划	（1）洗手，戴口罩	2		
	（2）用品齐全，摆放有序，便于操作	3		
操作过程	（1）携用物至床旁，核对患者身份信息，解释换药的目的	4		
	（2）取舒适卧位，铺治疗巾于伤口下	2		
	（3）检查并打开换药包	4		

笔记栏

（续表）

项 目	操 作 要 点	分 值	得 分	扣分及说明
操作过程	（4）用手揭除胶布及外层敷料	6		
	（5）用接触伤口的镊子夹住内层敷料的一端沿伤口平行方向反折取下	6		
	（6）清除胶布痕迹观察伤口	4		
	（7）一把镊子接触伤口，另一把镊子夹持无菌物品，传递棉球、敷料等，不可混用	6		
	（8）用0.5%碘伏棉球以画同心圆的方式由创缘开始向外消毒皮肤2遍	8		
	（9）根据创面具体情况采取适宜的处理措施	8		
	（10）无菌敷料选择、覆盖伤口正确	6		
	（11）胶布固定，妥善无脱落	6		
	（12）撤弯盘及治疗巾，协助患者取舒适体位	4		
	（13）妥善处理污染的敷料、器械	4		
	（14）洗手，记录，报告操作完毕	2		
综合评价	（1）无菌观念强，动作轻巧、熟练	5		
	（2）患者安全舒适、操作达到预期目的	5		
总 分		100		

技能二十二　胸带、腹带包扎

一、胸带包扎法

胸带包扎法用于胸部损伤及胸部疾病术后患者。

【目的】

（1）用于绷扎胸部的伤口，固定敷料。

（2）施加压力及支撑身体，保持舒适，预防伤口裂开。

（3）减轻患者疼痛，预防骨折断端错位。

【护理情景导入】

患者因胸部损伤或胸部疾病术后，胸带外观有渗液，医嘱更换胸带。

【评估】

（1）评估患者的病情、生命体征、胸部体征及配合程度。

（2）检查伤口敷料有无渗出。

【计划】

1. 护士准备　洗手，戴口罩，着装整齐。

2. 用物准备　胸带、棉垫或小毛巾。

3. 患者准备　了解病情，评估患者的合作程度。

4. 环境准备　环境清洁，温湿度适宜，光线明亮。

【实施】

1. 准备　备好用物携至床旁。

2. 核对患者　核对患者腕带及身份信息，解释操作的目的、注意事项及配合的方法。

3. 选择体位　拉上床帘，协助患者取平卧位或半卧位，将胸带放于患者胸背部下方，展开两侧的脚带，注意保护隐私及保暖。

笔记栏

4. 观察伤口敷料　观察胸部体征，患者的呼吸，如伤口敷料有渗出及时更换。

5. 胸带包扎　将肩带带脚于患者颈部的两侧，将两端带脚顺其重叠顺序逐一交互折叠，并压住其中一个肩带，包扎松紧适宜。根据患者情况，可适当添加衬垫物（如棉垫、小毛巾），避免压疮发生。

6. 胸带打结　将胸带肩上的另外一根带和被压住的一个肩带打结（打结处注意避开伤口、松紧适宜）。

7. 病情观察　包扎时注意观察患者呼吸运动呼吸音、触觉语颤，鼓励患者做深呼吸或咳嗽运动，以判断胸带包扎舒适度。

8. 整理床单元　协助患者穿好衣服，取舒适体位，整理床单元。

9. 记录　洗手，记录。

【评价】

（1）患者安全、舒适。

（2）胸带包扎有效，达到治疗目的。

（3）操作流畅，注意保护患者隐私，保暖。

【反思】

（1）何谓反常呼吸？其急救与护理的主要措施有哪些？

（2）患者诉改变体位时疼痛，作为责任护士该如何帮助他？

操作程序及考核标准

考核时间：5 min。

考核资源：胸带、棉垫或小毛巾。

项　目	操　作　要　点	分　值	得　分	扣分及说明
	报告姓名，计时开始			
仪　表	仪表端庄，服装整洁，不留长指甲，按医院要求着装	5		
评　估	（1）患者的病情、生命体征、胸部体征及配合程度	4		
	（2）检查伤口敷料有无渗出	6		
计　划	（1）洗手，戴口罩	2		
	（2）用品齐全，清洁适用	3		
操作过程	（1）核对患者腕带及身份信息，解释操作的目的、注意事项及配合的方法	5		
	（2）协助患者取舒适卧位	5		
	（3）观察胸部体征及伤口敷料	5		
	（4）将肩带带脚于患者颈部的两侧	5		
	（5）将两端带脚顺其重叠顺序逐一交互折叠，并压住其中一个肩带（包扎松紧不适宜不得分）	15		
	（6）将胸带肩上的另外一根带和被压住的一个肩带打结（打结处未避开伤口、松紧不适宜不得分）	15		
	（7）观察患者呼吸动度、呼吸音、触觉语颤，鼓励患者做深呼吸或咳嗽运动	10		
	（8）协助患者穿好上衣，取舒适体位，整理床单元	5		
	（9）洗手，记录，报告操作完毕	5		
综合评价	（1）操作流畅，注意保护患者隐私，保暖	5		
	（2）患者安全、舒适，胸带包扎有效，达到治疗目的	5		
总　分		100		

笔记栏

二、腹带包扎

腹带包扎法用于腹部损伤及腹部手术后患者。

【目的】

(1) 腹部术后的包扎固定,减轻腹部切口张力,减轻疼痛,保护伤口,防止腹压过高致伤口裂开。

(2) 固定敷料,帮助止血。

(3) 腹水患者腹腔穿刺大量放液后,防止腹压骤降,内脏血管扩张引起血压下降或休克。

【护理情景导入】

患者腹部手术(如胃癌根治术、消化道穿孔修补术、结肠癌根治术等)后,医嘱予以腹带局部包扎,病区护士选择型号合适的腹带予以包扎。

【评估】

(1) 评估患者的病情、生命体征、腹部体征及配合程度。

(2) 检查伤口敷料有无渗出。

【计划】

1. 护士准备　洗手,戴口罩,着装整齐。

2. 用物准备　腹带,必要时戴手套及换药用物。

3. 患者准备　了解病情,评估患者的合作程度。

4. 环境准备　环境清洁,温湿度适宜,光线明亮。

【实施】

1. 准备　备好用物携至床旁。

2. 核对患者　核对患者腕带及身份信息,解释操作的目的、注意事项及配合的方法。

3. 选择体位　拉上床帘,协助患者取平卧位,松开患者衣裤,注意保护隐私及保暖。

4. 观察伤口　敷料如伤口敷料有渗出及时更换。

5. 垫腹带　协助患者抬臀,顺势将腹带置于患者的腰背下,再把腹带两侧带脚展开。

6. 腹带包扎　操作者按照腹带带脚重叠的顺序逐一将带贴紧腹部包扎,使带脚互相交错压住。交错方向须根据具体情况而定,如伤口在下腹部时,应由下而上进行包扎,伤口在上腹部时则由上而下进行包扎。将最后一对带脚打结固定。

7. 整理床单元　协助患者穿好衣裤,取舒适体位,整理床单元。

8. 记录　洗手,记录。

【评价】

(1) 患者安全、舒适。

(2) 腹带包扎有效,松紧适宜,达到治疗目的。

(3) 操作流畅,注意保护患者隐私,保暖。

【反思】

(1) 腹带包扎的目的是什么?

(2) 腹带包扎松紧原则是什么?

操作程序及考核标准

考核时间: 5 min。

考核资源: 腹带,必要时戴手套及换药用物。

项目	操作要点	分值	得分	扣分及说明
	报告姓名,计时开始			
仪表	仪表端庄,服装整洁,不留长指甲,按医院要求着装	5		
评估	(1) 患者的病情、生命体征、腹部体征及配合程度	4		
	(2) 检查伤口敷料有无渗出	6		
计划	(1) 洗手,戴口罩	2		
	(2) 用品齐全,清洁适用	3		

笔记栏

（续表）

项　目	操 作 要 点	分 值	得 分	扣分及说明
操作过程	（1）核对患者腕带及身份信息，解释操作的目的、注意事项及配合的方法	5		
	（2）协助患者取平卧位	5		
	（3）观察伤口有无渗出，有渗出及时换药	5		
	（4）协助患者抬臀，至腹带于腰背部	10		
	（5）包扎腹带（包扎方向、顺序错误不得分）	25		
	（6）最后一对带脚打结固定（包扎松紧不适宜不得分）	10		
	（7）协助患者穿好衣裤，取舒适体位，整理床单元	5		
	（8）洗手，记录，报告操作完毕	5		
综合评价	（1）操作流畅，注意保护患者隐私，保暖	5		
	（2）患者安全、舒适，腹带包扎有效，达到治疗目的	5		
总　分		100		

（李　萍）

技能二十三　洗　胃

洗胃法是指将胃管由口腔或鼻腔插入胃内，反复注入和吸出溶液，以排除胃内毒物或潴留食物的胃灌洗方法。

【目的】

（1）解毒。

（2）减轻胃黏膜水肿。

（3）为某些手术或检查做准备。

【护理情景导入】

患者，男性，45岁，因与家人发生矛盾，于1 h前自服安定片30粒，被家人发现后立即送入医院。医嘱予洗胃。

【评估】

（1）呼唤患者姓名，判断其意识状态，检查呼吸、脉搏、血压及瞳孔变化。

（2）了解患者中毒情况（毒物性质、量、时间、途径等），是否已采取措施（催吐），有无洗胃禁忌证。

（3）检查患者口、鼻腔黏膜有无破损及口中异味，有无义齿。

（4）评估患者的心理状态及合作程度，解释操作目的。昏迷患者和家属交流。

（5）洗胃机性能完好呈备用状态。

【计划】

1. 护士准备　仪表端庄、衣帽整洁，戴好帽子和口罩，洗手，戴手套。

2. 用物准备　治疗盘内放治疗碗、胃管、无菌镊、压舌板、纱布、弯盘、50 mL注射器、听诊器、石蜡油、棉签、橡胶单、治疗巾、胶布、水温计、量杯、电筒、洗胃溶液（25～38℃，按需备量）、水桶、洗胃机、必要时备标本容器、开口器、舌钳、舌垫。

3. 患者准备　如有义齿者取出义齿；选择体位（昏迷患者取去枕平卧位，头侧向一边；清醒患者取左侧卧位）；选择洗胃溶液（可选择温开水或等渗盐水；毒物性质明确后采用高效解毒剂洗胃）。

4. 环境准备　宽敞，必要时屏风遮挡，有电源。

笔记栏

【实施】

（1）备齐用物至患者床旁，核对患者，清醒患者解释操作目的及配合方法。

（2）接通电源，开启洗胃机，调节参数。

（3）插胃管

1）患者胸前围橡胶单及治疗巾，弯盘就近放置。

2）润滑胃管前端。

3）测量插管长度（发际至剑突的长度）。

4）胃管自口腔轻轻插入10～15 cm，嘱患者做吞咽动作，随吞咽动作将胃管慢慢插入45～55 cm。

5）验证胃管在胃内。

6）固定胃管。

（4）洗胃

1）连接胃管和洗胃机。

2）按洗胃键进行洗胃，洗至洗出液澄清、无异味。

3）观察患者面色、脉搏、呼吸、血压及洗出液的性质、颜色、量；观察进出液量。

（5）拔管：停止洗胃机；胃管与洗胃机分离，使胃管远端自然下垂，并按压患者胃部，使残余液体流出，5～10 min后拔除胃管。

（6）安置患者。

（7）终末处理。

（8）洗手，记护理记录。

【评价】

（1）患者配合，未出现并发症。

（2）洗胃效果好。

【反思】

洗胃的禁忌证、并发症有哪些？

洗胃操作程序及考核标准

考核时间：10 min。

考核资源：治疗盘内放治疗碗、胃管、无菌镊、压舌板、纱布、弯盘、50 mL注射器、听诊器、石蜡油、棉签、橡胶单、治疗巾、胶布、水温计、量杯、电筒、洗胃溶液（25～38℃，按需备量）、水桶、洗胃机，必要时备标本容器、开口器、舌钳、舌垫。

项　目	操　作　要　点	分　值	得　分	扣分及说明
	报告姓名，计时开始			
仪　表	仪表端庄，服装整洁，不留长指甲，按医院要求着装	5		
评　估	（1）呼唤患者姓名，判断其意识状态，检查呼吸、脉搏、血压及瞳孔变化	2		
	（2）了解患者中毒情况（毒性性质、量、时间、途径等），是否已采取措施（催吐），有无洗胃禁忌证	2		
	（3）检查患者口、鼻腔黏膜有无破损及口中异味，有无义齿	2		
	（4）评估患者的心理状态及合作程度，解释操作目的。昏迷患者和家属交流	2		
	（5）洗胃机性能完好呈备用状态	2		
计　划	（1）洗手，戴口罩	2		
	（2）用物齐全呈备用状态，摆放有序，便于操作	8		
操作过程	（1）备齐用物至患者床旁，核对患者，清醒患者解释操作目的及配合方法；接通电源，开启洗胃机，调节参数	5		

笔记栏

（续表）

项　目	操　作　要　点	分　值	得　分	扣分及说明
操作过程	(2) 插胃管：胸前围橡胶单及治疗巾，弯盘就近放置；润滑胃管前端，测量长度，胃管自口腔轻轻插入10～15 cm，嘱患者做吞咽动作，随吞咽动作将胃管慢慢插入45～55 cm；验证胃管在胃内；固定胃管	15		
	(3) 洗胃：连接胃管和洗胃机，按洗胃键进行洗胃，洗至洗出液澄清、无异味	15		
	(4) 观察患者面色、脉搏、呼吸、血压及洗出液的性质、颜色、量；观察进出液量	5		
	(5) 拔管：停止洗胃机；胃管与洗胃机分离，使胃管远端自然下垂，并按压患者胃部，使残余液体流出，5～10 min后拔除胃管	10		
	(6) 安置患者，终末处理	5		
	(7) 记护理记录	5		
	(8) 洗手，报告操作完毕	5		
综合评价	(1) 患者配合，未出现并发症	5		
	(2) 洗胃效果好	5		
总　分		100		

（徐炳超　刘晓红）

技能二十四　机械通气（呼吸机使用）

机械通气是借助呼吸机建立气道口与肺泡间的压力差，给呼吸功能不全的患者以呼吸支持，即利用机械装置来代替、控制或改变自主呼吸运动的一种通气方式。根据呼吸机与患者的连接方式不同把机械通气分为有创机械通气和无创机械通气。

一、有创机械通气

【目的】

(1) 改善通气功能。

(2) 改善换气功能。

(3) 减少呼吸功耗。

【护理情景导入】

患者，女性，60岁，因突发呼吸困难，呼吸频率40次/分，PaO_2 48 mmHg，拟“急性呼吸衰竭”入院，立即行气管插管后，予有创机械通气。

【评估】

(1) 患者的年龄、性别、体重、诊断、病情、既往史、气管插管深度等。

(2) 向清醒患者解释操作目的、注意事项、可能带来的不适等。

(3) 呼吸机、呼吸机管道、湿化装置等处于备用状态；呼吸机管道接头与人工气道接头吻合。

(4) 病室内有中心供氧和中心供气，氧气及空气管道的接头配套，电源及电源插座与呼吸机上电源插头吻合。

(5) 床旁常规备吸引器、吸氧装置，并处于备用状态。

【计划】

1. 护士准备　仪表端庄，衣帽整洁。洗手，戴口罩。

2. 患者准备　已经建立人工气道。

笔记栏

3. 环境准备　整洁、安全，气源、电源齐全。

4. 用物准备　呼吸机、模拟肺、湿化装置、灭菌注射用水、一次性无菌呼吸管路、简易呼吸气囊、听诊器、气囊测压装置、50 mL注射器、记录单等。

【实施】

1. 准备　备好用物携至床旁，核对患者，向清醒患者解释。

2. 使用呼吸机前准备

(1) 正确安装、连接呼吸管道各部件，安装湿化罐，连接模拟肺。

(2) 连接电源、氧源、压缩空气。

(3) 开启呼吸机主机开关。

(4) 按检测程序进行检测。

(5) 如检测通过，调至待机状态。向湿化罐内加灭菌注射用水至刻度。

3. 使用呼吸机

(1) 遵医嘱调节呼吸机模式及参数：通气模式、潮气量、呼吸频率、吸入氧浓度、吸呼比、触发灵敏度等；启动并观察呼吸机运行情况；(成人基本参数设置：潮气量5 ～ 12 mL/kg；吸气压力15 ～ 20 cmH_2O；呼吸频率12 ～ 20次/分；吸呼比1 ：(1.5 ～ 3)；吸入氧浓度：机械通气初始阶段，可给予高浓度的氧以迅速纠正严重缺氧，以后酌情降低FIO_2至50%以下，并设法维持SpO_2 > 90%；压力触发灵敏度-1.5 ～-0.5 cmH_2O，流量触发灵敏度2 ～ 5 L/min)。

(2) 再次向患者解释(清醒患者)，检查患者的人工气道情况(妥善固定、气囊压力在25 ～ 30 cmH_2O，清除气道分泌物)。

(3) 取下模拟肺，将呼吸机与患者的人工气道相连。

(4) 听诊两肺呼吸音，检查通气效果，监测有关参数。

(5) 选择舒适的体位，如无禁忌，建议床头抬高30° ～ 45°。

(6) 打开湿化器电源开关，调节合适温度。

(7) 设定相关参数的报警限上下限。

(8) 记录。整理用物，安置患者，放置简易呼吸气囊于患者床边。

(9) 监测呼吸功能及生命体征的变化，及时处理各种仪器报警，倾倒集水杯中的冷凝水，必要时吸痰或遵医嘱使用镇静剂。

(10) 30 min后做血气分析，遵医嘱调整有关参数，记录。

4. 停用呼吸机

(1) 核对患者，遵医嘱检查患者是否符合撤机指征。

(2) 清醒患者做好解释和指导工作。

(3) 准备好合适的给氧装置，打开氧气；充分吸痰，解除气管插管固定，抽去气管插管气囊内气体，快速拔除气管插管，迅速给患者高流量吸氧；撤去呼吸机，至待机状态。

(4) 观察患者病情，确认病情平稳后调节氧流量至病情需要。

(5) 确认患者短时间内不再需要使用呼吸机后，关闭湿化器、呼吸机主机，切断电源、氧源、气源。

(6) 安置患者。

(7) 洗手，记录。

5. 其他　整理用物，分类处理。

【评价】

(1) 程序正确，动作规范，操作熟练。

笔记栏

(2) 护士能及时正确处理呼吸机报警。

(3) 患者自主呼吸与机械通气同步，无人机对抗。

(4) 患者无气胸等机械通气并发症发生。

【反思】

在机械通气过程中，气道高压或低压报警的原因是什么？如何处理？

操作程序及考核标准

考核时间： 10 min。

考核资源： 呼吸机、模拟肺、湿化装置、灭菌注射用水、一次性无菌呼吸管路、简易呼吸气囊、听诊器、气囊测压装置、50 mL注射器、记录单等。

项　目	操　作　要　点	分　值	得　分	扣分及说明
	报告姓名，计时开始			
仪　表	仪表端庄，服装整洁，不留长指甲，按医院要求着装	5		
评　估	(1) 患者的年龄、性别、体重、诊断、病情、既往史、气管插管深度等	2		
	(2) 向清醒患者解释操作目的、注意事项、可能带来的不适等	2		
	(3) 呼吸机、呼吸机管道、湿化装置等处于备用状态；呼吸机管道接头与人工气道接头吻合	2		
	(4) 病室内有中心供氧和中心供气，氧气及空气管道的接头配套，电源及电源插座与呼吸机上电源插头吻合	2		
	(5) 床旁常规备吸引器、吸氧装置，并处于备用状态	2		
计　划	(1) 洗手，戴口罩	2		
	(2) 用物齐全，仪器性能完好，患者人工气道已建立	3		
操作过程	(1) 备好用物携至床旁，核对患者，向清醒患者解释	2		
	(2) 使用呼吸机前准备			
	1) 正确安装、连接呼吸管道各部件，安装湿化罐，连接模拟肺	5		
	2) 连接电源、氧源、压缩空气；开启呼吸机主机开关	2		
	3) 按检测程序进行检测	5		
	4) 如检测通过，调至待机状态。向湿化罐内加灭菌注射用水至刻度	3		
	(3) 使用呼吸机			
	1) 遵医嘱调节呼吸机模式及参数：通气模式、潮气量、呼吸频率、吸入氧浓度、吸呼比、触发灵敏度等；启动并观察呼吸机运行情况	5		
	2) 再次向患者解释(清醒患者)，检查患者的人工气道情况	3		
	3) 取下模拟肺，将呼吸机与患者的人工气道相连	2		
	4) 听诊两肺呼吸音，检查通气效果，监测有关参数	5		
	5) 选择舒适的体位，如无禁忌建议床头抬高30° ～ 45°	3		
	6) 打开湿化器电源开关，调节合适温度	2		
	7) 设定相关参数的报警限上下值	5		
	8) 记录。整理用物，安置患者，放置简易呼吸气囊于患者床边	5		
	9) 监测呼吸功能及生命体征的变化，及时处理各种仪器报警，倾倒集水杯中的冷凝水，必要时吸痰或遵医嘱使用镇静剂	5		
	10) 30 min后做血气分析，遵医嘱调整有关参数，记录(口述)	5		
	(4) 停用呼吸机			
	1) 核对患者，遵医嘱检查患者是否符合撤机指征	2		
	2) 清醒患者做好解释和指导工作	1		
	3) 准备好合适的给氧装置，打开氧气；充分吸痰，解除气管插管固定，抽去气管插管气囊内气体，快速拔除气管插管，迅速给患者高流量吸氧；撤去呼吸机，至待机状态	2		
	4) 观察患者病情，确认病情平稳后调节氧流量至病情需要	2		

笔记栏

（续表）

项　目	操 作 要 点	分　值	得　分	扣分及说明
操作过程	5）确认患者短时间内不再需要使用呼吸机后，关闭湿化器、呼吸机主机，切断电源、氧源、气源	2		
	6）安置患者；洗手，记录	1		
	(5) 整理用物，分类处理	2		
	(6) 洗手，报告操作完毕	1		
综合评价	(1) 程序正确，动作规范，操作熟练	3		
	(2) 护士能及时正确处理呼吸机报警	3		
	(3) 患者自主呼吸与机械通气同步，无人机对抗	2		
	(4) 患者无气胸等机械通气并发症发生	2		
总　分		100		

二、无创机械通气

无创机械通气包括经气道正压通气和胸外负压通气，以前者最为常见，也称无创正压通气（NIPPV），本节主要介绍NIPPV的操作技能。

【目的】

（1）纠正低氧血症，改善氧合。

（2）纠正高碳酸血症。

【护理情景导入】

患者，男性，76岁，因咳嗽咳痰气喘1周，加重1 h，拟“AECOPD”入院，入院时呼吸频率30次/分，PaO_2 56 mmHg，$PaCO_2$ 72 mmHg，医嘱予无创正压通气治疗。

【评估】

（1）评估患者的年龄、体重、病情。

（2）评估患者的心理状态及合作程度，解释操作目的，可能带来的不适等。

（3）无创呼吸机性能完好，呈备用状态。

（4）病室内有中心供氧，氧气接头配套，电源及电源插座与无创呼吸机上的插头吻合，鼻罩或口鼻罩大小与患者面部外形吻合。

（5）床旁常规备吸引器、吸氧装置，并处于备用状态。

【计划】

1. 护士准备　洗手，戴口罩，着装整齐。

2. 用物准备　无创呼吸机、一次性无菌呼吸管路、合适的面罩或口鼻罩、湿化器、无菌注射用水、50 mL注射器、记录单等。

3. 环境准备　整洁、安全，氧源、电源齐全。

【实施】

1. 准备　备好用物携至床旁，核对患者，向患者及家属解释使用目的及配合方法。

2. 使用无创呼吸机

（1）连接呼吸机管道，接好测压管、电源、氧源。

（2）向湿化罐内注入无菌注射用水至水位线，打开湿化器开关，调节适宜温度。

（3）打开仪器开关，进行仪器的自我检测。

（4）患者取半卧位，给患者戴上鼻罩或口鼻罩，调节好固定带的松紧度。

（5）连接呼吸机，遵医嘱调节呼吸机模式及参数，原则是由低到高，逐步调节（一般IPAP设置为8～12 cmH_2O，EPAP为2～4 cmH_2O，RR为10～16次/分；FIO_2根据患者氧合情况调整，一般不

笔记栏

超过60%;吸气时间占总呼吸周期的30%左右)。

3. 观察 观察患者的生命体征、SpO_2变化,及时处理各种仪器报警。遵医嘱监测血气分析,并根据监测结果遵医嘱调节呼吸机参数。

4. 记录 洗手,记录。

5. 撤除呼吸机

(1) 病情稳定,遵医嘱撤机,向患者做好解释工作。

(2) 关湿化器开关、主机、电源、氧源,卸下面罩。

(3) 观察患者的生命体征、SpO_2。

(4) 安置患者,洗手、记录。

6. 其他 整理用物,分类处理。

【评价】

(1) 程序正确,动作规范,操作熟练。

(2) 护士能及时正确处理呼吸机报警。

(3) 人机协调好。

(4) 固定带松紧适宜,受压部位无压疮。

【反思】

无创呼吸机使用时,如何指导患者做好配合?

操作程序及考核标准

考核时间: 10 min。

考核资源: 无创呼吸机、一次性无菌呼吸管路、合适的面罩或口鼻罩、湿化器、无菌注射用水、50 mL注射器、记录单等。

项 目	操 作 要 点	分 值	得 分	扣分及说明
	报告姓名,计时开始			
仪 表	仪表端庄,服装整洁,不留长指甲,按医院要求着装	5		
评 估	(1) 患者的年龄、体重、病情	2		
	(2) 患者的心理状态及合作程度,解释操作目的,可能带来的不适等	2		
	(3) 无创呼吸机性能完好,呈备用状态	2		
	(4) 病室内有中心供氧,氧气接头配套,电源及电源插座与无创呼吸机上的插头吻合,鼻罩或口鼻罩大小与患者面部外形吻合	2		
	(5) 床旁常规备吸引器、吸氧装置,并处于备用状态	2		
计 划	(1) 洗手,戴口罩	2		
	(2) 用物齐全,仪器性能完好	3		
操作过程	(1) 备好用物携至床旁,核对患者,向患者及家属解释使用目的及配合方法	5		
	(2) 使用无创呼吸机			
	1) 连接呼吸机的管道,接好测压管、电源、氧源	5		
	2) 向湿化罐内注入无菌注射用水至水位线,打开湿化器开关,调节适宜温度	5		
	3) 打开仪器开关,进行仪器的自我检测	5		
	4) 患者取半卧位,给患者戴上鼻罩或口鼻罩,调节好固定带的松紧度	5		
	5) 连接呼吸机,遵医嘱调节呼吸机模式及参数	10		
	(3) 观察患者的生命体征、SpO_2变化,及时处理各种仪器报警。遵医嘱监测血气分析,并根据监测结果遵医嘱调节呼吸机参数(口述)	10		
	(4) 洗手,记录	3		
	(5) 撤除呼吸机			
	1) 病情稳定,遵医嘱撤机,向患者做好解释工作	5		

笔记栏

（续表）

项　目	操　作　要　点	分　值	得　分	扣分及说明
操作过程	2）关湿化器开关、主机、电源、氧源，卸下面罩	5		
	3）观察患者的生命体征、SpO_2	3		
	4）安置患者，洗手，记录	2		
	（6）整理用物，分类处理	5		
	（7）洗手，报告操作完毕	2		
综合评价	（1）程序正确，动作规范，操作熟练	2		
	（2）护士能及时正确处理呼吸机报警	3		
	（3）人机协调好	3		
	（4）固定带松紧适宜，受压部位无压疮	2		
总　分		100		

（孙秋香　刘晓红）

技能二十五　心 电 监 护

心电监护是通过显示屏连续观察监测心脏电活动情况的一种无创监测方法，为早期发现异常心电活动提供可靠指标，在危重患者抢救中发挥积极作用。

【目的】

（1）监测患者的生命体征。

（2）为评估病情及治疗、护理提供依据。

【护理情景导入】

患者，男性，40岁，因车祸致多发伤、休克入院，医嘱予心电监护。

【评估】

（1）核对医嘱。

（2）核对患者，对清醒患者告知监测目的及方法，评估患者病情、意识状态、皮肤、肢体、指甲状况。

（3）确认监护仪性能完好呈备用状态。

（4）评估周围环境，温湿度适宜、光线适中、患者周围无电磁波干扰。

【计划】

1. 护士准备　洗手，戴口罩，着装整齐。

2. 患者准备　皮肤准备，体位舒适。

3. 用物准备　心电监护仪及模块、导联线、电极片，配套血压计袖带，SpO_2传感器，75%酒精棉球、护理记录单。

4. 环境准备　整洁，有电源及插座。

【实施】

1. 监测前准备

（1）携用物至床旁，核对患者，解释目的。

（2）连接监护仪电源，打开主机开关，连接电极片。

（3）安置患者舒适体位。

2. 无创血压监测

（1）选择合适的部位，绑血压计袖带。

笔记栏

（2）按测量键（START）。
（3）设定测量间隔时间。
3. 心电监测
（1）暴露胸部，清洁患者皮肤。
（2）粘贴电极片于患者身体正确部位
1）右上（RA）：右锁骨中线第1肋间。
2）左上（LA）：左锁骨中线第1肋间。
3）右下（RL）：右锁骨中线剑突水平处。
4）左下（LL）：左锁骨中线剑突水平处。
5）胸导（C）：胸骨左缘第4肋间。
4. SpO_2监测　将SpO_2传感器安放在患者身体的合适部位。
5. 监护仪设置
（1）调整参数：设置合理心电监测指标（HR、R、BP、SpO_2）报警界线，打开报警系统。
（2）选择清晰的导联。
（3）调整振幅。
（4）调整血压监测方式、间隔时间。
6. 整理　整理床单位，协助患者取舒适体位。
7. 告知患者注意事项
（1）不要自行移动或摘除电极。
（2）告知患者及家属不要在监护仪附近使用手机，以免干扰监测波形。
（3）指导患者学会观察电极片周围情况，如有痒痛感及时告诉医护人员。
8. 记录　洗手，记录检测数值。
9. 处理　及时处理用物，洗手。
10. 停止心电监护
（1）核对患者并解释原因。
（2）关闭监护仪，撤离导线。
（3）清洁皮肤，安置患者。
（4）整理并处理用物，洗手，记录。
11. 识别心电图　现场随机抽取心电图进行判读，范围是心房扑动、心房颤动、心室扑动、心室颤动、室性期前收缩、窦性心动过速、窦性心动过缓、一度房室传导阻滞。

【评价】

（1）程序正确，动作规范，操作熟练。
（2）导联连接与安置正确，血压袖带、氧饱和度监测连接与安置正确，设定参数值适宜。
（3）以患者为中心，与患者交流时语言简练，表述清楚，确保安全。
（4）态度和蔼、自然真切，体现人文关怀。

【反思】

心电监护时出现干扰心电示波的原因有哪些？怎么处理？

心电监护操作程序及考核标准

考核时间： 10 min。
考核资源： 心电监护仪及模块、导联线、电极片，配套血压计袖带，SpO_2传感器，75%酒精棉球，护理记录单。

项　目	操 作 要 点	分　值	得　分	扣分及说明
报告姓名，计时开始				
仪　表	仪表端庄，服装整洁，不留长指甲，按医院要求着装	5		

笔记栏

（续表）

项 目	操 作 要 点	分 值	得 分	扣分及说明
评 估	(1) 核对医嘱	2		
	(2) 核对患者，对清醒患者告知监测目的及方法，评估患者病情、意识状态、皮肤、肢体、指甲状况	4		
	(3) 确认监护仪处于完好备用状态	2		
	(4) 评估周围环境：温湿度适宜、光线适中、患者周围无电磁波干扰	2		
计 划	(1) 洗手，戴口罩	2		
	(2) 用物齐全，性能完好，摆放有序，便于操作	3		
操作过程	(1) 携用物至床旁，核对患者，解释目的	5		
	(2) 连接监护仪电源，打开主机开关，连接电极片	5		
	(3) 安置患者舒适体位	2		
	(4) 无创血压监测			
	1) 选择合适的部位，正确安装血压袖带	5		
	2) 按测量键测量血压	1		
	(5) 心电监测			
	1) 暴露胸部，清洁患者皮肤	5		
	2) 粘贴电极片于患者身体正确部位			
	(6) SpO_2监测：将SpO_2传感器安放在患者身体合适部位	5		
	(7) 监护仪设置			
	1) 调整参数：设置合理心电监测指标（HR、R、BP、SpO_2）报警界线，打开报警系统	10		
	2) 选择清晰的导联			
	3) 调整振幅			
	4) 调整血压监测方式、间隔时间			
	(8) 整理床单位，协助患者取舒适体位	2		
	(9) 告知患者注意事项	5		
	(10) 洗手，记录检测数值	3		
	(11) 处理用物，洗手	2		
	(12) 停止心电监护			
	1) 核对患者并解释原因	10		
	2) 关闭监护仪，撤离导线			
	3) 清洁皮肤，安置患者			
	4) 整理并处理用物，洗手，记录（报告操作完毕）			
	(13) 识别心电图：现场随机抽取心电图进行判读，范围是：心房扑动、心房颤动、心室扑动、心室颤动、室性期前收缩、窦性心动过速、窦性心动过缓、一度房室传导阻滞	10		
综合评价	(1) 程序正确，动作规范，操作熟练	2		
	(2) 导联连接与安置正确，血压袖带、氧饱和度监测连接与安置正确，设定参数值适宜	4		
	(3) 以患者为中心，与患者交流时语言简练，表述清楚，确保安全	2		
	(4) 态度和蔼、自然真切，体现人文关怀	2		
总 分		100		

笔记栏

（孙秋香　刘晓红）

技能二十六　院前急救技术

院前急救技术包括止血、包扎、固定等，是创伤急救的重要环节，有助于预防休克的发生，减少机体的进一步损伤，为后续的抢救治疗争取时机。常用的止血方法有指压止血法、包扎止血法和止血带止血法等。常用的包扎方法有三角巾包扎法、绷带包扎法、胸带包扎法等。固定术主要用于骨折的伤员，运用夹板、绷带等材料进行骨折部位的外固定，为患者的进一步搬运提供有利条件。

【目的】

(1) 防止失血过多。

(2) 保护伤口，减少感染。

(3) 减少机体的进一步损伤，方便搬运。

【护理情境导入】

患者，男性，30岁，车祸导致左侧颞顶部皮肤破损，有出血；左上臂疑似骨折；右前臂内侧划破，大量出血，颜色鲜红，立即予以橡皮止血带止血、三角巾头顶部包扎、夹板固定左上臂后快速转运。

【评估】

(1) 核对患者信息。

(2) 评估患者的意识、生命体征，伤口、骨折的部位，出血量及颜色。

(3) 根据出血、伤口、骨折的情况选择恰当的止血、包扎及固定方法。

(4) 向患者说明止血、包扎、固定的目的、步骤及注意事项，取得患者配合。

【计划】

1. 护士准备　洗手、戴口罩。

2. 用物准备　止血带、止血带卡、棉垫、无菌纱布、三角巾两块、夹板两块、绷带、无菌手套、棉签、聚维酮碘溶液。

3. 环境准备　保证环境安全。

【实施】

1. 准备　备齐用物，核对患者，戴无菌手套。

2. 橡皮止血带止血

(1) 检查暴露右前臂伤口，抬高患肢。

(2) 选择止血带止血的位置(在伤口的近心端，并尽量靠近伤口)，止血带下垫棉垫。

(3) 以左手的拇指、示指和中指持止血带的头端，将长的尾端绕肢体一圈后压住头端，再绕肢体一圈，用左手示指和中指夹住尾端后将尾端从两圈止血带下拉出，形成一个活结。

(4) 压力适当，扎止血带松紧度要适宜，以出血停止、远端摸不到动脉搏动、止血带最松状态为宜。

(5) 止血带卡上注明止血带使用时间，并佩戴在伤员胸前。

(6) 控制时间(止血带使用总时间不应超过5 h)，定时放松。

3. 头顶部包扎

(1) 检查左侧颞顶部伤口，用棉签蘸碘伏溶液简单清创后盖上无菌纱布。

(2) 将三角巾底部折叠成两横指宽，正中置于伤员前额齐眉处，顶角经头顶垂于枕后，将三角巾的两底角经耳上拉向头后部交叉，压住顶角后再绕回前额打结。最后将三角巾顶角拉紧，折叠后嵌入底边内。

(3) 包扎牢固，松紧适宜。

4. 上臂骨折固定

(1) 检查左上臂。

(2) 用两块夹板分别置于左上臂的后外侧和前内侧(夹板与皮肤间垫以棉垫)，用两条绷带在骨

笔记栏

折的上、下端固定。

(3) 固定应松紧适度，牢固可靠，但不影响血液循环。

(4) 肘关节屈曲90°，用三角巾将上肢悬吊于胸前。

(5) 检查患肢末端温度、颜色、感觉、运动情况，询问患者主观感觉有无不适。

5. 记录　整理用物，脱手套、洗手、记录。

6. 撤除

(1) 核对患者，解释原因取得配合。

(2) 整理用物，分类处理。

(3) 洗手，记录。

【评价】

(1) 操作熟练，方法有效，急救次序正确。

(2) 未出现相关并发症。

(3) 语言简练，表述清楚，体现人文关怀。

【反思】

(1) 如何进行院前急救次序的安排？

(2) 止血带止血、包扎、固定的注意事项有哪些？

操作程序及考核标准

考核时间： 10 min。

考核资源： 止血带、止血带卡、棉垫、无菌纱布、三角巾两块、夹板两块、绷带、无菌手套、棉签、碘伏溶液。

项　目	操　作　要　点	分　值	得　分	扣分及说明
	报告姓名，计时开始			
仪　表	仪表端庄，服装整洁，不留长指甲，按要求着装	5		
评　估	(1) 核对患者信息。评估患者的意识、生命体征，伤口、骨折的部位，出血量及颜色	5		
	(2) 根据出血、伤口、骨折的情况选择恰当的止血、包扎及固定方法	3		
	(3) 向患者说明止血、包扎、固定的目的、步骤及注意事项，取得患者配合	2		
计　划	(1) 洗手、戴口罩	2		
	(2) 用物齐全，摆放有序，便于操作	3		
操作过程	(1) 核对患者，戴无菌手套	5		
	(2) 橡皮止血带止血			
	1) 检查暴露右前臂伤口，抬高患肢	3		
	2) 选择止血带止血的位置，止血带下垫棉垫	5		
	3) 以左手的拇指、示指和中指持止血带的头端，将长的尾端绕肢体一圈后压住头端，再绕肢体一圈，用左手示指和中指夹住尾端后将尾端从两圈止血带下拉出，形成一个活结。压力适当	10		
	4) 止血带卡上注明止血带使用时间，并佩戴在伤员胸前	3		
	5) 控制时间，定时放松	3		
	(3) 头顶部包扎			
	1) 检查左侧颞顶部伤口，用棉签蘸碘伏溶液简单清创后盖上无菌纱布	3		
	2) 将三角巾底部折叠成两横指宽，正中置于伤员前额齐眉处，顶角经头顶垂于枕后，将三角巾的两底角经耳上拉向头后部交叉，压住顶角后再绕回前额打结。最后将三角巾顶角拉紧，折叠后嵌入底边内。包扎牢固，松紧适宜	10		
	(4) 上臂骨折固定			

笔记栏

（续表）

项 目	操 作 要 点	分 值	得 分	扣分及说明
操作过程	1）检查左上臂。用两块夹板分别置于左上臂的后外侧和前内侧（夹板与皮肤间垫以棉垫），用两条绷带在骨折的上、下端固定。固定应松紧适度，牢固可靠，但不影响血液循环	10		
	2）肘关节屈曲90°，用三角巾将上肢悬吊于胸前	3		
	3）检查患肢末端温度、颜色、感觉、运动情况，询问患者主观感觉有无不适	5		
	（5）整理用物，脱手套、洗手、记录	3		
	（6）撤除			
	1）核对患者，解释原因取得配合	2		
	2）整理用物，分类处理	3		
	3）洗手、记录。报告操作完毕	2		
综合评价	（1）操作熟练，方法有效，急救次序正确	5		
	（2）未出现相关并发症	3		
	（3）语言简练，表述清楚，体现人文关怀	2		
总 分		100		

（徐炳超 刘晓红）

技能二十七 成人心肺复苏术

心肺复苏（cardio-pulmonary resuscitation，CPR）是针对心搏、呼吸停止所采取的抢救措施，即应用胸外按压形成暂时的人工循环并恢复心脏自主搏动和血液循环，用人工呼吸代替自主呼吸并恢复自主呼吸，达到恢复苏醒和挽救生命的目的。心肺复苏主要由三部分组成，即基础生命支持、高级心血管生命支持和心搏骤停后的治疗。

基础生命支持（basic life support，BLS）又称初级心肺复苏，是指采用徒手和（或）辅助设备来维持心搏骤停患者的循环和呼吸的最基本抢救方法。其关键要点包括胸外心脏按压、开放气道、人工通气（即C—A—B），有条件时，可考虑实施电除颤（defibrillation，D）治疗等。由于患者发生心搏骤停的场所不同，成人初级心肺复苏技术包括：心肺复苏（院前）、心肺复苏（院内）。

一、成人心肺复苏（院前）

【目的】

（1）通过实施心肺复苏（院前），建立患者的循环、呼吸功能。

（2）保证重要脏器的血液供应，尽快促进心跳、呼吸功能的恢复。

【护理情景导入】

马路边一成年患者突然倒地，意识丧失，全身短暂性抽搐，大动脉没有搏动，呼吸断续，随后呼吸停止。作为现场目击者立即对患者实施急救措施。

【评估】

（1）评估现场环境对患者和施救者是安全的。

（2）评估患者的神志、脉搏、呼吸情况。

【计划】

1. 护士准备　仪表端庄、服装整洁、不留长指甲，按医院要求着装。

笔记栏

2. 用物准备　可进行心肺复苏的模拟人、清洁纱布、记录单。

【实施】

1. 判断患者反应　协助患者平卧，拍双肩、呼双耳，轻拍重叫。大声询问："你怎么啦？"

2. 启动应急反应系统　患者无反应，立即启动应急反应系统，拨打"120"。如有可能获得自动体外除颤仪（AED）。

3. 置患者于复苏体位　即将患者仰卧于平地上，头、颈部应与躯干保持在同一轴面上，将双上肢放置在身体两侧，解开衣服，暴露胸壁，松解裤带。同时记录时间。

4. 检查呼吸和脉搏（同时）　操作者示指和中指并拢，从患者气管正中部（相当于喉结的位置）向旁滑移2～3 cm，在胸锁乳突肌内侧触摸颈动脉搏动，同时看胸廓有无起伏。检查时间应至少5 s但不超过10 s（数数法计时：1001、1002、1003……）。

5. 胸外心脏按压　患者无脉搏、无呼吸或仅是喘息，即给予胸外心脏按压。操作者位于患者右侧，根据患者所处位置的高低采用跪式或站式等不同体位进行按压。一手掌根部置于患者按压部位，另一手掌叠加在其上，两手手指交叉相扣，下面的手指翘起不触及胸壁。按压时身体稍前倾，双肩在患者胸骨正上方，双臂绷紧伸直，以髋关节为支点，依靠肩部和背部的力量垂直向下用力按压。按压和放松的时间大致相等。按压时应高声匀速计算。

（1）按压位置：胸骨下半部。

（2）按压速率：100～120次/分（15～18 s完成30次按压）。

（3）按压深度：成人至少5 cm，不超过6 cm。

（4）胸廓回弹：保证每次按压后胸廓充分回弹，不可在每次按压后倚靠在患者胸壁上。

6. 清除口鼻腔分泌物并开放气道　及时清除口鼻腔分泌物或异物；常用开放气道的方法有以下几种。

（1）仰头抬颏/颌法：站立或跪在患者身体一侧，用一手置于患者前额部用力使头后仰，同时另一手食、中指并拢，放在下颏部的骨性部分向上抬颏/颌，使下颌角、耳垂连线与地面垂直。

（2）托颌法（疑似头颈部创伤者）：此法开放气道适用于疑似头、颈部创伤者。方法是：站立或跪在患者头顶端，双手拇指置于患者口角旁，其余四指托住患者下颌部位，在保证头部和颈部固定的前提下，用力将患者下颌向上抬起，使下齿高于上齿。

7. 人工呼吸　常用方法为口对口人工呼吸法。口对口人工呼吸法：在开放气道的前提下，用按于前额一手的拇指和示指，捏闭患者的鼻孔，将纱布盖于患者口鼻处，通常呼吸下，双唇包住患者口部（不留空隙），进行缓慢人工通气，至胸廓上抬1 s后，立即停止吹气，与患者口部脱离，同时放松捏鼻的手，以便患者从鼻孔呼气。

8. 按压-通气比　成人1或2名施救者均为30 ∶ 2（没有高级气道）。

9. 判断　连续操作5个循环后评估颈动脉搏动、呼吸情况，判断复苏效果。

10. 整理　整理患者衣服，平卧，头侧向一侧。

11. 口述　口述给予复苏后监护，尽早开展高级生命支持。

【评价】

（1）操作娴熟，动作规范，方法正确，全过程体现人文关怀。

（2）按压同时要观察患者反应及面色改变，保证每次按压后胸部回弹；人工呼吸气体持续缓慢吹入，并观察患者胸部隆起情况。

（3）按压应确保足够的速度与深度，尽量减少中断，中断不应超过10 s。

（4）按压有效性高、动作连贯性好。

笔记栏

【反思】

（1）高质量心肺复苏的特点是什么？

（2）如何进行心肺复苏效果的判断？

操作程序及考核标准

考核时间： 5 min。

考核资源： 可进行心肺复苏的模拟人、清洁纱布、记录单。

项　目	操　作　要　点	分　值	得　分	扣分及说明
	报告姓名，计时开始			
仪　表	仪表端庄，服装整洁，不留长指甲，按医院要求着装	5		
评　估	(1) 发现患者倒地，评估现场环境，口述环境是安全的	3		
	(2) 跑向患者并双膝跪于患者右侧	2		
计　划	(1) 衣帽整洁、修剪指甲、洗手	2		
	(2) 用品齐全，性能完好，摆放有序，便于操作	3		
操作过程	(1) 协助患者平卧，拍双肩、呼双耳，轻拍重叫，大声询问："你怎么啦？"以判断患者反应并报告结果	4		
	(2) 患者无反应，立即启动应急反应系统，拨打"120"。如有可能获得自动体外除颤仪（AED）	2		
	(3) 置患者于复苏体位，看表，记录时间	2		
	(4) 检查呼吸和脉搏（同时），方法：操作者示指和中指并拢，从患者气管正中部（相当于喉结的位置）向旁滑移2～3 cm，在胸锁乳突肌内侧触摸颈动脉搏动，同时看胸廓有无起伏	8		
	(5) 同时检查呼吸和脉搏时间应至少5 s但不超过10 s	2		
	(6) 患者无脉搏、无呼吸或仅是喘息，即给予胸外心脏按压（操作者报告检查结果）	2		
	(7) 胸外心脏按压方法：操作者位于患者右侧，根据患者所处位置的高低采用跪式或站式等不同体位进行按压。一手掌根部置于患者按压部位，另一手掌叠加在其上，两手手指交叉相扣，下面的手指翘起不触及胸壁。按压时身体稍前倾，双肩在患者胸骨正上方，双臂绷紧伸直，以髋关节为支点，依靠肩部和背部的力量垂直向下用力按压。按压和放松的时间大致相等。按压时应高声匀速计算	10		
	(8) 胸外心脏按压位置：胸骨下半部	3		
	(9) 连续胸外心脏按压30次，速率：100～120次/分	6		
	(10) 胸外心脏按压深度：成人至少5 cm，不超过6 cm	6		
	(11) 保证每次按压后胸廓充分回弹，不可在每次按压后倚靠在患者胸壁上	3		
	(12) 打开患者口腔，如有分泌物或异物，立即将头偏向一侧并清除	2		
	(13) 使用仰头抬颏/颌法打开气道	5		
	(14) 口对口人工呼吸，方法：将纱布盖于患者口鼻处，一手紧捏患者鼻翼，正常吸气，用自己的口包住患者的口（不留空隙），进行缓慢人工通气，至胸廓上抬1秒钟后，立即停止吹气，与患者口部脱离，同时放松捏鼻的手，以便患者从鼻孔呼气	10		
	(15) 有效吹气2次，同时观察胸廓是否隆起	2		
	(16) 按压与吹气之比30 ：2，连续操作5个循环后，判断复苏效果	5		
	(17) 报告复苏效果：患者颈动脉搏动恢复，自主呼吸恢复	1		
	(18) 整理患者衣服，平卧，头侧向一侧	1		
	(19) 口述：给予复苏后监护，尽早开展高级生命支持（报告操作结束）	1		
综合评价	(1) 操作娴熟，动作规范，方法正确，全过程体现人文关怀	2		
	(2) 按压同时要观察患者反应及面色改变，保证每次按压后胸部回弹；人工呼吸气体持续缓慢吹入，并观察患者胸部隆起情况	3		
	(3) 按压应确保足够的速度与深度，尽量减少中断，中断不应超过10 s	3		
	(4) 按压有效性高、动作连贯性好	2		
总　分		100		

笔记栏

二、成人心肺复苏(院内)

【目的】

(1) 通过实施心肺复苏(院内),建立患者的循环、呼吸功能。

(2) 保证重要脏器的血液供应,尽快促进心跳、呼吸功能的恢复。

【护理情景导入】

护士巡视病房时发现一成年患者呼之不应,颈动脉没有搏动,呼吸断续,随后呼吸停止,立即对患者实施急救措施。

【评估】

(1) 现场环境对患者和施救者是安全的。

(2) 患者的神志、脉搏、呼吸情况。

【计划】

1. *护士准备*　仪表端庄、服装整洁、不留长指甲,按医院要求着装。

2. *用物准备*　备用床、可进行心肺复苏的模拟人、简易呼吸囊、清洁纱布、记录单。

【实施】

1. *判断患者反应*　拍双肩、呼双耳,轻拍重叫,大声询问:"你怎么啦?"

2. *检查呼吸和脉搏(同时)*　掀开被子,被子三折后置于床尾。操作者示指和中指并拢,从患者气管正中部(相当于喉结的位置)向旁滑移2～3 cm,在胸锁乳突肌内侧触摸颈动脉搏动,同时观察胸廓有无起伏。检查时间应至少5 s但不超过10 s(数数法计时:1001、1002、1003……)。

3. *启动应急反应系统*　患者无反应、无脉搏、无呼吸或仅是喘息时,立即启动应急反应系统,呼叫医护团队或紧急快速反应小组,推抢救车及除颤仪等急救物品。

4. *置患者于复苏体位*　即将患者仰卧于硬板床上,去除枕头,将枕头移至床尾;保持头、颈部、躯干在同一轴面上,将双上肢放置在身体两侧,解开衣服,暴露胸壁,松解裤带。同时记录时间。

5. *胸外心脏按压*　操作者位于患者右侧,根据患者所处位置的高低采用跪式或站式等不同体位进行按压。一手掌根部置于患者按压部位,另一手掌叠加在其上,两手手指交叉相扣,下面的手指翘起不触及胸壁。按压时身体稍前倾,双肩在患者胸骨正上方,双臂绷紧伸直,以髋关节为支点,依靠肩部和背部的力量垂直向下用力按压。按压和放松的时间大致相等。按压时应高声匀速计算。

(1) 按压位置:胸骨下半部。

(2) 按压速率:100～120次/分(15～18 s完成30次按压)。

(3) 按压深度:成人至少5 cm,不超过6 cm。

(4) 胸廓回弹:保证每次按压后胸廓充分回弹,不可在每次按压后倚靠在患者胸壁上。

6. *清除口鼻腔分泌物并开放气道*　及时清除口鼻腔分泌物或异物;常用开放气道的方法有以下几种。

(1) 仰头抬颏/颌法:站立或跪在患者身体一侧,用一手置于患者前额部用力使头后仰,同时另一手食、中指并拢,放在下颏部的骨性部分向上抬颏/颌,使下颌角、耳垂连线与地面垂直。

(2) 托颌法(疑似头颈部创伤者):此法开放气道适用于疑似头、颈部创伤者。方法是:站立或跪在患者头顶端,双手拇指置于患者口角旁,其余四指托住患者下颌部位,在保证头部和颈部固定的前提下,用力将患者下颌向上抬起,使下齿高于上齿。

7. *人工呼吸*　常用方法为口对口人工呼吸法、简易气囊人工呼吸法。

(1) 口对口人工呼吸法:在开放气道的前提下,用按于前额一手的拇指和示指,捏闭患者的鼻孔,将纱布盖于患者口鼻处,通常呼吸下,双唇包住患者口部(不留空隙),进行缓慢人工通气,至胸廓上抬1秒钟后,立即停止吹气,与患者口部脱离,同时放松捏鼻的手,以便患者从鼻孔呼气。

(2) 简易气囊人工呼吸法:抢救者将简易气囊的面罩罩住患者口鼻,左手的大拇指、示指固定

笔记栏

面罩，使面罩与口鼻间不留空隙，其余三指托起下颌，形成所谓的“EC手法”，右手挤压气囊，令胸廓抬高1 s即可。

8. 按压–通气比　成人1或2名施救者均为30 ∶ 2（没有高级气道）。

9. 判断　连续操作5个循环后评估颈动脉搏动、呼吸情况，判断复苏效果。

10. 整理　整理患者衣服，平卧，头偏向一侧，盖好被子，枕头仍置于床尾。

11. 口述　口述给予复苏后监护，尽早开展高级生命支持。

【评价】

（1）操作娴熟，动作规范，方法正确，全过程体现人文关怀。

（2）按压同时要观察患者反应及面色改变，保证每次按压后胸部回弹；人工呼吸气体持续缓慢吹入，并观察患者胸部隆起情况。

（3）按压应确保足够的速度与深度，尽量减少中断，中断不应超过10 s。

（4）按压有效性高、动作连贯性好。

【反思】

心肺复苏（院前）、心肺复苏（院内）有什么区别?

操作程序及考核标准

考核时间：5 min。

考核资源：备用床、可进行心肺复苏的模拟人、简易呼吸囊、清洁纱布、记录单。

项　目	操　作　要　点	分　值	得　分	扣分及说明
	报告姓名，计时开始			
仪　表	仪表端庄，服装整洁，不留长指甲，按医院要求着装	5		
评　估	（1）评估现场环境，口述环境是安全的	3		
	（2）立于患者右侧，必要时脚下垫脚凳	2		
计　划	（1）衣帽整洁，修剪指甲，洗手	2		
	（2）用品齐全，性能完好，摆放有序，便于操作	3		
操作过程	（1）拍双肩、呼双耳，轻拍重叫，大声询问：“你怎么啦？”以判断患者反应并报告结果	4		
	（2）检查呼吸和脉搏（同时）：掀开被子，被子三折后置于床尾。操作者示指和中指并拢，从患者气管正中部（相当于喉结的位置）向旁滑移2～3 cm，在胸锁乳突肌内侧触摸颈动脉搏动，同时观察胸廓有无起伏。检查时间应至少5 s但不超过10 s（数数法计时：1001、1002、1003……）	10		
	（3）患者无反应、无脉搏、无呼吸或仅是喘息时，立即启动应急反应系统，呼叫医护团队或紧急快速反应小组，推抢救车及除颤仪等急救物品（操作者报告检查结果）	2		
	（4）即将患者仰卧于硬板床上，去除枕头，将枕头移至床尾；置患者于复苏体位，看表，记录时间	4		
	（5）胸外心脏按压方法：胸外心脏按压操作者位于患者右侧，根据患者所处位置的高低采用跪式或站式等不同体位进行按压。一手掌根部置于患者按压部位，另一手掌叠加在其上，两手手指交叉相扣，下面的手指翘起不触及胸壁。按压时身体稍前倾，双肩在患者胸骨正上方，双臂绷紧伸直，以髋关节为支点，依靠肩部和背部的力量垂直向下用力按压。按压和放松的时间大致相等。按压时应高声匀速计算	10		
	（6）胸外心脏按压位置：胸骨下半部	3		
	（7）连续胸外心脏按压30次，速率为100～120次/分	6		
	（8）胸外心脏按压深度：成人至少5 cm，不超过6 cm	6		
	（9）保证每次按压后胸廓充分回弹，不可在每次按压后倚靠在患者胸壁上	3		

笔记栏

（续表）

项　目	操　作　要　点	分　值	得　分	扣分及说明
操作过程	(10) 打开患者口腔，如有分泌物或异物，立即将头偏向一侧并清除	2		
	(11) 使用仰头抬颏/颌法打开气道	5		
	(12) 简易气囊人工呼吸，方法：抢救者将简易气囊的面罩罩住患者口鼻，左手的大拇指、示指固定面罩，使面罩与口鼻间不留空隙，其余三指托起下颌，形成所谓的"EC手法"，右手挤压气囊，令胸廓抬高1秒即可	10		
	(13) 有效通气2次，同时观察胸廓是否隆起	2		
	(14) 按压与通气之比30 ∶ 2，连续操作5个循环后，判断复苏效果	5		
	(15) 报告复苏效果：患者颈动脉搏动恢复，自主呼吸恢复	1		
	(16) 整理患者衣服，平卧，头偏向一侧，盖好被子，枕头仍置于床尾	1		
	(17) 口述：给予复苏后监护，尽早开展高级生命支持（报告操作结束）	1		
综合评价	(1) 操作娴熟，动作规范，方法正确，全过程体现人文关怀	2		
	(2) 按压同时要观察患者反应及面色改变，保证每次按压后胸部回弹；人工呼吸气体持续缓慢吹入，并观察患者胸部隆起情况	3		
	(3) 按压应确保足够的速度与深度，尽量减少中断，中断不应超过10 s	3		
	(4) 按压有效性高、动作连贯性好	2		
总　分		100		

（刘晓红）

技能二十八　针 灸 技 术

针灸技术包括针刺法和灸法。针刺法指使用不同的针具，通过一定的手法或方式刺激机体的一定部位，以激发经络气血、调节脏腑功能从而防治疾病的方法。临床上常用的有毫针刺法、皮肤针法、皮内针法、水针法、电针法、耳针法等。

1. 毫针刺法　是指运用不同的毫针针具，通过一定的手法，刺激人体特定部位（腧穴），以防治疾病的方法，适用于急、慢性疾病。毫针由针尖、针身、针根、针柄、针尾5部分构成。毫针多以不锈钢制作而成，因其强度高、韧性好，具有耐高温、防锈、不易被腐蚀等优点，且所制针身挺直滑利，故为制作毫针的最常用材料。毫针刺法常见进针手法有单手进针法和双手进针法（指切进针法、夹持进针法、舒张进针法、提捏进针法），行针的基本手法有提插法和捻转法，辅助手法有循法、弹柄法、刮柄法和震颤法等。在操作过程中要注意对异常情况如晕针、滞针、弯针、断针、血肿、刺伤内脏、刺伤脑脊髓、外周神经损伤的预防、观察与处理。

2. 皮肤针法　是以多支短针浅刺人体一定部位的治疗方法，其主要作用机制就是通过对人体体表的一定部位进行浅刺，激发并调节脏腑功能，以达到防治疾病的目的。以多针浅刺，刺皮不伤肉，如拔毛状为特点。根据针数和式样的不同，有不同的名称，如"梅花针""七星针""罗汉针"等。常见的操作方法有持针式和叩刺法。

3. 皮内针法　又叫"埋针"，是一种专用于腧穴的皮内或皮下，进行较长时间埋藏留针的方法，其作用机制为将特制的不锈钢小针具刺入皮内，固定留置较长时间，给局部以弱而长时间的刺激，调整经络脏腑功能，达到防病治病的目的。皮内针分图钉型和麦粒型两种。多适用于需要长时间留针的慢性顽固性疾病和经常发作的疼痛性疾病。

笔记栏

4. 水针法　又称穴位注射，是将药物注入穴位以防治疾病的一种方法。它把针刺刺激与药物对穴位的渗透刺激作用结合在一起，发挥综合作用，从而提高对疾病的疗效。

5. 电针法　是在针刺得气后在针上通以接近人体生物电的微量电流以治疗疾病，此法的优点是能代替人做较长时间的持续运针，节省人力，且能比较客观地控制刺激量，针和电的结合可以提高治病的疗效，但在使用过程中注意晕针、弯针和断针的预防、观察和处理。

6. 耳针法　是指采用针刺或其他方法刺激耳穴，以诊断防治疾病的一类方法。适用于疼痛性疾病、炎性疾病、功能紊乱性疾病、过敏及变态反应性疾病、内分泌代谢紊乱性疾病及其他。常用的操作方法有毫针刺、电针法、埋针法、压丸法、刺血法、穴位注射法。

灸法指用某些燃烧材料熏灼或温熨体表的一定部位，借灸火的热力和药物的作用，通过刺激经络腧穴达到治病及预防保健的作用。灸法可以解除或缓解各种虚寒性病证，如胃脘痛、痛经、泄泻等。凡实证、热证、阴虚发热，以及面部、大血管和黏膜附近，孕妇胸腹部和腰骶部均不宜施灸。灸法种类很多，常见的有：艾灸法和非艾条灸。艾灸法有艾条灸、艾炷灸、温针灸、温灸器灸。非艾灸法有灯火灸、天灸（白芥子灸、细辛灸、蒜泥灸和斑蝥灸）。

【目的】

通过运用温经通络、调和气血、拔毒消肿、祛湿散寒、回阳救逆等方法，达到防病保健、治病强身的目的。

【护理情景导入】

患者李秀琴，女，58岁，因“左侧腰腿疼痛反复发作10年，加重3天”由门诊拟“腰椎间盘突出症”收住入院。医嘱予艾条悬灸肾俞、腰阳关、环跳、委中穴。

【评估】

（1）核对医嘱及患者，评估患者的一般情况、相关病情、既往病史、发病部位、有无妊娠、治疗部位皮肤的情况、患者的感知觉等。

（2）患者对健康知识的掌握程度，告知患者操作的目的和配合要点，取得合作。

（3）病室温度、环境是否适宜，是否需要遮挡患者，周围有无使用氧气。

【计划】

1. 护士准备　衣帽整洁，态度和蔼，洗手、戴口罩。

2. 物品准备　治疗盘内放艾条、火柴、弯盘、小口玻璃瓶、清洁纱布，必要时备屏风、毛毯。

3. 患者准备　了解治疗目的，排尿，体位舒适，做好准备。

4. 环境准备　环境光线明亮、温度适宜，能满足保护患者隐私需求，周围没有使用氧气。

【实施】

（1）备齐用物至床边，核对、解释。

（2）协助患者取适当体位，充分暴露施灸部位，注意保暖，必要时遮挡。

（3）定穴，根据病症选择腧穴或施灸部位（本病选择肾俞、腰阳关、环跳、委中穴）。

（4）施灸，点燃艾条一端，距离皮肤2～3 cm进行熏烤，根据病情选择温和灸、雀啄灸或回旋灸。

（5）随时弹去艾灰，以患者感到温热、局部皮肤稍起红晕为度。

（6）观察局部皮肤情况及病情变化，随时询问患者有无不适。

（7）施灸完毕，将艾条插入小口玻璃瓶中，彻底熄灭艾火。

（8）清洁局部皮肤。

（9）安置患者，协助衣着，安置舒适体位，整理床单元。

（10）进行健康教育。

（11）整理用物，终末处理。

（12）洗手记录。

【评价】

（1）患者和家属能理解操作目的，积极配合。

笔记栏

(2) 关心患者,注意保暖,维护患者隐私。

(3) 患者安全,无灼痛或烧伤。

(4) 患者感觉温热、舒适,症状缓解。

【反思】

(1) 患者有多个部位需要悬灸,如何确定施灸的顺序?

(2) 施灸后患者皮肤出现水疱如何处理?

操作程序及考核标准

考核时间: 30 min。

考核资源: 治疗盘内放艾条、火柴、弯盘、小口玻璃瓶、清洁纱布,必要时备屏风、毛毯。

项　目	操　作　要　点	分　值	得　分	扣分及说明
	报告姓名,计时开始			
仪　表	仪表端庄,服装整洁,不留长指甲,按医院要求着装,态度和蔼	5		
评　估	(1) 核对医嘱及患者,评估患者的一般情况、相关病情、既往病史、发病部位、有无妊娠、治疗部位皮肤的情况、患者感知觉等	4		
	(2) 患者对健康知识的掌握程度,告知患者操作的目的和配合要点,取得合作	3		
	(3) 病室温度、环境是否适宜,是否需要遮挡患者,周围有无使用氧气	3		
计　划	(1) 护士衣帽整洁,态度和蔼,洗手、戴口罩	2		
	(2) 用物齐全呈完好备用状态,患者了解治疗目的,排尿,体位舒适,做好准备	3		
操作过程	(1) 备齐用物至床边,核对、解释	5		
	(2) 协助患者取适当体位,充分暴露施灸部位,注意保暖,必要时遮挡	3		
	(3) 定穴: 根据病症选择腧穴或施灸部位	12		
	(4) 施灸: 点燃艾条一端,距离皮肤2～3 cm进行熏烤,根据病情选择温和灸、雀啄灸或回旋灸	12		
	(5) 随时弹去艾灰,以患者感到温热、局部皮肤稍起红晕为度	5		
	(6) 观察: 局部皮肤情况及病情变化,随时询问患者有无不适	10		
	(7) 施灸完毕,将艾条插入小口玻璃瓶中,彻底熄灭艾火	5		
	(8) 清洁局部皮肤	3		
	(9) 安置患者,协助衣着,安置舒适体位,整理床单元	6		
	(10) 进行健康教育	3		
	(11) 整理用物,终末处理	3		
	(12) 洗手,记录	3		
综合评价	(1) 患者和家属能理解操作目的,积极配合	2		
	(2) 关心患者,注意保暖,维护患者隐私	2		
	(3) 患者安全,无灼痛或烧伤	4		
	(4) 患者感觉温热、舒适,症状缓解	2		
总　分		100		

(谢　薄)

笔记栏

技能二十九　火罐技术

火罐技术是以罐为工具,利用燃烧热力,排出罐内空气形成负压,使罐吸附于皮肤表面应拔部位或穴位上，产生刺激，使局部皮肤充血、淤血现象的一种疗法。常见的罐具种类有竹罐、陶瓷罐和玻璃罐。火罐技术的常见手法有闪火法、投火法和贴棉法。适用于风寒湿痹而致的如肩背痛、腰腿痛、肢体麻木；虚寒性咳喘、胃脘痛、呕吐、泄泻、风寒感冒；疮疡、毒蛇咬伤。禁忌证有：热抽搐及凝血机制障碍患者；皮肤过敏、溃疡、水肿及大血管处；孕妇的腹部、腰骶部不宜拔罐。

【目的】

具有温通经络、祛风散寒、活血行气、消肿止痛、吸毒排脓等作用。

【护理情景导入】

患者，张星星，女，55岁，因“左侧腰腿疼痛反复发作10年，加重3天”由门诊拟“腰椎间盘突出症”收治入院。医嘱予肾俞、命门、腰阳关、环跳、风市、委中、承山行火罐疗法。

【评估】

（1）核对医嘱，评估患者的一般情况、相关病情、既往病史、发病部位、有无妊娠及治疗部位皮肤的情况、进餐时间等。

（2）患者的心理状态、对健康知识的掌握情况及合作程度，告知其操作的目的和配合要点，取得合作。

（3）病室温度、环境是否适宜，是否需要遮挡患者，周围有无使用氧气。

（4）火罐大小是否合适，有无裂缝、损坏，罐口是否光滑等。

【计划】

1. 护士准备　衣帽整洁，态度和蔼，洗手、戴口罩。

2. 物品准备　治疗盘内放95%酒精棉球、血管钳、火罐、火柴、酒精灯、弯盘、盛水小口玻璃瓶，必要时备毛毯、屏风、垫枕。

3. 患者准备　了解治疗目的，排尿，体位舒适，做好准备。

4. 环境准备　环境光线明亮、温度适宜，能满足保护患者隐私需求，周围没有使用氧气。

【实施】

（1）备齐用物至床边，核对、解释。

（2）协助患者取合适体位，充分暴露拔罐部位，注意保暖，必要时遮挡。

（3）定穴，核对部位，准确定穴（本病选择肾俞、命门、腰阳关、环跳、风市、委中、承山穴）。

（4）根据部位选择合适的火罐，再次检查火罐。

（5）拔罐，根据拔罐部位选择不同的点火方法，酒精棉球干湿度适宜，用血管钳夹紧棉球点燃后，在罐内中、下段环绕1～3周后迅速抽出，同时立即将火罐扣在选定的部位，使其吸附于皮肤表面。根据病情选择不同的拔罐方法。

（6）检查火罐吸附情况，一般留罐10 min，以皮肤紫红为度。

（7）灭火，将点燃的酒精棉球稳妥的放入小口玻璃瓶中灭火。

（8）观察罐口吸附情况，局部皮肤的颜色及患者病情变化，随时询问患者有无不适。

（9）起罐，一手扶住罐体，另一手拇指或示指按压罐口皮肤，使空气进入罐内即可顺利起罐。

（10）安置患者，协助衣着，安置舒适体位，整理床单元。

（11）进行必要的健康指导。

（12）整理用物，进行终末处理。

（13）洗手记录。

【评价】

（1）患者和家属能理解操作目的，积极配合。

（2）关心患者，注意保暖，维护患者隐私。

（3）火罐吸附紧密无脱落，患者感觉温热、舒适，症状缓解。

（4）患者安全，局部皮肤紫红，无烧伤、烫伤。

【反思】

（1）火罐吸附力的大小与哪些因素有关？

笔记栏

（2）在使用火罐技术时，如何防止患者的烫伤?

操作程序及考核标准

考核时间： 15 min。

考核资源： 治疗盘内放95%乙醇棉球、血管钳、火罐、火柴、酒精灯、弯盘、盛水小口玻璃瓶，必要时备毛毯、屏风、垫枕。

项　目	操　作　要　点	分　值	得　分	扣分及说明
	报告姓名，计时开始			
仪　表	仪表端庄，服装整洁，不留长指甲，按医院要求着装，态度和蔼	5		
评　估	（1）核对医嘱，评估患者的一般情况、相关病情、既往病史、发病部位、有无妊娠及治疗部位皮肤的情况、进餐时间等	4		
	（2）患者的心理状态、对健康知识的掌握情况及合作程度，告知其操作的目的和配合要点，取得合作	2		
	（3）病室温度、环境是否适宜，是否需要遮挡患者，周围有无使用氧气	2		
	（4）火罐大小是否合适，有无裂缝、损坏，罐口是否光滑等	2		
计　划	（1）护士衣帽整洁，态度和蔼，洗手、戴口罩	2		
	（2）用物齐全呈完好备用状态，患者了解治疗目的，排尿，体位舒适，做好准备	3		
操作过程	（1）备齐用物至床边，核对、解释	5		
	（2）协助患者取合适体位，充分暴露拔罐部位，注意保暖，必要时遮挡	3		
	（3）定穴：核对部位，准确定穴	10		
	（4）根据部位选择合适的火罐，再次检查火罐	3		
	（5）拔罐：根据拔罐部位选择不同的点火方法，酒精棉球干湿度适宜，用血管钳夹紧棉球点燃后，在罐内中、下段环绕1～3周后迅速抽出，同时立即将火罐扣在选定的部位，使其吸附于皮肤表面。根据病情选择不同的拔罐方法	15		
	（6）检查火罐吸附情况，一般留罐10 min，以皮肤紫红为度	3		
	（7）灭火：将点燃的酒精棉球稳妥的放入小口玻璃瓶中灭火	3		
	（8）观察罐口吸附情况，局部皮肤的颜色及患者病情变化，随时询问患者有无不适	8		
	（9）起罐：一手扶住罐体，另一手拇指或示指按压罐口皮肤，使空气进入罐内即可顺利起罐	4		
	（10）安置患者，协助衣着，安置舒适体位，整理床单元	3		
	（11）进行必要的健康指导	8		
	（12）整理用物，进行终末处理	3		
	（13）洗手记录	2		
综合评价	（1）患者和家属能理解操作目的，积极配合	2		
	（2）关心患者，注意保暖，维护患者隐私	2		
	（3）火罐吸附紧密无脱落，患者感觉温热、舒适，症状缓解	4		
	（4）患者安全，局部皮肤紫红，无烧伤、烫伤。关心患者，注意保暖，维护患者隐私	2		
总　分		100		

（谢　薄）

笔记栏

技能三十 刮 痧 法

刮痧法又称“挑痧”，是指应用边缘钝滑的器具，如牛角刮板、瓷匙等，在患者体表一定部位反复刮动，使局部皮下出现瘀斑或痧痕的一种治疗方法。常用的刮痧板为水牛角和玉制品，此外，还有以贝壳（如蛤壳）、木制品（如木梳），以及边缘光滑的嫩竹板、瓷器片、小汤匙、铜钱、硬币、玻璃等制成的刮痧用具。刮痧器具有很多形状，但不管什么形状，最好选择两边厚薄不一致的，厚的一边可以作为日常保健用，薄的一边可以理疗用。润滑剂多选用清水、麻油、液状石蜡、红花油或刮痧专用的活血剂。适用于夏秋之间的各种急性疾患。临床常用于缓解和解除外感时邪所致的高热头痛、恶心呕吐、腹痛、腹泻等症状，如中暑、霍乱、痢疾等病证。禁忌证有年老体弱，过于消瘦，皮肤有病变处；有出血倾向的患者；孕妇的腹部、腰骶部、五官孔窍处禁刮；小儿囟门未合，头部禁用刮痧。

【目的】

此法可疏通腠理，使脏腑秽浊之气通达于外，促使周身气血流畅，逐邪外出，从而达到解表祛邪、调畅气血、清热解毒、疏通腠理、行气止痛、健脾和胃、化湿祛浊、急救复苏的目的。

【护理情景导入】

患者，张星星，女，22岁，外感发热，护士王玲遵医嘱为其刮痧大椎、曲池、合谷。

【评估】

（1）核对医嘱，评估患者的一般情况、相关病情、既往病史、凝血功能及局部皮肤情况、有无妊娠、进餐时间等。

（2）患者的心理状态、合作程度及对健康知识的掌握情况等。

（3）刮具是否完好，边缘是否光滑、有无缺损等。

（4）病室温度、环境是否适宜，是否需要遮挡。

【计划】

1. 护士准备　衣帽整洁，态度和蔼，洗手、戴口罩。

2. 物品准备　治疗盘内放刮具，治疗碗内盛少量石蜡油、纱布2块、弯盘、浴巾，必要时备毛毯、屏风。

3. 患者准备　了解治疗目的，排尿，体位舒适，做好准备。

4. 环境准备　环境光线明亮、温度适宜，能满足保护患者隐私需求。

【实施】

（1）备齐用物至床边，核对、解释。

（2）协助患者取适当体位，充分暴露刮痧部位，注意保暖，必要时遮挡。

（3）定穴，再次核对，根据病情选择刮治部位3～5个（本患者选择大椎、曲池、合谷）。

（4）检查刮具边缘是否光滑，有无缺损。

（5）用刮具蘸少许石蜡油，在所选部位呈45°，由内向外、单一方向用力均匀刮动，每个部位刮20下左右，根据患者的个体情况，以患者能耐受为宜，刮至局部皮肤出现微红或紫色充血瘀点为度。根据病情需要选择刮痧的补泻手法（本病用泻法）。

（6）观察局部皮肤情况及病情变化，询问患者有无不适。

（7）刮毕，用纱布清洁局部皮肤，并用手掌按摩局部。

（8）安置患者，协助衣着，安置舒适体位，整理床单元。

（9）进行必要的健康教育。

（10）整理用物，终末处理。

（11）洗手记录。

笔记栏

【评价】

(1) 患者和家属能理解操作目的,积极配合。

(2) 关心患者,注意保暖,维护患者隐私。

(3) 患者体位合理、感觉舒适,皮肤出现瘀斑,局部无破损。

【反思】

(1) 不同的部位刮痧手法有何要求?

(2) 什么样的刮痧手法属于补法,什么样的刮痧手法属于泻法?

操作程序及考核标准

考核时间:10 min。

考核资源:治疗盘内放刮具,治疗碗内盛少量石蜡油、纱布2块、弯盘、浴巾,必要时备毛毯、屏风。

项 目	操 作 要 点	分 值	得 分	扣分及说明
	报告姓名,计时开始			
仪 表	仪表端庄,服装整洁,不留长指甲,按医院要求着装,态度和蔼	5		
评 估	(1) 核对医嘱,评估患者的一般情况、相关病情、既往病史、凝血功能及局部皮肤情况、有无妊娠、进餐时间等	4		
	(2) 患者的心理状态、合作程度及对健康知识的掌握情况等	2		
	(3) 刮具是否完好,边缘是否光滑、有无缺损等	2		
	(4) 病室温度、环境是否适宜,是否需要遮挡	2		
计划5分	(1) 护士洗手、戴口罩	2		
	(2) 用物齐全呈完好备用状态,环境适宜操作,患者了解治疗目的,排尿,体位舒适,做好准备	3		
操作过程	(1) 备齐用物至床边,核对、解释	5		
	(2) 协助患者取适当体位,充分暴露刮痧部位,注意保暖,必要时遮挡	3		
	(3) 定穴,再次核对,根据病情选择刮治部位3～5个	5		
	(4) 检查刮具边缘是否光滑,有无缺损	3		
	(5) 用刮具蘸少许石蜡油,在所选部位呈45°,由内向外、单一方向用力均匀刮动,每个部位刮20下左右,根据患者的个体情况,以患者能耐受为宜,刮至局部皮肤出现微红或紫色充血瘀点为度。根据病情需要选择刮痧的补泻手法	20		
	(6) 观察局部皮肤情况及病情变化,询问患者有无不适	10		
	(7) 刮毕,用纱布清洁局部皮肤,并用手掌按摩局部	5		
	(8) 安置患者,协助衣着,安置舒适体位,整理床单元	3		
	(9) 进行必要的健康教育	10		
	(10) 整理用物,终末处理	3		
	(11) 洗手记录	3		
综合评价	(1) 患者和家属能理解操作目的,积极配合	3		
	(2) 关心患者,注意保暖,维护患者隐私	3		
	(3) 患者体位合理、感觉舒适,皮肤出现瘀斑,局部无破损	4		
总 分		100		

笔记栏

(谢 薄)

技能三十一　保健推拿技术

保健推拿技术是在中医基本理论的指导下，运用手法作用于人体穴位的一种技术操作。通过局部刺激，可疏通经络，增强机体抗病能力，达到防病治病、保健强身的目的。临床上推拿手法很多，有推法、拿法、揉法、捏法、掐法、搓法、按法、弹法、摩法、擦法、振法、抹法和一指禅法。各种出血性疾患、妇女月经期、孕妇腰腹部、皮肤破损、瘢痕等部位禁止推拿。

【目的】

缓解各种急慢性疾患如头痛、牙痛、胃痛、腹胀、便秘、失眠等证候的临床症状，也具有防病治病、保健强身的作用。

【护理情景导入】

患者，女性，48岁，因“外伤致左小腿肿痛，活动受限3小时”由门诊以“左胫腓骨骨折”收住入院。患者大便3天未行，医嘱予以中脘、天枢、大横、关元、肝俞、脾俞、胃俞、肾俞、大肠俞、长强等穴位推拿。

【评估】

(1) 核对医嘱，评估患者的一般情况、相关病情、既往病史、发病部位、有无妊娠及治部位皮肤的情况等。

(2) 评估患者的心理状态、对健康知识的掌握情况及合作程度，告知其操作的目的和配合要点，取得合作。

(3) 评估病室温度、环境是否适宜，是否需要遮挡患者。

【计划】

1. 护士准备　衣帽整洁，态度和蔼，修剪指甲、洗手、戴口罩。
2. 物品准备　治疗巾，必要时备毛毯、屏风、垫枕。
3. 患者准备　了解治疗目的，排尿，体位舒适，做好准备。
4. 环境准备　环境光线明亮、温度适宜，能满足保护患者隐私需求。

【实施】

(1) 备齐用物至床边，核对、解释。

(2) 协助患者取合适体位，协助患者松开衣着，充分暴露按摩部位，铺好治疗巾，冬季注意保暖，必要时遮挡。

(3) 定位，核对部位，准确定穴，根据部位选择合适的推拿手法。

(4) 对确定的手法运用正确，操作时压力、频率、摆动幅度均匀，禁用暴力，动作灵活，治疗时间合理。

(5) 观察，随时询问患者对手法治疗的反应，及时调整或停止操作。

(6) 整理：安置患者，协助患者衣着，安置合理、舒适体位，整理床单元。

(7) 进行必要的健康指导。

(8) 整理用物，进行终末处理。

(9) 洗手，记录。

【评价】

(1) 患者和家属能理解操作目的，积极配合。

(2) 关心患者，注意保暖，维护患者隐私。

(3) 取穴准确，所选穴位与手法符合病情。

(4) 患者安全，体位合理，局部皮肤无损伤。

笔记栏

【反思】

(1) 如何根据患者的病情和推拿部位选择合适的推拿手法？

(2) 拿法和捏法有什么区别？

操作程序及考核标准

考核时间：20 min。

考核资源：治疗巾，必要时备毛毯、屏风、垫枕。

项　目	操 作 要 点	分　值	得　分	扣分及说明
	报告姓名，计时开始			
仪　表	仪表端庄，服装整洁，修剪指甲，按医院要求着装，态度和蔼	5		
评　估	(1) 核对医嘱，评估患者的一般情况、相关病情、既往病史、发病部位、有无妊娠及治疗部位皮肤的情况、进食情况等	4		
	(2) 患者的心理状态、对健康知识的掌握情况及合作程度，告知其操作的目的和配合要点，取得合作	4		
	(3) 病室温度、环境是否适宜，是否需要遮挡患者	2		
计　划	(1) 护士衣帽整洁，态度和蔼，修剪指甲，洗手，戴口罩	2		
	(2) 用物齐全呈完好备用状态，患者了解治疗目的，排尿，体位舒适，做好准备	3		
操作过程	(1) 备齐用物至床边，核对、解释	5		
	(2) 协助患者取合适体位，协助患者松开衣着，充分暴露按摩部位，铺好治疗巾，冬季注意保暖，必要时遮挡	5		
	(3) 定位：核对部位，准确定穴，根据部位选择合适的推拿手法	15		
	(4) 手法：对确定的手法运用正确，操作时压力、频率、摆动幅度均匀，禁用暴力，动作灵活，治疗时间合理	20		
	(5) 观察：随时询问患者对手法治疗的反应，及时调整或停止操作	10		
	(6) 整理：安置患者，协助患者衣着，安置合理、舒适体位，整理床单元	3		
	(7) 进行必要的健康指导	8		
	(8) 整理用物，进行终末处理	2		
	(9) 洗手，记录	2		
综合评价	(1) 患者和家属能理解操作目的，积极配合	2		
	(2) 关心患者，注意保暖，维护患者隐私	2		
	(3) 取穴准确，所选穴位与手法符合病情	4		
	(4) 患者安全，体位合理，局部皮肤无损伤	2		
总　分		100		

（谢　薄）

技能三十二　教案撰写

笔记栏

教案是教师为顺利而有效地开展教学活动，根据教学大纲和教科书要求及学生的实际情况，以课时或课题为单位，对教学内容、教学步骤、教学方法等进行的具体设计和安排的一种实用性教学文书。教案的内容包括：① 具体、可行、可测的教学目标；② 教学的重点、难点、关键点；③ 课程的类型和结构；④ 合适的教学方法和教学媒体；⑤ 教学的语言行为和非语言行为；⑥ 课堂内提问、练习和课外作业；⑦ 各个教学过程的步骤和时间分配。

【目的】

学会编写教案。

【实施】

请自选授课内容和授课对象，设计一份20 min课堂教学的讲义式教案。教案的格式如下。

教　　案

课程名称				任课教师	
上课 班级		上课 时间		上课 地点	理论： 实验：
教学内容				课时安排	
教学目标：					
教学重点、难点： 重点： 难点：					
教学方法、手段：					
教学过程：					
习题（或复习思考题、讨论题）：					
教后记（教学反思、学生掌握情况及存在问题）：					

【评价】

（1）教学目标明确、具体，重点、难点把握准确。

（2）教学方法选用恰当，重视多种教学手段的设计运用。

（3）教学过程符合教学规律，教学时间分配合理，灵活安排提问及板书等内容，教学过程中能突出教学的重难点。

（4）复习思考题、讨论题能紧扣教学目标，同时注重培养同学创新能力。

（5）注重教学反思。

【反思】

（1）教案的编写是否认真、清晰，编写格式规范，内容完整，条理清楚，层次分明，表述通畅，文本完整？

（2）是否能使用教案指导课堂教学实践？

（张　菁）

技能三十三　课堂教学

笔记栏

课堂教学是指将学生按照大致相同的年龄和知识程度编成有固定人数的班级，由教师根据教学计划中统一规定的课程内容和教学时数进行教学的教学组织形式。课堂教学的程序一般包括备课、上课、作业的布置与批改、课外辅导和学业成绩的测量与评定等环节。教师应熟悉各环节的任务，利用相应策略做好每个环节的工作，保证和提高课堂教学的质量。本次实践课将主要进行备课、上课及作业的布置与批改环节的练习。

【目的】

掌握课堂教学的基本知识和基本技能，并能运用所学知识进行1次课堂教学。

【实施】

请自选授课内容和授课对象，使用恰当的教学组织形式和教学方法进行1次20 min课堂授课。课堂授课的步骤如下。

1. 备课

（1）教材分析：认真研读教材，在掌握理解各知识点的基础上，明确授课的重点难点。

（2）学情分析：全面了解学生，包括学生的基础知识、学习态度和方法、理解能力、个性特点、兴趣爱好、思想品德、健康状况等。

（3）明确教学目标：结合培养方案、教学大纲及教材制定合理的教学目标。

（4）资源利用：广泛利用各种资源，包括“网上学”“书中学”“同伴学”。

（5）设计教学方案：对一堂课的教学过程的各个环节进行认真研究和设计，拟定较为详细的教学实施方案。

2. 上课

（1）导入：导入就是为了让学生进入预备学习状态，一般时间控制在5 min之内。常用的导入策略包括温课导入、激疑导入、情境导入、故事导入、案例导入等。

（2）主体：上课中需做到目标明确、重点突出、内容正确、表述清晰、组织得当和师生互动，同时需注意语言表达、非语言行为、理论联系实际、调节课堂气氛、教学板书等内容。

（3）结束：上课结束时需综述讲课要点，与学习目标首尾呼应，同时进一步拓展主题，引导学生课后进一步思考和提升。

3. 作业的布置与批改　作业包括课内作业和课外作业，可分为口头作业、书面作业和实践作业，可以是单人作业或小组作业。批改及反馈需及时。

【评价】

1. 教学态度　教师是否热爱教育事业；是否治学严谨、备课充分、讲授认真；是否关心课堂教学效果，根据教学目标要求不断改进教学方法；是否关心学生情况，因材施教，教书育人，关注学生的全面成长。

2. 教学目标　教学目标是否符合大纲要求、是否切合学生的实际，使学生的智力、能力均获得发展；教学目标是否明确、具体、可行。

3. 教学内容　课程内容是否覆盖课程标准规定的基本理论、基本知识、基本技能；能否合理地选择教学内容，突出重点；各知识点的概括是否准确，内容是否正确；能否理论联系实际，反应学科发展的动态，有一定前瞻性等。

4. 教学方法　教师是否能调动学生主动学习的积极性，启发其认真学习；引导学生积极思考，发现、分析和解决问题，注重能力培养，因材施教；合理使用教具，运用现代化教学手段；优化组合各种教学方法。

5. 教学效果　教师的授课是否达到预定的目标及达到的程度；绝大多数学生是否能理解和掌握大纲规定的教学内容；课堂授课是否有利于培养学生的智能等。

【反思】

笔记栏

（1）制订的教学目标是否合理?

（2）本次课堂教学的效果是否达到了教学目标?

学生课堂教学考核评分标准

学号：　　　　　　　　　　　　　　　　姓名：
授课内容：

评价项目	评　价　内　容	满　分	得　分	备　　注
教学目标	(1) 目标明确具体，体现课程建设的思路	10		
	(2) 让学生了解目标，并对学生达到目标的过程有分析和认识			
教学内容	(1) 教材处理得当、重点突出、难点分解合理	15		
	(2) 教学内容安排有序，容量和节奏恰当			
	(3) 重视知识与技能、过程与方法、情感态度与价值观的全面培养			
教学方法	(1) 教学方法得当，启发式贯彻始终。教学方法富有个性化	10		
	(2) 有效利用现代化教学手段、多媒体课件设计使用恰到好处			
	(3) 重视面向全体，因材施教，注意学习方法指导和良好习惯的养成			
教学过程	(1) 教学过程层次清楚，过渡自然，时间分配合理	20		
	(2) 教师作用发挥得好、启发得法，重视学生能力培养			
	(3) 辅助教学手段运用得当，讲解和演示配合恰到好处			
	(4) 及时反馈教学信息，注意调整和控制教学过程			
教师素质	(1) 教态自然，举止大方，关心学生，教学民主	20		
	(2) 讲普通话，语言生动、严谨、准确			
	(3) 板书字迹工整、书写规范			
	(4) 演示操作规范、熟练，应变处理能力强			
教学效果	(1) 学生主体作用发挥得好，课堂气氛活跃	15		
	(2) 学生能回答课堂提问、完成课后作业练习			
	(3) 全面完成教学内容，教学目标达成度高			
教学特色	教学方式和方法有创新，在培养学生的创新精神和实践能力方面有独到之处	10		
评课意见		100		

（张　菁）

技能三十四　护理研究设计

研究设计是指研究人员通过选择合理的设计方案，使抽象的研究目的具体化，从而形成具体的研究方案，指导整个研究工作科学、有序地进行，最终完成研究目的。研究设计是科研工作的重要环节，集中体现了课题研究人员的设想和构思，严谨科学的研究设计是保证研究成功的关键。护理研究设计是针对某项护理科研课题而制定的总体计划、研究方法、技术思路与实施方案。

【目的】

掌握护理研究的设计方法。

【情景导入】

通过某一护理科研案例，引入护理研究设计。

笔记栏

【评估】

评估给出的护理研究标题。

【计划】

1. 护生准备　根据给出的护理研究标题,以小组为单位抽签选择。

2. 用物准备　纸,笔。

3. 环境准备　示教室,每小组一张桌子。

【实施】

(1) 全班分为10组,给出10个护理研究的标题,抽签决定各组标题。

(2) 各组根据抽到的标题积极准备。

(3) 了解给出的护理研究项目的研究目的。

(4) 研究设计的类型选择。

(5) 不同类型的研究分别采取的具体方法。

(6) 采用的具体统计学方法。

(7) 预期的结果。

(8) 预期结果的意义。

【评价】

(1) 学生明确研究目的。

(2) 学生能够正确选择研究设计的类型。

(3) 能正确选择合适的统计学方法。

【反思】

在护理科研设计中,非实验性研究与实验性研究有什么本质区别?

操作程序及考核标准

考核时间: 45 min。

考核资源: 多媒体设备。

项　目	操　作　要　点	分　值	得　分	扣分及说明
报告姓名,计时开始				
仪　表	仪表端庄,服装整洁	5		
评　估	小组成员评估给出的护理研究标题	10		
计　划	(1) 小组成员的分工合作	2		
	(2) 参考资料及纸笔准备妥当	3		
实　施	(1) 根据抽到的标题各组分工与协作情况	10		
	(2) 准确分析护理研究项目的研究目的	10		
	(3) 能选择正确合适的研究设计类型	10		
	(4) 采用正确的统计学方法	10		
	(5) 给出预期的研究结果及意义	10		
	(6) 以小组为单位交出一份护理研究设计报告	20		
综合评价	(1) 学生能根据给出的研究标题交出一份合理的研究设计报告	5		
	(2) 学生在小组讨论过程中的沟通合作能力	5		
总　分		100		

（张　瑜）

笔记栏

技能三十五　护理研究资料的收集

资料的收集是科学研究中最具有挑战性的环节之一，也是经过周密设计后通过不同的方法从研究对象处获取资料的过程。资料的真实和准确与否直接关系到研究结果的真实性和科学性。在护理研究中收集资料方法很多，最常用的有问卷法、访谈法、观察法、生物测量法及二手资料分析等几种。

【目的】

学会进行各种类型护理研究资料的收集。

【情景导入】

通过列举多个不同类型的护理研究案例引入资料收集的方法。

【评估】

评估给出的护理研究案例。

【计划】

1. 护生准备　根据给出的护理研究案例，以小组为单位抽签选择。
2. 用物准备　根据案例准备物品。
3. 环境准备　示教室，每小组一张桌子，每小组可以与临床带教老师合作。

【实施】

（1）全班分为10组，给出4个护理研究案例，抽签决定各组标题。

（2）各组提前根据抽到的案例积极准备。

（3）根据案例选择合适的资料收集方法。

（4）根据所选择的方法进行恰当的资料收集。

（5）检查资料收集的完整与否。

【评价】

（1）护生能根据不同的研究项目选择正确的资料收集方法。

（2）资料收集完整、准确。

【反思】

二手资料的收集与分析与一手资料有何区别？

操作程序及考核标准

考核时间：45 min。

考核资源：根据所选案例选择物品。

项　目	操　作　要　点	分　值	得　分	扣分及说明
	报告姓名，计时开始			
仪　表	仪表端庄，服装整洁	5		
评　估	小组成员评估给出的护理研究案例	10		
计　划	（1）小组成员的分工合作	2		
	（2）参考资料及纸笔准备妥当	3		
实　施	（1）根据抽到的案例各组分工与协作情况	10		
	（2）准确分析护理研究项目的研究目的	10		
	（3）根据案例选择合适的资料收集方法	10		

笔记栏

（续表）

项　目	操　作　要　点	分　值	得　分	扣分及说明
实　施	(4) 根据所选择的方法进行恰当的资料收集	10		
	(5) 检查资料收集完整与否	10		
	(6) 以小组为单位交出一份完整的护理研究资料	20		
综合评价	(1) 学生能根据给出的研究案例交出一份完整的护理研究科研资料	5		
	(2) 学生在小组收集资料过程中的沟通合作能力	5		
总　分		100		

（张　瑜）

技能三十六　护理研究论文的撰写

护理研究论文在医学论文体裁中属于原始报告，其特点是以事实为依据，以现代科学知识为理论指导，经过细致、严密的科研设计，通过实验研究或临床观察等方法，将获得的原始资料经过科学的统计处理、分析后形成的学术论文。

【目的】

学会护理研究论文的撰写。

【情景导入】

通过优秀护理研究论文的展示引入如何写好护理论文。

【评估】

(1) 该标题论文需要准备的资料。

(2) 需要应用何种资料收集的方法和统计学方法。

【计划】

1. 护生准备　根据提前给出的标题和收集的资料，以小组为单位撰写护理研究论文。
2. 用物准备　多媒体设备、各组论文PPT。
3. 环境准备　示教室，每小组一张桌子。

【实施】

(1) 全班分为十组，给出十个护理研究标题，抽签决定各组标题。

(2) 各组提前根据抽到的标题和前期收集的资料积极进行论文的撰写。

(3) 各组展示所撰写的论文。

(4) 全班讨论各组所撰写的论文。包括用的何种资料收集方法？何种统计学方法？论文的形式是否完整？论文的结果有无意义？有何应用前景？大家对此次论文写作的心得体会是什么？

(5) 老师总结。

【评价】

(1) 学生基本能撰写不同类型的护理研究论文。

(2) 学生能从批判性思维的角度来评价别人的论文。

【反思】

护理研究论文撰写的难点或核心体现在哪里？

笔记栏

操作程序及考核标准

考核时间：45 min。
考核资源：多媒体、论文、PPT。

项 目	操 作 要 点	分 值	得 分	扣分及说明
	报告姓名，计时开始			
仪 表	仪表端庄、服装整洁	5		
评 估	(1) 该标题论文需要准备的资料	5		
	(2) 该论文需要应用何种资料收集的方法和统计学方法	5		
计 划	(1) 小组成员的分工合作	2		
	(2) 多媒体设备、各组论文PPT	3		
实 施	(1) 全班分为十组，给出十个护理研究标题，抽签决定各组标题	10		
	(2) 根据抽到的案例各组分工与协作情况	10		
	(3) 各组提前根据抽到的标题和前期收集的资料积极进行论文的撰写	10		
	(4) 各组展示所撰写的论文	10		
	(5) 全班讨论各组所撰写的论文：包括用的何种资料收集方法？何种统计学方法？论文的形式是否完整？论文的结果有无意义？有何应用前景？大家对此次论文写作的心得体会是什么？	10		
	(6) 以小组为单位交出一份完整的护理研究论文	20		
综合评价	(1) 学生基本能撰写不同类型的护理研究论文	5		
	(2) 学生能从批判性思维的角度来评价别人的论文	5		
总 分		100		

（张 瑜）

技能三十七 无障碍设施、康复功能评定

一、无障碍设施

无障碍设施是指保障残疾人、老年人、孕妇、儿童等社会成员通行安全和使用便利，在建设工程中配套建设的服务设施。包括无障碍通道（路）、电（楼）梯、平台、房间、洗手间（厕所）、席位、盲文标识和音响提示以及通讯、信息交流等其他相关生活的设施。无障碍设施是全体社会成员平等、充分地参与社会生活，共享社会物质文化成果的基本条件。

【目的】

识别无障碍设施标志，普及无障碍设施知识，指导患者正确使用无障碍设施。

【评估】

学生对城市及学校公共生活空间、医院环境设施中的无障碍设施种类、用途、存在问题进行评估。

【计划】

学生深入城市、学校、医院等空间，寻找无障碍设施。

笔记栏

【实施】

（1）寻找无障碍设施。

（2）自行设计在不同空间应该具备的无障碍设施，比较目前存在的不足，提出解决方案。

（3）通过网络等资源，查找相关无障碍设施，了解其用途，并为自己调查的空间无障碍设施改造提出改进措施。

【评价】

通过小组汇报的形式，由教师及其他小组学生进行评价并赋分。

【反思】

（1）无障碍设施对老年人、残疾人的作用是什么？

（2）无障碍设施与生活质量改进有什么关系？

二、康复功能评定

康复功能评定是用客观的方法有效和准确地评定残疾者功能障碍的种类、性质、部位、范围、严重程度和预后的方法。

【目的】

（1）掌握肌力评定、关节活动度评定的方法。

（2）掌握巴赛尔指数、功能独立性评定量表（function independent measure，FIM）的项目和评定标准。

（3）熟悉感觉功能的评定方法、生活质量（quality of life，QOL）评定的常用量表和评定方法。

【评估】

（1）评估患者的肌力、关节活动范围。

（2）评估患者的日常生活活动能力（activities of daily life，ADL）。

（3）评估患者的感觉功能。

（4）评估患者的生活质量。

【计划】

结合多媒体课件讲解和示范，学生分组两两操作，直至学生完全掌握为止。

【实施】

（1）讲解肌力评定的方法，并分组进行两两评定。

（2）讲解关节活动度评定的方法，并分组进行两两评定。

（3）讲解感觉功能评定的方法，并分组进行两两评定。

（4）讲解ADL、FIM、QOL的评定方法。

（5）讲解巴塞尔指数、FIM、SF-36量表的项目、内容和评分方法。

（6）分组参照巴塞尔指数评定标准进行两两评定。

（7）分组参照FIM量表评定标准进行两两评定。

（8）分发SF-36量表进行填写，结合SF-36计分方法计算各维度的分值。

（9）讲解评定结果的分析，总结评定中的问题。

【评价】

（1）操作手法准确，量表填写符合要求。

（2）对康复功能评定方法有明确的认识，掌握常用评定方法。

【反思】

（1）肌力评定及关节活动度评定的相关注意事项有哪些？

（2）量表填写的注意事项有哪些？

笔记栏

上肢和下肢主要肌肉的手法肌力检查

肌群	上肢检查方法				
	1级	2级	3级	4级	5级
肩前屈肌群	仰卧，试图屈肩时可触及三角肌前部收缩	向对侧侧卧，上侧上肢放在滑板上，肩可主动屈曲	坐位，肩内旋，掌心向下，可克服重力屈肩	坐位，肩内旋，掌心向下，阻力加于上臂远端，能抗中等阻力屈肩	坐位，肩内旋，掌心向下，阻力加于上臂远端，能抗较大阻力屈肩
肩后伸肌群	俯卧，试图肩后伸时可触及大圆肌、背阔肌收缩	俯卧，后伸上肢关节活动不能达最大范围	俯卧，不施加阻力，后伸上肢关节活动能达最大范围	俯卧，能克服较小阻力，后伸上肢关节活动能达最大范围	俯卧，能克服较大阻力，后伸上肢关节活动能达最大范围
屈肘肌群	坐位，肩外展，上肢放在滑板上；试图肘屈曲时可触及相应肌肉收缩	同左，肘可主动屈曲	坐位，上肢下垂；前臂旋后（检查肱二头肌）或旋前（检查肱肌）或中立位（检查肱桡肌），可克服重力屈肘	坐位，上肢下垂；前臂旋后（检查肱二头肌）或旋前（检查肱肌）或中立位（检查肱桡肌），肘屈曲，阻力加于前臂远端能抗中等阻力	坐位，上肢下垂；前臂旋后（检查肱二头肌）或旋前（检查肱肌）或中立位（检查肱桡肌），肘屈曲，阻力加于前臂远端，能抗较大阻力
伸肘肌群	俯卧，上肢下垂至床沿，外展，可触及肱三头肌收缩	坐位，托住上肢，外展	俯卧，上肢下垂至床沿，外展，能克服重力达关节活动最大范围	俯卧，上肢下垂至床沿，外展，能克服部分阻力达关节活动最大范围	俯卧，上肢下垂至床沿，外展，能克服较大阻力达关节活动最大范围
肌群	**下肢检查方法**				
	1级	**2级**	**3级**	**4级**	**5级**
屈髋肌群	仰卧，试图屈髋时于腹股沟上缘可触及肌活动	向同侧侧卧，托住对侧下肢，可主动屈髋	仰卧，小腿悬于床缘外，屈髋，可充分完成该动作	仰卧，小腿悬于床缘外，屈髋阻力加于股骨远端前面，能抗中等阻力	仰卧，小腿悬于床缘外，屈髋，阻力加股骨远端前面，能抗较大阻力
伸髋肌群	仰卧，试图伸髋时于臀部及坐骨结节可触及肌活动	向同侧侧卧，托住对侧下肢，可主动伸髋	俯卧，屈膝（测臀大肌）或伸膝（测臀大肌和股后肌群），可克服重力伸髋 10° ～ 15°	俯卧，屈膝（测臀大肌）或伸膝（测臀大肌和股后肌群），伸髋 10° ～ 15°，阻力加于股骨远端后面，能抗中等阻力	俯卧，屈膝（测臀大肌）或伸膝（测臀大肌和股后肌群），伸髋 10° ～ 15°，阻力加于股骨远端后面，能抗较大阻力
伸膝肌群	仰卧，试图伸膝时可触及髌韧带活动	向同侧侧卧，托住对侧下肢，可主动伸膝	仰卧，小腿在床缘外下垂，可克服重力伸膝	仰卧，小腿在床缘外下垂，伸膝，阻力加于小腿远端前侧，能抗中等阻力	仰卧，小腿在床缘外下垂，伸膝，阻力加于小腿远端前侧，能抗较大阻力
屈膝肌群	俯卧，固定膝关节，屈膝可触及股二头肌收缩	侧卧，托住下肢，屈膝关节	俯卧，能抵抗重力，屈膝关节到最大范围	俯卧，能抵抗部分阻力，屈膝关节到最大范围	俯卧，能抵抗较大阻力，屈膝关节到最大范围

关节活动度评定

关　节	运　动	体　位	量角器放置方法			正常参考值
			轴　心	固定臂	移动臂	
肩关节	屈、伸	坐或立位，臂置于体侧，肘伸直	肩峰	与腋中线平行	与肱骨纵轴平行	屈 0° ～ 180° 伸 0° ～ 50°
肘关节	屈、伸	仰卧或坐或立位，臂取解剖位	肱骨外上髁	与肱骨纵轴平行	与桡骨纵轴平行	0° ～ 150°

笔记栏

（续表）

关　节	运　动	体　位	量角器放置方法			正常参考值
			轴　心	固定臂	移动臂	
腕关节	屈、伸	坐或站位，前臂完全旋前	尺骨茎突	与前臂纵轴平行	与第二掌骨纵轴平行	屈 0° ～ 90° 伸 0° ～ 70°
髋关节	屈	仰卧或侧卧，对侧下肢伸直	股骨大转子	与身体纵轴平行	与股骨纵轴平行	0° ～ 125°
	伸	侧卧，被测下肢在上	同上	同上	同上	0° ～ 15°
膝关节	屈、伸	俯卧、侧卧或坐在椅子边缘	股骨外踝	与股骨纵轴平行	与胫骨纵轴平行	屈：0° ～ 150° 伸：0°
踝关节	背屈、跖屈	仰卧，踝处于中立位	腓骨纵轴线与足外缘交叉处	与腓骨纵轴平行	与第五跖骨纵轴平行	背屈：0° ～ 20° 跖屈：0° ～ 45°

感觉功能评定的方法

（一）浅感觉检查

1. 触觉

（1）刺激：令患者闭目，检查者用棉签轻触或软毛笔患者的皮肤。测试时注意两侧对称部位的比较，刺激的动作要轻，刺激不应过频。检查四肢时，刺激的走向应与长轴平行，检查胸腹部的方向应与肋骨平行。检查顺序为面部、颈部、上肢、躯干、下肢。

（2）反应：患者回答有无一种轻痒的感觉。

2. 痛觉

（1）刺激：令患者闭目。分别用大头针的尖端和钝端以同等的力量随机轻刺患者的皮肤。

（2）反应：要求患者立即说出具体的感受（疼痛、疼痛减退/消失、感觉过敏）及部位。对痛觉减退的患者检查要从正常部位逐步移行，而对痛觉过敏的患者要从正常部位向障碍部位逐渐移行。测试时注意两侧对称部位的比较。有障碍时，要记录障碍的类型、部位和范围。

3. 温度觉

（1）刺激：用盛有热水（40 ～ 45℃）及冷水（5 ～ 10℃）的试管，在闭目的情况下冷热交替接触患者的皮肤。选用的试管直径要小，管底面积与皮肤接触面不要过大，接触时间以 2 ～ 3 s 为宜。检查时应注意两侧对称部位的比较。

（2）反应：患者回答“冷”或“热”。

4. 压觉

（1）刺激：检查者用拇指或指尖用力压在皮肤表面。压力大小应足以使皮肤下陷以刺激深感受器。

（2）反应：要求患者回答是否感到压力。

触觉障碍见于后索病损；局部疼痛为炎性病变影响该部末梢神经之故；烧灼性疼痛见于交感神经不完全损伤；温度觉障碍见于脊髓丘脑侧束损伤。许多神经疾病都有痛、温、触觉的丧失或减退，如脑卒中、脊髓损伤等。糖尿病性神经病、神经炎、带状疱疹后神经痛、雷诺氏病、束性脊髓病等常出现感觉异常或感觉迟钝。

（二）深感觉（本体感觉）

1. 关节觉　是指对关节所处的角度和运动方向的感觉，其中包括关节对被动运动的运动觉和位置觉，一般两者结合起来检查。

（1）位置觉（position sense）

1）刺激：令患者闭目，检查者将其肢体移动并停止在某种位置上。

2）反应：患者说出肢体所处的位置，或另一侧肢体模仿出相同的位置。

（2）运动觉（movement sense，kinesthesia）

笔记栏

1）刺激：令患者闭目，检查者在一个较小的范围里被动活动患者的肢体，让患者说出肢体运动的方向。如检查者用示指或拇指轻持患者的手指或足趾两侧做轻微的被动伸或屈的动作（约5°）。如感觉不清楚可加大活动幅度或再试较大的关节。

2）反应：患者回答肢体活动的方向（“向上”或“向下”），或用对侧肢体进行模仿。患者在检查者加大关节的被动活动范围后才可辨别肢体位置的变化时，提示存在本体感觉障碍。

2. 震动觉（vibration）

（1）刺激：用每秒震动128～256次（Hz）的音叉柄端置于患者的骨隆起处。检查时常选择的骨隆起部位有：胸骨、锁骨、肩峰、鹰嘴、尺桡骨茎突、腕关节、棘突、髂前上棘、股骨粗隆、腓骨小头及内、外踝等。

（2）反应：询问患者有无震动感，并注意震动感持续的时间，两侧对比。正常人有共鸣性震动感。关节觉障碍、震动觉障碍均见于脊髓后索损害；本体感觉障碍主要表现为协调障碍，即运动失调；由本体感觉障碍引起的运动失调以脊髓痨、多发性神经炎多见。

（三）复合感觉检查

由于复合感觉是大脑皮质（顶叶）对各种感觉刺激整合的结果，因此必须在深、浅感觉均正常时，复合觉检查才有意义。

1. 皮肤定位觉（tactile localization）

（1）刺激：令患者闭目，用手轻触患者的皮肤。

（2）反应：让患者用手指出被触及的部位，正常误差手部＜3.5 mm，躯干部＜1 cm。

2. 两点辨别觉（two-point discrimination）

（1）刺激：令患者闭目，采用心电图测径器或触觉测量器沿所检查区域长轴刺激两点皮肤，两点的压力要一致。若患者有两点感觉，再缩小两点的距离，直到患者感觉为一点时停止，测出此时两点间的距离。

（2）反应：患者回答感觉到“1点”或“2点”。

3. 图形觉（graphesthesia）

（1）刺激：令患者闭目，用铅笔或火柴棒在其皮肤上写数字或画图形（如圆形、方形、三角形等）。

（2）反应：患者说出所画内容。

4. 实体觉（stereognosis）

（1）刺激：实体觉检查是测试手对实物的大小、形状、性质的识别能力。检查时令患者闭目，将日常生活中熟悉的物品放置于患者手中（如火柴盒、小刀、铅笔、橡皮、手表等）。检查时应先测患侧。

（2）反应：让患者抚摩后说出该物的名称、大小及形状等。

触觉正常而两点分辨觉障碍见于额叶疾患；图形觉障碍见于脑皮质病变；实体觉功能障碍提示丘脑水平以上的病变；脑卒中和神经炎患者常有复合感觉障碍。

巴塞尔指数的评定

项目	分数	内　　容	初期评定 / /	中期评定 / /	末期评定 / /
（1）进食	10	自己在合理的时间内（约10 s吃一口）可用筷子取食眼前的食物。若需辅具时，应会自行穿脱			
	5	需部分帮助（切面包、抹黄油、夹菜、盛饭等）			
	0	依赖			
（2）转移	15	自理			
	10	需要少量帮助（1人）或语言指导			
	5	需2人或1个强壮、动作娴熟的人帮助			
	0	完全依赖别人			
（3）修饰	5	可独立完成洗脸、洗手、刷牙及梳头			
	0	需要别人帮忙			

笔记栏

（续表）

项目	分数	内容	初期评定 / /	中期评定 / /	末期评定 / /
（4）上厕所	10	可自行进出厕所，不会弄脏衣物，并能穿好衣服。使用便盆者，可自行清理便盆			
	5	需帮忙保持姿势的平衡，整理衣物或使用卫生纸。使用便盆者，可自行取放便盆，但须仰赖他人清理			
	0	需他人帮忙			
（5）洗澡	5	可独立完成（不论是盆浴或淋浴）			
	0	需别人帮忙			
（6）行走（平地45 m）	15	使用或不使用辅具皆可独立行走50 m以上			
	10	需要稍微的扶持或口头指导方可行走50 m以上			
	5	虽无法行走，但可独立操纵轮椅（包括转弯、进门及接近桌子、床沿）并可推行轮椅50 m以上			
	0	需别人帮忙			
（7）上下楼梯	10	可自行上下楼梯（允许抓扶手、用拐杖）			
	5	需要稍微帮忙或口头指导			
	0	无法上下楼梯			
（8）穿脱衣服	10	可自行穿脱衣服、鞋子及辅具			
	5	在别人帮忙下、可自行完成一半以上的动作			
	0	需别人帮忙			
（9）大便控制	10	能控制			
	5	偶尔失禁（每周＜1次）			
	0	失禁或昏迷			
（10）小便控制	10	能控制			
	5	偶尔失禁（每周＜1次）或尿急（无法等待便盆或无法即时赶到厕所）或需别人帮忙处理			
	0	失禁、昏迷或需要他人导尿			
总　分					

健康调查简表SF-36

1. 总体来讲，您的健康状况是：

   ①非常好　②很好　③好　④一般　⑤差

2. 跟1年以前比您觉得自己的健康状况是：

   ①比1年前好多了　②比1年前好一些　③跟1年前差不多

   ④比1年前差一些　⑤比1年前差多了

   （权重或得分依次为1，2，3，4和5）

健康和日常活动

3. 以下这些问题都和日常活动有关。请您想一想，您的健康状况是否限制了这些活动？如果有限制，程度如何？

   （1）重体力活动。如跑步举重、参加剧烈运动等：

   ①限制很大　②有些限制　③毫无限制

   （权重或得分依次为1，2，3；下同）注意：如果采用汉化版本，则得分为1，2，3，4，则得分转换时做相应的改变。

笔记栏

（2）适度的活动。如移动一张桌子、扫地、打太极拳、做简单体操等：
　① 限制很大　② 有些限制　③ 毫无限制
（3）手提日用品。如买菜、购物等：
　① 限制很大　② 有些限制　③ 毫无限制
（4）上几层楼梯：
　① 限制很大　② 有些限制　③ 毫无限制
（5）上一层楼梯：
　① 限制很大　② 有些限制　③ 毫无限制
（6）弯腰、屈膝、下蹲：
　① 限制很大　② 有些限制　③ 毫无限制
（7）步行1500 m以上的路程：
　① 限制很大　② 有些限制　③ 毫无限制
（8）步行1000 m的路程：
　① 限制很大　② 有些限制　③ 毫无限制
（9）步行100 m的路程：
　① 限制很大　② 有些限制　③ 毫无限制
（10）自己洗澡、穿衣：
　① 限制很大　② 有些限制　③ 毫无限制

4. 在过去4个星期里，您的工作和日常活动有无因为身体健康的原因而出现以下这些问题？
（1）减少了工作或其他活动时间：
　① 是　② 不是
　（权重或得分依次为1，2；下同）
（2）本来想要做的事情只能完成一部分：
　① 是　② 不是
（3）想要干的工作或活动种类受到限制：
　① 是　② 不是
（4）完成工作或其他活动困难增多（如需要额外的努力）：
　① 是　② 不是

5. 在过去4个星期里，您的工作和日常活动有无因为情绪的原因（如压抑或忧虑）而出现以下这些问题？
（1）减少了工作或活动时间：
　① 是　② 不是
　（权重或得分依次为1，2；下同）
（2）本来想要做的事情只能完成一部分：
　① 是　② 不是
（3）做事情不如平时仔细：
　① 是　② 不是

6. 在过去4个星期里，您的健康或情绪不好在多大程度上影响了您与家人、朋友、邻居或集体的正常社会交往？
① 完全没有影响　② 有一点影响　③ 中等影响　④ 影响很大
⑤ 影响非常大（权重或得分依次为5，4，3，2，1）

7. 在过去4个星期里，您有身体疼痛吗？
① 完全没有疼痛　② 有一点疼痛　③ 中等疼痛　④ 严重疼痛
⑤ 很严重疼痛（权重或得分依次为6，5.4，4.2，3.1，2.2，1）

笔记栏

8. 在过去4个星期里，您的身体疼痛影响了您的工作和家务吗？
   ① 完全没有影响 ② 有一点影响 ③ 中等影响 ④ 影响很大
   ⑤ 影响非常大（如果7无8无，权重或得分依次为6，4.75，3.5，2.25，1.0；如果为7有8无，则为5，4，3，2，1）

您的感觉

9. 以下这些问题是关于过去1个月里您自己的感觉，对每一条问题所说的事情，您的情况是什么样的？
   （1）您觉得生活充实：
   ① 所有的时间 ② 大部分时间 ③ 比较多时间 ④ 一部分时间
   ⑤ 小部分时间 ⑥ 没有这种感觉（权重或得分依次为6，5，4，3，2，1）
   （2）您是一个敏感的人：
   ① 所有的时间 ② 大部分时间 ③ 比较多时间 ④ 一部分时间
   ⑤ 小部分时间 ⑥ 没有这种感觉（权重或得分依次为1，2，3，4，5，6）
   （3）您的情绪非常不好，什么事都不能使您高兴起来：
   ① 所有的时间 ② 大部分时间 ③ 比较多时间 ④ 一部分时间
   ⑤ 小部分时间 ⑥ 没有这种感觉（权重或得分依次为1，2，3，4，5，6）
   （4）您的心里很平静：
   ① 所有的时间 ② 大部分时间 ③ 比较多时间 ④ 一部分时间
   ⑤ 小部分时间 ⑥ 没有这种感觉（权重或得分依次为6，5，4，3，2，1）
   （5）您做事精力充沛：
   ① 所有的时间 ② 大部分时间 ③ 比较多时间 ④ 一部分时间
   ⑤ 小部分时间 ⑥ 没有这种感觉（权重或得分依次为6，5，4，3，2，1）
   （6）您的情绪低落：
   ① 所有的时间 ② 大部分时间 ③ 比较多时间 ④ 一部分时间
   ⑤ 小部分时间 ⑥ 没有这种感觉（权重或得分依次为1，2，3，4，5，6）
   （7）您觉得筋疲力尽：
   ① 所有的时间 ② 大部分时间 ③ 比较多时间 ④ 一部分时间
   ⑤ 小部分时间 ⑥ 没有这种感觉（权重或得分依次为1，2，3，4，5，6）
   （8）您是个快乐的人：
   ① 所有的时间 ② 大部分时间 ③ 比较多时间 ④ 一部分时间
   ⑤ 小部分时间 ⑥ 没有这种感觉（权重或得分依次为6，5，4，3，2，1）
   （9）您感觉厌烦：
   ① 所有的时间 ② 大部分时间 ③ 比较多时间 ④ 一部分时间
   ⑤ 小部分时间 ⑥ 没有这种感觉（权重或得分依次为1，2，3，4，5，6）

10. 不健康影响了您的社会活动（如走亲访友）：
   ① 所有的时间 ② 大部分时间 ③ 比较多时间 ④ 一部分时间
   ⑤ 小部分时间 ⑥ 没有这种感觉（权重或得分依次为1，2，3，4，5）

总体健康情况

11. 请看下列每一条问题，哪一种答案最符合您的情况？
   （1）我好像比别人容易生病：
   ① 绝对正确 ② 大部分正确 ③ 不能肯定 ④ 大部分错误
   ⑤ 绝对错误（权重或得分依次为1，2，3，4，5）
   （2）我跟周围人一样健康：
   ① 绝对正确 ② 大部分正确 ③ 不能肯定 ④ 大部分错误

笔记栏

⑤ 绝对错误(权重或得分依次为5,4,3,2,1)

(3) 我认为我的健康状况在变坏:

① 绝对正确 ② 大部分正确 ③ 不能肯定 ④ 大部分错误

⑤ 绝对错误(权重或得分依次为1,2,3,4,5)

(4) 我的健康状况非常好:

① 绝对正确 ② 大部分正确 ③ 不能肯定 ④ 大部分错误

⑤ 绝对错误(权重或得分依次为5,4,3,2,1)

(刘永兵)

技能三十八 运动治疗、作业治疗

一、运动治疗

运动疗法是指利用器械、徒手或患者自身力量,通过某些运动方式(主动或被动运动等),使患者获得全身或局部运动功能、感觉功能恢复的训练方法。

【目的】

(1) 掌握运动疗法定义;运动疗法基本原则、特点、分类。

(2) 熟悉运动疗法在康复中的应用。

(3) 了解运动疗法的常用设备。

【评估】

患者的运动情况,如肌力、关节活动范围、平衡能力、协调能力、呼吸运动、体位转换能力、步态等,为选择适合的运动治疗方法提供依据。

【计划】

结合多媒体课件讲解和示范,学生分组两两操作,直至学生完全掌握为止。

【实施】

(1) 介绍运动疗法的常用设备。

(2) 讲解示范后分组练习关节活动度训练。

(3) 讲解示范后分组练习肌力训练。

(4) 讲解示范后分组练习平衡训练。

(5) 讲解示范后分组练习协调训练。

(6) 讲解示范后分组练习呼吸训练。

(7) 讲解示范后分组练习体位转换训练。

(8) 讲解示范后分组练习步行训练。

【评价】

(1) 操作手法准确,运动达到目标。

(2) 运动方法选择正确,符合患者康复要求。

【反思】

(1) 关节活动度训练的原则有哪些?

(2) 关节活动度训练操作中需要注意什么?

(3) 肌力训练的原则是什么?

(4) 如何根据徒手肌力分级标准选择肌力训练的项目?

笔记栏

二、作业治疗

作业治疗是指应用与日常生活及职业有关的各种作业活动或工艺过程，指导残疾者或部分恢复功能的患者参与选择性活动的一门科学和艺术。目的是进一步改善和恢复患者的身体、心理和社会方面的功能。

【目的】

(1) 掌握上肢功能简易评估仪器使用的目的、要点、方式。训练偏瘫患者穿脱衣服的方式；训练偏瘫患者穿脱裤子的方式；轮椅的使用。

(2) 熟悉偏瘫患者穿鞋子、袜子的方法；拐杖和手杖的运用；上、下台阶的动作。

(3) 了解辅助器具使用的注意事项。

【评估】

评估患者手的灵活性、眼和手的协调性、对动作的控制能力和工作耐力。

【计划】

结合多媒体课件讲解和示范，学生分组两两操作，直至学生完全掌握为止。

【实施】

(1) 介绍上肢功能简易评估仪器使用的目的、要点、方式。

(2) 讲解示范后分组练习偏瘫患者穿脱衣服的方式。

(3) 讲解示范后分组练习偏瘫患者穿脱裤子的方式。

(4) 讲解示范后分组练习上下台阶的动作。

(5) 讲解示范后分组练习拐杖和手杖的运用。

(6) 讲解示范后分组练习轮椅的使用。

(7) 讲解示范后分组练习辅助器具使用。

【评价】

(1) 操作手法准确。

(2) 辅助器具使用方法正确。

【反思】

(1) 偏瘫患者穿、脱衣服的方式有哪些？

(2) 偏瘫患者从床到轮椅转移的步骤是什么？

(3) 拐杖选择的原则有哪些？

（刘永兵）

技能三十九　常用康复护理技术

一、膀胱功能训练

膀胱护理主要应用于脊髓损伤、脑卒中、颅脑损伤等导致的神经源膀胱患者。膀胱护理的目的是恢复和改善患者的膀胱功能，降低膀胱内压力、减少残余尿，控制和消除泌尿系统并发症的产生，提高患者的生活质量。

笔记栏

【目的】

(1) 掌握膀胱功能训练方法，包括盆底肌训练、尿意习惯训练、代偿性排尿训练、反射性排尿训练等。

(2) 熟悉膀胱护理的注意事项。

【评估】

(1) 评估膀胱功能。

(2) 评估患者对膀胱功能训练方法的掌握情况。

【计划】

1. 护士准备　洗手,戴口罩,着装整齐。

2. 环境准备　病室内无患者进餐或治疗,环境安静、整洁、私密性好。

【实施】

1. 盆底肌训练　嘱患者在不收缩下肢、腹部及臀部肌肉的情况下自主收缩提高肛门,维持10 s,连续10次,3次/天。

2. 尿意习惯训练　训练在特定时间内进行,如晨起、睡前或餐前30 min,鼓励患者如厕排尿。白天每3 h排尿1次,夜间排尿2次,可结合患者具体情况进行调整。

3. 代偿性排尿训练

(1) Valsalva屏气法:患者坐位,放松腹部,身体前倾,屏住呼吸10 ~ 12 s,用力将腹压传到膀胱、直肠和骨盆底部,屈曲髋关节和膝关节,使大腿贴近腹部,防止腹部膨出,增加腹部压力。

(2) Crede按压法:双手拇指置于髂嵴处,其余手指放在膀胱顶部(脐下方3 cm处),逐渐施力向内下方按压,也可用拳头由脐部深按压向耻骨方向滚动。加压时须缓慢轻柔,避免使用暴力和对耻骨上区直接加压。

4. 反射性排尿训练　在导尿前半小时,通过寻找刺激点,如轻轻叩击耻骨上区或者大腿上1/3内侧,牵拉阴毛、挤压阴蒂(阴茎)或用手刺激肛门诱发膀胱反射性收缩,产生排尿。

【评价】

(1) 患者掌握对膀胱功能训练的方法。

(2) 患者能说出膀胱护理的注意事项。

【反思】

膀胱护理的注意事项有哪些?

二、肠道功能训练

肠道护理技术主要应用于各种原因导致的神经源性大肠。肠道护理技术的目的是帮助患者建立排便规律,消除或减少失禁造成的难堪,预防因便秘、腹泻与大便失禁导致的并发症,从而提高患者的生活质量。

【目的】

(1) 掌握肠道功能训练方法,包括盆底肌训练、腹肌训练、模拟排便训练等。

(2) 熟悉肠道护理的注意事项。

【评估】

(1) 评估肠道功能。

(2) 评估患者对肠道功能训练方法的掌握情况。

【计划】

1. 护士准备　洗手,戴口罩,着装整齐。

2. 环境准备　病室内无患者进餐或治疗,环境安静、整洁、私密性好。

【实施】

1. 盆底肌训练　患者取仰卧位或坐位,双膝屈曲稍分开,轻抬臀部,缩肛提肛,维持10 s,连续10次,3次/天。

2. 腹肌训练　常用方法有仰卧直腿抬高训练、仰卧起坐等。

3. 模拟排便训练　选择适当的排便环境,根据患者以往的排便习惯安排排便时间,指导患者选择适宜的排便姿势,最好采取蹲位或者坐位,嘱患者深吸气,往下腹部用力,模拟排便。每日定时

笔记栏

进行模拟排便训练，有助于养成定时排便的良好习惯。

【评价】

(1) 患者掌握对排便功能训练的方法。

(2) 患者能说出排便护理的注意事项。

【反思】

排便护理的注意事项有哪些?

（刘永兵）

技能四十 脑卒中的康复护理

针对脑卒中患者不同时期的运动功能，平衡、协调功能、感觉功能、认知功能、语言功能、精神意识、心理等方面进行个体化的康复治疗训练。

【目的】

(1) 掌握脑血管病患者良肢位摆放、ADL训练、转移训练、脑血病的康复宣教。

(2) 熟悉关节活动度训练、平衡训练、行走训练，协调性、灵活性训练，认知训练和心理治疗，常见并发症的处理和治疗。

【评估】

评估患者运动功能残存情况。

【计划】

结合多媒体课件讲解和示范，学生分组两两操作，直至学生完全掌握为止。

【实施】

(1) 选择1～2人演示良肢位摆放、ADL训练、关节活动度训练、平衡训练、行走训练、脑血病的康复宣教等。

(2) 学生每2人一组，相互进行角色扮演，针对不同阶段的功能障碍特点，进行相关评定，根据评定结果制定康复护理计划，选择其中的项目实施。内容可包括：良肢位摆放、关节活动度训练、平衡训练、行走训练、ADL训练、转移训练、协调性训练、灵活性训练，认知训练和心理治疗，常见并发症的处理和治疗，脑血病的康复宣教等。

(3) 对实践课中学生存在的问题进行总结分析。

【评价】

(1) 操作手法准确。

(2) 能对脑卒中患者进行基本的康复护理措施。

【反思】

(1) 良肢位摆放的关键点是什么?

(2) 如何针对脑血管病患者及家属进行康复宣教?

附：操作步骤

(一) 软瘫期

笔记栏

软瘫期是指发病1～3周内(脑出血2～3周，脑梗死1周左右)，患者意识清楚或轻度意识障碍，生命体征平稳，但患肢肌力、肌张力均很低，腱反射也低。在不影响临床抢救，不造成病情恶化的前提下，康复护理措施应早期介入。早期介入的目的是预防并发症以及继发性损害，同时为下一步功能训练做准备。一般每天2 h更换1次良肢位以防产生压疮、肺部感染及痉挛模式。

1. *良肢位摆放*　是指为防止或对抗痉挛姿势的出现，保护肩关节、防止半脱位，防止骨盆后倾和髋关节外展、外旋，早期诱发分离运动而设计的一种治疗体位。它是早期抗痉挛治疗的重要措施之一。偏瘫患者典型的痉挛姿势表现为：上肢为肩下沉后缩、肘关节屈曲、前臂旋前、腕关节掌屈、手指屈曲；下肢为外旋，髋膝关节伸直、足下垂内翻。早期注意保持床上的正确体位，有助于预防或减轻上述痉挛姿势的出现和加重。具体选用以下体位交替使用：患侧卧位、健侧卧位和仰卧位。患侧卧位可增加对患侧知觉刺激输入，并使整个患肢被拉长，从而减少痉挛。

2. *肢体被动运动*　主要目的是预防关节活动受限，另外有促进肢体血液循环和增强感觉输入的作用。患者病后3～4天病情较稳定后，对患肢所有的关节都做全范围的关节被动运动，先从健侧开始，然后参照健侧关节活动范围再做患侧。一般按从大关节到小关节循序渐进，动作要轻柔缓慢。重点进行肩关节外旋、外展和屈曲，肘关节伸展，腕和手指伸展，髋关节外展和伸展，膝关节伸展，足背屈和外翻。每天做2～3次，直到主动运动恢复。

对患肢进行按摩可促进血液、淋巴回流，防止和减轻水肿，同时又是一种运动感觉刺激，有利于运动功能恢复。按摩要轻柔、缓慢、有节律地进行，不使用强刺激性手法。对肌张力高的肌群用安抚性质的推摩，对肌张力低的肌群则予以摩擦和揉捏。

3. *肢体主动活动*　软瘫期的所有主动训练都是在床上进行的。主要原则是利用躯干肌的活动以及各种手段，促使肩胛带和骨盆带的功能恢复。

（1）体位变换：为了预防压疮和肺部感染，尽早使患者学会向两侧翻身。另外由于仰卧位会强化伸肌优势，健侧卧位会强化患侧屈肌优势，患侧卧位会强化患侧伸肌优势，不断变换体位可使肢体的伸屈肌张力达到平衡，预防痉挛模式出现。一般2 h变换体位1次。脑卒中患者变换体位或者做训练时，握手的方法应用博巴斯握手，即双手手指叉握，患手大拇指置于健侧拇指之上。

1）被动向健侧翻身训练：先旋转上半部躯干，再旋转下半部躯干。护士一手放在颈部下方，另一手放在患侧肩胛骨周围，将患者头部及上半部躯干转呈侧卧位，然后一只手放在患侧骨盆将其转向前方，另一手放在患侧膝关节后方，将患侧下肢旋转并摆放于自然半屈位：

2）被动向患侧翻身训练：护士先将患侧上肢放置于外展90°的位置，再让患者自行将身体转向患侧，若患者处于昏迷状态或体力较差时，则可采用向健侧翻身的方法帮助患者翻身。

（2）桥式运动：进行翻身训练的同时，必须加强患者伸髋屈膝肌的练习，可有效防止站位时因髋关节不能充分伸展而出现的臀部后突所形成的偏瘫步态十分重要。

1）双侧桥式运动：取仰卧位，上肢放于体侧，双腿屈曲，足踏床，然后将臀部主动抬起，并保持骨盆呈水平位，维持一段时间后慢慢地放下。

单桥式运动：在患者较容易地完成双桥式运动后，让患者悬空健腿，仅患腿屈曲，足踏床抬臀。

2）动态桥式运动：为了获得下肢内收、外展的控制能力，患者仰卧屈膝，双足踏住床面，双膝平行并拢，健腿保持不动，患腿做交替的幅度较小的内收和外展动作，并学会控制动作的幅度和速度。然后患腿保持中立位，健腿做内收、外展练习。

（二）痉挛期

一般肢体的痉挛出现在软瘫期2～3周并逐渐加重，持续3个月左右。此期康复护理的目标是通过抗痉挛的姿势体位来预防痉挛模式和控制异常的运动模式，促进分离运动的出现。

1. *抗痉挛训练*　大多数患者患侧上肢以屈肌痉挛占优势，下肢以伸肌痉挛占优势。抗痉挛训练方法具体包括以下疗法。

（1）卧位抗痉挛训练：采用博巴斯式握手上举上肢，使患侧肩胛骨向前，患肘伸直。仰卧位时双腿屈曲，博巴斯式握手抱住双膝，将头抬起，前后摆动使下肢更加屈曲。此外，还可以进行桥式运动，也有利于抑制下肢伸肌痉挛。

（2）被动活动肩关节和肩胛带：患者仰卧，以博巴斯式握手，用健手带动患手上举，伸直和加压

笔记栏

患臂。可帮助上肢运动功能的恢复，也可预防肩痛和肩关节挛缩。

(3) 下肢控制能力训练：卧床期间进行下肢训练可以改善下肢控制能力，为以后行走训练做准备。

1) 屈曲动作训练：目的是抑制下肢伸肌异常运动模式的产生，促进下肢分离运动的出现，主要进行屈髋、屈膝动作的训练。取仰卧位，上肢置于体侧，或双手十指交叉举至头顶。护士一手将患足保持在背屈位、足底支撑于床面；另一手扶持患侧膝关节，维持髋关节呈内收位，令患足不离开床面而移向头端，完成髋、膝关节屈曲，然后缓慢地伸直下肢，如此反复练习。也可在坐位下完成屈膝练习。

2) 踝背屈训练：患者取仰卧位，双腿屈曲，双足踏在床面上。护士一手拇指、示指分开，夹住患侧踝关节的前上方，用力向下按压，使足底支撑于床面，另一只手使足背屈外翻。当被动踝背屈抵抗消失后，让患者主动保持该位置，随后指示患者主动背屈踝关节。用冰、毛刷快速刺激趾尖、趾背和足背外侧容易诱发踝背屈。注意开始时要防止患者过度用力引起足内翻。下肢内收、外展控制训练：方法见动态桥式运动。

2. 坐位训练　只要病情允许，应尽早采取床上坐位训练。长期在床上制动，尤其是老年人，可产生许多严重的并发症，如静脉血栓形成、坠积性肺炎、压疮等。

(1) 坐位耐力训练：开始坐起时可能发生直立性低血压，故应首先进行坐位耐力训练。

(2) 从卧位到床边坐起训练：从患侧坐起时，仰卧位，患者将患腿置于床边外，使膝关节屈曲，开始时需康复护士促进这一动作，或用健腿把患腿抬到床边，然后健侧上肢向前过身体，同时旋转躯干，健手在患侧推床以支撑上身，并摆动健腿到床外，帮助完成床边坐位。若患者需要更多的帮助，护士可将其上肢环绕患者的头和患肩，通过身体扶持患者坐直。从健侧坐起时，先向健侧翻身，健侧上肢屈曲缩到体下，双腿远端垂于床边，头向患侧（上方）侧屈，健侧上肢支撑慢慢坐起。患者由床边坐位躺下，运动程序与上述相反。

(三) 恢复期

恢复期早期患侧肢体和躯干肌力尚弱，还没有足够的平衡能力，因此，坐起后不能保持良好的稳定状态。故恢复期应先进行平衡训练。

1. 平衡训练　平衡分为三级：一级平衡为静态平衡；二级平衡为自动动态平衡；三级平衡为他动动态平衡。平衡训练包括左右和前后训练。在静态平衡完成后，进行自动动态平衡训练，即要求患者的躯干能做前后、左右、上下各方向不同摆幅的摆动运动。最后进行他动动态平衡训练，即在他人一定外力推动下仍能保持平衡。

(1) 坐位平衡训练：静态平衡训练是患者取无支撑下床边或椅子上静坐位，髋关节、膝关节和踝关节均屈曲90°，足踏地或踏支持台，双足分开约一脚宽，双手置于膝上。护士协助患者调整躯干和头至中间位，当感到双手已不再用力时松开双手，此时患者可保持该位置数秒。然后慢慢地倒向一侧，要求患者自己调整身体至原位，必要时给予帮助。静态平衡训练完成后，让患者自己双手手指交叉在一起，伸向前、后、左、右、上、下并有重心相应的移动，此称为自动动态平衡训练；完成被动动态平衡训练后就可认为已完成坐位平衡训练，此后坐位训练主要是耐力训练。

(2) 立位训练：为行走训练做准备。

1) 起立训练：患者双足分开约一脚宽，双手手指交叉，上肢伸展前伸，双腿均匀持重，慢慢站起，此时护士站在患者面前，用双膝支撑患者的患侧膝部，双手置于患者臀部两侧帮助患者重心前移，伸展髋关节并挺直躯干，坐下时动作相反。要注意防止仅用健腿支撑站起的现象。

2) 站位平衡训练：静态站位平衡训练是在患者站起后，让患者松开双手，上肢垂于体侧，护士逐渐除去支撑，让患者保持站位。注意站位时不能有膝过伸。患者能独立保持静态站位后，让患者重心逐渐移向患侧，训练患腿的持重能力，同时让患者双手交叉的上肢（或仅用健侧上肢）伸向各个方向，并伴随躯干（重心）的相应摆动，训练自动态站位平衡。如在受到突发外力的推拉时仍能保持平衡，说明已达到被动态站位平衡。

笔记栏

（3）床和轮椅的转换：床到轮椅转移法如下。

1）轮椅与床呈30°～40°夹角，刹住车闸，翻起脚踏板。

2）帮助患者坐于床边，双脚着地，躯干前倾。

3）护理人员直背屈髋面向患者站立，双下肢分开于患者双腿两侧，双膝夹紧患者双膝外侧并固定，双手抱住患者臀部或拉住腰部皮带，让患者双臂抱住护理人员的颈部，并将头放在护理人员靠近轮椅侧的肩上，护理人员挺直后背并后仰将患者拉起呈站立位。

4）患者站稳后，护理人员以足为轴慢旋躯干，使患者背部转向轮椅，臀部正对轮椅正面，然后使患者慢慢弯腰，平放坐到轮椅上。

5）帮助患者坐好，翻下脚踏板，患者双脚放于踏板上。

2. 步行训练　当患者达到自动动态平衡后，患腿持重达体重的一半以上，且可向前迈步时才可开始步行训练。

（1）扶持步行：护士站在偏瘫侧，一手握住患手，掌心向前；另一手从患侧腋下穿出置于胸前，手背靠在胸前处，与患者一起缓慢向前步行，训练时要按照正确的步行动作行走或平行杠内步行，然后扶杖步行到徒手步行。

（2）架拐行走

1）双拐站立：双拐置于足趾前外侧15～20 cm，双肩下沉，双肘微屈，双手抓握拐杖横把，使上肢支撑力落于横把上。肌力不足者，可取三点位站立，即两拐杖置于足前外方20～25 cm，此时患者的足、左拐杖、右拐杖三点支撑身体。

2）架拐行走：根据患者的残疾及肌力情况，分别指导练习不同的步态，如四点步、三点步。

（3）上下楼梯训练：上下楼梯训练应遵照健腿先上、患腿先下的原则。护士站在患侧后方，一手协助控制患膝关节，另一手扶持健侧腰部，帮助将重心转移至患侧，健足先登上一层台阶。健肢支撑稳定后，重心充分前移，护士一手固定腰部，另一手协助患腿抬起，髋膝关节屈曲，将患足置于高一层台阶。如此反复进行，逐渐减少帮助，最终能独立上楼梯。下楼梯时，护士站在患侧，协助完成膝关节的屈曲及迈步。患者健手轻扶楼梯以提高稳定性，但不能把整个前臂放在扶手上。

3. 上肢控制能力训练　包括臂、肘、腕、手的训练。

（1）前臂的旋前、旋后训练：指导患者坐于桌前，用患手翻动桌上的扑克牌，亦可在任何体位让患者转动手中的一件小物件。

（2）肘的控制训练：重点在于伸展动作上。患者仰卧，患臂上举，尽量伸直肘关节，然后缓慢屈肘，用手触摸自己的口、对侧耳和肩。

（3）腕指伸展训练：双手交叉，手掌朝前，手背朝胸，然后伸肘，举手过头，掌面向上，返回胸前，再向左、右各方向伸肘。

4. 改善手功能训练　患手反复进行放开、抓物和取物品训综，纠正错误运动模式。

（1）作业性手功能训练：通过编织、绘画、陶瓷工艺、橡皮泥塑等训练患者双手协同操作能力。

（2）手的精细动作训练：通过打字、搭积木、拧螺丝、拾小钢珠等动作以及进行与日常生活有关的训练，加强和提高患者手的综合能力。

5. 穿脱衣服

（1）穿脱开身上衣：穿衣时，患者取坐位，健手找到衣领，将衣领朝前平铺在双膝上，患侧袖子垂直于双腿之间。用健手将患肢套进衣袖并拉至肩峰，健侧上肢转到身后，将另一侧衣袖拉到健侧斜上方，穿入健侧上肢，整理并系好扣子。脱衣过程与穿衣相反，健手解开扣子，健手脱患侧至肩下，脱健侧至肩下，两侧自然下滑脱出健手，再脱出患手。

笔记栏

（2）穿脱裤子：穿裤时，患者取坐位，健手置于蝈腘窝处将患腿抬起放在健腿上。健手穿患侧裤腿，拉至膝以上，放下患腿，全脚掌着地，穿健侧裤腿，拉至膝上，抬臀或站起向上拉至腰部，整理系紧腰带。脱裤时，患者站立位，松开腰带，裤子自然下落，坐下抽出健腿，抽出患腿，健腿从地上挑起裤子，整理好备用。

（刘永兵）

技能四十一　老年人的健康评估（身体评估）

护理人员通过对老年人细致的观察和全面而有重点的体格检查，可以更好地了解其身体状况，为进一步形成护理诊断、制订护理计划提供依据。对老年人进行躯体健康评估时，除了生理功能及疾病本身外，还要对其日常生活活动能力即自理程度进行评估。

【目的】

（1）掌握老年人身体评估的方法和内容，包括健康史、体格检查。

（2）熟悉功能状态评估的方法和内容。

（3）了解老年人的辅助检查内容。

【评估】

（1）评估老年人身体健康状态。

（2）评估老年人功能状态。

【计划】

1. 护士准备　洗手、戴口罩、着装整齐。
2. 用物准备　听诊器、血压计、叩诊锤、相关表格、量表等。
3. 环境准备　安静、整洁、私密、保暖。

【实施】

（1）询问老年人健康史，包括过去史，手术、外伤史，食物、药物等过敏史，参与日常生活活动和社会活动的能力。目前的健康状况，有无急慢性疾病。疾病发生的时间，主要的症状有无加重，治疗情况及恢复程度，目前疾病的严重程度，对日常生活活动能力和社会活动的影响。

（2）体格检查，检查时按要求让老人取坐位或半坐位，常用的方法包括视诊、触诊、叩诊、听诊。全身状态包括生命体征、营养状态、智力、意识状态、体位、步态；皮肤包括老年人皮肤的颜色、温度、湿度，皮肤的完整性与特殊感觉，有无癌前、癌病变；头面部与颈部检查、胸部检查、腹部检查、泌尿生殖器检查、脊柱与四肢检查及神经系统检查。

（3）功能状态评估工具包括Katz ADL量表和Lawton IADL量表等。

【评价】

（1）身体评估手法准确。

（2）健康史表格及功能状态评估量表填写方法正确。

【反思】

（1）老年人身体评估的注意事项有哪些？

（2）功能状态评估的注意事项有哪些？

养老机构居住老人的健康评估

一　般　资　料					
姓名：	性别：	年龄：	职业：	婚姻：	民族：
籍贯：	文化程度：医疗费用支付形式：				
住址：		联系电话：			
资料收集时间：		资料来源：			

笔记栏

（续表）

健康感知和健康管理	自觉健康状况：□良好　□一般　□较差　□差
	既往病史：□无　□有：（ ）
	家族史：□无　□有：（ ）
	过敏史：药物：□无　□不详　□有：（ ） 食物：□无　□不详　□有：（ ）
	吸烟：□无　□有（__年，平均__支/日；戒烟：□未　□已__年）
	饮酒：□无　□有（__年，平均__两/日；戒酒：□未　□已__年）
	药物依赖/药瘾/吸毒：□无　□有（名称，剂量/日，年）
	环境中危险因素：□无　□有：（ ）
	遵从医护计划/健康指导：□完全遵从　□部分遵从　□不遵从（原因）
	寻求促进健康的行为：□无　□有：（ ）
	对疾病的认识：□完全认识　□部分认识　□不认识
	目前健康状况 急性疾病□无　□有：（ ） 慢性疾病□无　□有：（ ） 主要症状： 治疗情况：
营养代谢	膳食种类：□普通膳食　□软食　□半流质　□流质　□禁食　□治疗膳食
	饮食习惯：□偏食：（ ）　□忌食：（ ）　□其他：（ ）
	食欲：□正常　□亢进（__天）　□减退（__天）
	进食方式：□正常　□亢进口鼻饲　□空肠造瘘　□全静脉营养　□其他
	饮水：□正常　□多饮（__mL/d）　□限制饮水（__mL/d）
	近6个月内体重变化：□无　□增加（__kg）　□减少（__kg）
	咀嚼困难：□无　□有（原因：）
	吞咽困难：□无　□有（原因：）
排　泄	排便：__次/天　颜色：（ ）性状：（ ） □便秘（1次/__日）　□腹泻（__次/日）　□失禁（__次/日） □造瘘（类型：能否自理：□能　□否） 应用泻剂：□无　□有：（ ）
	排尿：__次/天　颜色：（ ）性状：（ ）量：__mL/d □尿失禁（__级）　□尿潴留　□排尿困难　□尿路刺激征 □留置尿管　□膀胱造瘘
	引流：□无　□有（类型：__性状：__量：__mL）
活动运动	生活自理能力（见附录）
	辅助用具：□手杖　□拐杖　□轮椅　□助行器　□义肢　□其他
	活动耐力：□正常　□容易疲劳　□呼吸困难　□吸氧
睡眠休息	睡眠：□正常　□入睡困难　□多梦　□早醒　□失眠
	午睡：□无　□有（约　h）
	休息后精力是否充沛：□是　□否（原因）
	辅助睡眠：□无　□有（ ）

笔记栏

（续表）

认知感知	疼痛：□无　□有（部位：性质：程度：持续时间：）
	视力：□正常　□近视　□远视　□失明（□左眼　□右眼）
	听力：□正常　□耳鸣　□减退（□左耳　□右耳）□耳聋（□左耳　□右耳）□助听器
	味觉：□正常　□减退　□缺失　□其他
	记忆力：□良好　□减退（□短时记忆　□长时记忆）□丧失
	注意力：□正常　□分散
	语言能力：□正常　□失语　□构音困难
	定向力：□正常　□障碍
自我概念	自我感觉：□满意　□不满意　□其他：
	情绪状态：□正常　□焦虑　□恐惧　□绝望　□抑郁　□其他：
角色关系	就业情况：
	家庭结构：家庭关系：□和谐　□紧张
	社会交往情况：□正常　□较少　□回避
	角色适应：□良好　□角色冲突　□角色缺如　□角色强化　□角色消退
	经济状况：□良好　□一般　□较差
性与生殖	性生活：□正常　□障碍
	月经：□正常　□紊乱　□痛经　□绝经
	经量：□正常　□一般　□多持续时间：
	生育史：　孕次：　产次：
压力与应对	对疾病和住院反应：□否认　□适应　□依赖
	过去1年内重要生活事件：无□　有□（ ）
	支持系统：照顾者：□胜任　□勉强　□不胜任
	家庭应对：□忽视　□能满足　□过于关心
价值信念	宗教信仰：□无　□佛教　□基督教　□天主教　□其他：

身 体 评 估

生命体征

体温：℃　脉搏：次/分　呼吸：次/分　血压：mmHg

全身状况

意识状态：□清晰　□嗜睡　□意识模糊　□昏睡　□浅昏迷　□深昏迷　□谵妄
营养：□良好　□中等　□不良　□肥胖　□消瘦　□恶病质
面容：□正常　□病容（类型：）
体位：□自动体位　□被动体位　□强迫体位（类型：）
步态：□正常　□异常（类型：）

皮肤黏膜

颜色：□正常　□发红　□苍白　□发绀　□黄染　□色素沉着　□色素脱失
湿度：□正常　□潮湿　□干燥
温度：□正常　□热　□冷
弹性：□正常　□减退
完整性：□完整　□皮疹　□皮下出血（部位及分布：）
压疮：□无　□有（描述：）
水肿：□无　□有（描述：）
瘙痒：□无　□有（描述：）

淋巴结

□正常　□肿大（描述：）

笔记栏

（续表）

头部 眼睑：□正常　□水肿 结膜：□正常　□水肿　□出血 巩膜：□正常　□黄染 瞳孔：□正常　□异常（描述：） 对光反射：□正常　□迟钝　□消失 口唇：□红润　□发绀　□苍白　□疱疹 口腔黏膜：□正常　□出血点　□溃疡　□其他（） 牙齿：□完好　□缺失（）　□义齿（）
颈部 颈项强直：□无　□有 颈静脉：□正常　□充盈 气管：□居中　□偏移（描述：）
胸部 呼吸方式：□自主呼吸　□机械呼吸　□简易呼吸器辅助呼吸 呼吸节律：□规则　□不规则（描述：） 呼吸困难：□无　□轻度　□中度　□重度　□极重度 吸氧：□无　□有（描述：） 呼吸音：□正常　□异常（描述：） 啰音：□无　□有（描述：） 心率：__次/分心律：□齐　□不齐（描述：） 杂音：□无　□有（描述：）
腹部 外形：□正常　□膨隆　□凹陷　□胃型　□肠型 腹肌紧张：□无　□有（描述：） 压痛：□无　□有（描述：） 反跳痛：□无　□有（描述：） 肝大：□无　□有（描述：） 脾大：□无　□有（描述：） 肠鸣音：□正常　□亢进　□减弱　□消失
肛门直肠 □未查　□正常　□异常（描述：）
生殖器 □未查　□正常　□异常（描述：）
脊柱四肢 脊柱：□正常　□畸形（描述：）活动：□正常　□受限 四肢：□正常　□畸形（描述：）活动：□正常　□受限
神经系统 肌张力：□正常　□增强　□减弱 肢体瘫痪：□无　□有（描述：）肌力：级 巴宾斯基征：□阴性　□阳性

（刘永兵）

技能四十二　老年人的健康评估（心理评估）

笔记栏

进入老年期，在面对和适应各种压力事件的过程中，老年人常有一些特殊的心理活动，出现一些老年的个性心理特征。老年人的心理健康直接影响其躯体健康和社会功能状态，是实现健康老龄化不可缺少的维度之一。

【目的】

(1) 掌握老年人情绪与情感的评估，包括焦虑、抑郁的评估。

(2) 熟悉老年人认知的评估。

【评估】

(1) 老年人焦虑情绪的评估。

(2) 老年人抑郁情绪的评估。

(3) 老年人认知功能的评估。

【计划】

1. 护士准备　着装整齐。
2. 用物准备　汉密尔顿焦虑量表、汉密尔顿抑郁量表、简易智力状态检查量表。
3. 环境准备　环境安静、私密。

【实施】

(1) 应用汉密尔顿焦虑量表评估老年人有无焦虑的症状。

(2) 应用汉密尔顿抑郁量表评估老年人有无抑郁的症状。

(3) 应用简易智力状态检查量表评估老年人有无轻度认知功能障碍。

【评价】

(1) 汉密尔顿焦虑及抑郁心理评估量表填写方法正确。

(2) 简易智力状态检查量表填写方法正确。

【反思】

汉密尔顿焦虑及抑郁量表、简易智力状态检查量表使用注意事项有哪些？

汉密尔顿焦虑量表

症　状	症 状 描 述	评　分				
		无症状	轻度	中度	重度	极重度
焦虑心境	担心、担忧，感到有最坏的事情将要发生，容易激惹	0	1	2	3	4
紧　张	紧张感、易疲劳、不能放松，情绪反应，易哭、颤抖、感到不安	0	1	2	3	4
害　怕	害怕黑暗、陌生人、一人独处、动物、乘车或旅行及人多的场合	0	1	2	3	4
失　眠	难以入睡、易醒、睡得不深、多梦、梦魇、夜惊、醒后感疲倦	0	1	2	3	4
认知功能	或称记忆、注意障碍。注意力不能集中，记忆力差	0	1	2	3	4
抑郁心境	丧失兴趣、对以往爱好缺乏快感、忧郁、早醒、昼重夜轻	0	1	2	3	4
肌肉系统症状	肌肉酸痛、活动不灵活、肌肉抽动、肢体抽动、牙齿打颤、声音发抖	0	1	2	3	4
感觉系统症状	视物模糊、发冷发热、软弱无力感、浑身刺痛	0	1	2	3	4
心血管系统症状	心动过速、心悸、胸痛、血管跳动感、昏倒感、心搏脱漏	0	1	2	3	4
呼吸系统症状	胸闷、窒息感、叹息、呼吸困难	0	1	2	3	4
胃肠道症状	吞咽困难、嗳气、消化不良(进食后腹痛、胃部烧灼痛、腹胀、恶心、胃部饱感)、肠鸣、腹泻、体重减轻、便秘	0	1	2	3	4
生殖泌尿系统症状	尿意频数、尿急、停经、性冷淡、过早射精、勃起不能、阳痿	0	1	2	3	4

笔记栏

（续表）

症　状	症 状 描 述	评　　分				
		无症状	轻度	中度	重度	极重度
自主神经系统症状	口干、潮红、苍白、易出汗、易起“鸡皮疙瘩”、紧张性头痛、毛发竖起	0	1	2	3	4
会谈时行为表现	（1）一般表现：紧张、不能松弛、忐忑不安、咬手指、紧紧握拳、摸弄手帕、面肌抽动、不停顿足、手发抖、皱眉、表情僵硬、肌张力高、叹息样呼吸、面色苍白 （2）生理表现：吞咽、呃逆、安静时心率快、呼吸快（20次/分以上）、腱反射亢进、震颤、瞳孔放大、眼睑跳动、易出汗、眼球突出	0	1	2	3	4
总　分						

注：总分超过29分，提示可能为严重焦虑；超过21分，提示有明显焦虑；超过14分，提示有肯定的焦虑；超过7分，可能有焦虑；小于7分，提示没有焦虑。

汉密尔顿抑郁量表（HAMD）

症　状	症 状 描 述	得　分
1. 抑郁心境	（0）没有；（1）只在问到时才诉述；（2）在谈话中自发地表达；（3）不用言语也可以从表情、姿势、声音或欲哭中流露出这种表情；（4）患者的自发言语和非言语表达（表情、动作），几乎完全表达为这种情绪	
2. 有罪感	（0）没有；（1）责备自己，感到自己连累他人；（2）认为自己犯了罪，或反复思考以往的过失和错误；（3）认为目前的疾病是对自己错误的惩罚，或有罪恶妄想；（4）罪恶妄想伴有指责或威胁性幻觉	
3. 自杀	（0）没有；（1）觉得活着没有意思；（2）希望自己已经死去，或常想到与死有关的事；（3）消极观念（自杀观念）；（4）有严重自杀行为	
4. 入睡困难	（0）没有；（1）主诉有时有入睡困难，即上床后半小时仍不能入睡；（2）主诉每晚均入睡困难	
5. 睡眠不深	（0）没有；（1）睡眠浅多噩梦；（2）半夜（晚12点以前）曾醒来（不包括上厕所）	
6. 早醒	（0）没有；（1）有早醒，比平时早醒1小时，但能重新入睡；（2）早醒后无法重新入睡	
7. 工作和兴趣	（0）没有；（1）提问时才诉述；（2）自发地直接或间接表达对活动、工作或学习失去兴趣，如感到无精打采，犹豫不决，不能坚持或需强迫才能工作或活动；（3）病室劳动或娱乐不满3小时；（4）因目前的疾病而停止工作，住院者不参加任何活动或者没有他人帮助便不能完成病室日常事务	
8. 迟缓	（0）没有；（1）精神检查中发现轻度迟缓；（2）精神检查中发现明显迟缓；（3）精神检查困难；（4）完全不能回答问题（木僵）	
9. 激越	（0）没有；（1）检查时有些心神不定；（2）明显的心神不定或小动作多；（3）不能静坐，检查中曾起立；（4）搓手、咬手指、扯头发、咬嘴唇	
10. 精神性焦虑	（0）没有；（1）问及时诉述；（2）自发地表达；（3）表情和言谈流露出明显的忧虑；（4）明显惊恐	
11. 躯体性焦虑	（0）没有；（1）轻度；（2）中度，有肯定的躯体性焦虑症状；（3）重度，躯体性焦虑症状严重，影响生活或需加处理；（4）严重影响生活和活动	
12. 胃肠道症状	（0）没有；（1）食欲减退，但不需他人鼓励便自行进食；（2）进食需他人催促或请求和需要应用泻药或助消化药	
13. 全身症状	（0）没有；（1）四肢、背部或颈部有沉重感，背痛、头痛、肌肉疼痛，全身乏力或疲倦；（2）症状明显	
14. 性症状	（0）没有；（1）轻度；（2）重度；（3）不能肯定，或该项对被评者不适合（不计入总分）	
15. 疑病	（0）没有；（1）对身体过分关注；（2）反复思考健康问题；（3）有疑病妄想；（4）伴幻觉的疑病妄想	
16. 体重减轻	（0）没有；（1）一周内体重减轻1斤以上；（2）一周内体重减轻二斤以上	
17. 自知力	（0）没有；（1）知道自己有病，表现为抑郁；（2）知道自己有病，但归于伙食太差、环境问题、工作太忙、病毒感染或需要休息等；（3）完全否认有病	

笔记栏

（续表）

症　状	症 状 描 述	得　分
18. 日夜变化	(0) 没有；如果症状在早晨或傍晚加重，先指出哪一种，然后按其变化程度评分。(1) 轻度变化；(2) 重度变化	
19. 人格解体或现实解体	(0) 没有;(1) 问及时才诉述;(2) 自发诉述;(3) 有虚无妄想;(4) 伴幻觉的虚无妄想	
20. 偏执症状	(0) 没有;(1) 有猜疑;(2) 有牵连观念;(3) 有关系妄想或被害妄想;(4) 伴有幻觉的关系妄想或被害妄想	
21. 强迫症状	(0) 没有;(1) 问及时才诉述;(2) 自发诉述	
22. 能力减退感	(0) 没有;(1) 仅于提问时方引出主观体验;(2) 患者主动表示有能力减退感;(3) 需鼓励、指导和安慰才能完成病室日常事务或个人卫生;(4) 穿衣、梳洗、进食、铺床或个人卫生均需要他人协助	
23. 绝望感	(0) 没有;(1) 有时怀疑“情况是否会好转”，但解释后能接受;(2) 持续感到“没有希望”，但解释后能接受;(3) 对未来感到灰心、悲观和绝望，解释后不能排除;(4) 自动反复诉述“我的病不会好了”或诸如此类的情况	
24. 自卑感	(0) 没有;(1) 仅在询问时诉述有自卑感;(2) 自动诉述有自卑感(我不如他人);(3) 患者主动诉述:“我一无是处”或“低人一等”，与评2分者只是程度的差别;(4) 自卑感达妄想的程度，例如“我是废物”或类似情况	
总　分		
＜7分为正常；7～17分为轻度抑郁，患者表现为心境低落，精神萎靡，反应迟钝，言语缓慢，思维混乱，注意力难以集中，失眠或思卧；18～24分为中度抑郁，除上述症状加重外，常有兴趣丧失，精力明显减退，持续疲乏，活动明显减少，联想困难，自我评价过低，食欲减退，情绪不稳；＞24分为重度抑郁，除以上症状加重外，常有精神运动明显迟滞，过分自责或内疚感，可达妄想程度，体重明显下降，性欲全失，反复出现死亡或自杀念头		

简易精神状态检查表(mini mental status examination，MMSE)

1. 今年的年份？____年
2. 现在是什么季节？季节____
3. 现在是几月？____月
4. 今天是几号？____日
5. 今天是星期几？__
6. 现在我们在哪个省、市？____
7. 你住在什么区(县)？　区(县)____
8. 住在什么街道？　街道(乡)____
9. 我们现在是第几层楼？　楼层__
10. 这儿是什么地方？　地址(名称)____

(共10分)得分：

11. 现在我要说三样东西的名称，在我讲完之后，请你重复说一遍，请你记住这三样东西，因为等一下要再问你的:“皮球、国旗、树木”。(以第一次答案记分)。
皮球__国旗__树木__(共3分)得分：

12. 现在请你从100减去7，然后从所得的数目再减去7，如此一直计算下去，把每一个答案都告诉我，直到我说“停”为止。(若错了，但下一个答案是对的，那么只记一次错误)　93____86____79____72____65____(共5分)得分：

13. 现在请你告诉我，刚才我要你记住的三样东西是什么？
皮球__国旗__树木(共3分)得分：

14.(测试人员拿出手表)请问这是什么？手表__
(拿出铅笔)请问这是什么？笔__(共2分)得分：

15. 现在我要说一句话，请清楚地重复一遍，这句话是:“大家齐心协力拉紧绳”
(只说一遍，只有正确、咬字清楚的才记1分)　得分：

16.(测试人员把写有“闭上你的眼睛”大字的卡片交给受试者)
请照着这张卡片所写的去做。(如果他闭上眼睛，记1分)得分：

17.(测试人员说下面一段话，并给他一张空白纸，不要重复说明，也不要示范)
用右手拿这张纸____再用双手把纸对折____将纸放在左腿上____(共3分)得分：

笔记栏

（续表）

18. 请你写出一句完整的、有意义的句子（句子必须有主语、动词）
（共1分）得分：

19. 请你按样子画图。（图示见下方）

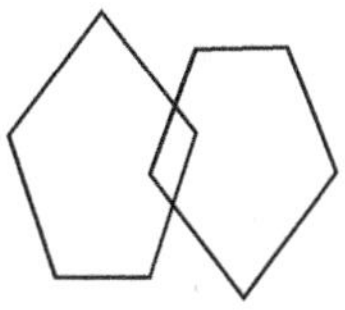

（共1分）得分：
总分：

评分标准：
总分30分，分数在27～30分为正常。
总分≤22分为痴呆；≤15分为严重痴呆。
按文化程度区分的评分标准：
文盲＜17分，小学＜20分；中学以上＜24分为痴呆。

（刘永兵）

技能四十三　老年人的日常生活护理

老年期不同于人生的其他阶段，此期个体因老化而健康受损和患各种慢性疾病的比例较高。所以，老年人日常生活护理应强调帮助老年人维持和恢复基本的生活能力，使其适应日常生活，或在健康状态下独立、方便地生活。日常生活活动能力指一个人为满足日常生活而要每天进行的必要活动，主要包括衣、食、住、行及沟通方面，即皮肤清洁与衣着卫生、饮食与排泄、休息与活动、性需求和性生活卫生及人际沟通。

一、日常生活活动能力的评估

【目的】
能运用量表准确评估老年人的日常生活活动能力。
【实施】
运用巴塞尔指数评估1名老人的日常生活活动能力。巴塞尔指数共10个项目，评估时间为5 min左右。将各项目得分相加即为该量表总分，根据总分可将老人分为4级，100分即生活自理，61～99分即轻度功能障碍，41～60分即中度功能障碍，≤40分即重度功能障碍。

巴塞尔指数评定表

姓名：＿＿＿＿＿＿　性别：＿＿＿＿＿＿　年龄：＿＿＿＿＿＿

项　目	评 分 标 准	得　分
1. 大便	0=失禁或昏迷 5=偶尔失禁（每周＜1次） 10=能控制	
2. 小便	0=失禁或昏迷或需由他人导尿 5=偶尔失禁（每24小时＜1次，每周＞1次） 10=能控制	

笔记栏

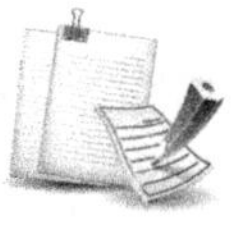

（续表）

项　目	评 分 标 准		得　分
3. 修饰	0=需帮助 5=独立洗脸、梳头、刷牙、剃须		
4. 用厕	0=依赖别人 5=需部分帮助 10=自理		
5. 吃饭	0=依赖别人 5=需部分帮助（夹饭、盛饭、切面包） 10=全面自理		
6. 转移 （床←→椅）	0=完全依赖别人，不能坐 5=需大量帮助（2人），能坐 10=需少量帮助（1人）或指导 15=自理		
7. 活动（步行） （在病房及其周围，不包括走远路）	0=不能动 5=在轮椅上独立行动 10=需1人帮助步行（体力或语言指导） 15=独立步行（可用辅助器）		
8. 穿衣	0=依赖 5=需一半帮助 10=自理（系开纽扣、关、开拉锁和穿鞋）		
9. 上楼梯（上下一段楼梯，用手杖也算独立）	0=不能 5=需帮助（体力或语言指导） 10=自理		
10. 洗澡	0=依赖 5=自理		
总　分			
评估者		日期	

【评价】

正确使用巴塞尔指数评估老年人的日常生活活动能力。

【反思】

（1）巴塞尔指数评分中的注意事项是什么？

（2）评估时是否做到有效沟通？

二、体验老年人的日常生活

【目的】

体验老年人日常生活活动能力下降的感受，为给老年人提供护理和健康指导时提供感性体验。

【实施】

1. 视力障碍体验　用粉笔灰涂抹镜面，体验老年人视物不清的感受。

2. 听力障碍体验　戴耳塞，在嘈杂的环境中听另一位同学正常说话，并用左手在纸上记录。

3. 活动障碍体验　双腿双手绑沙袋，进行上下楼梯，上下床，上厕所，倒开水，系鞋带等日常生活活动。

4. 联合体验　带上所有装备，去教育超市买1次东西。

体验完成后，需完成体验报告。

【评价】

体验老年人的日常生活活动能力下降的感受，为向老人提供护理提供感性体验。

笔记栏

【反思】

通过体验活动是否能真实感受到老年人日常生活活动能力下降的感受？

自拟题目

——老年人日常生活活动能力体验报告

学号：　　　　　　　　　　　　　　姓名：

体验过程	
体验感受	

（张　菁）

技能四十四　老年人的安全用药护理

随着年龄的增长，老年人的记忆力减退，学习新事物的能力下降，对药物的治疗目的、用药时间、用药方法常不能正确理解，影响用药安全和药物治疗的效果。此外，老年人常同时患有多种疾病，治疗中应用药物品种较多，导致其用药依从性差。

【目的】

体验老年人的用药感受，为提高老年人用药依从性、保证用药安全提供感性体验。

【实施】

使用彩色糖果模拟药片，每组4人，其中1人为患者，其他为家属，按照设定的服药计划完成10 d的服药任务A或B。

服药任务A：老人A，患有2型糖尿病合并有冠心病。

（1）红色糖果：三餐前，1颗/次（格列吡嗪缓释片）。

（2）绿色糖果：三餐后，2颗/次（二甲双胍）。

（3）紫色糖果：2次/天，1颗/次（单硝酸异山梨酯）。

服药任务B：老人B，患有高血压、糖尿病和前列腺增生。

（1）红色糖果：1次/天，1颗/次（贝那普利）。

（2）紫色糖果：2次/天，2颗/次（螺内酯）。

（3）绿色糖果：睡前服，2颗/次（地西泮片）。

（4）黄色糖果：三餐前，1颗/次（格列齐特）。

服药开始前小组内讨论出可以保证服药依从性的措施，并尽量保证试服药期间不漏掉任何一次。最终提交纸质版作业：① 提高服药依从性的方案；② 最终服药的结果。③ 服药体验报告，包

笔记栏

括患者角度和家属角度的体验报告。

【评价】

（1）体验老年人的用药感受，指导老人安全用药时能从老年人的感受出发，给予恰当的指导。

（2）能创新地使用信息化手段及各种小发明提高老人服药依从性。

【反思】

通过体验活动是否能真实感受到老年人用药过程中依从性低的原因？

老年人用药安全体验报告

小组成员	学号		姓名	
	学号		姓名	
	学号		姓名	
	学号		姓名	
服药任务				
提高服药依从性的措施				
服药结果				
服药感受				

（张　菁）

技能四十五　社区健康档案的建立

笔记栏

社区健康档案（community health record）是记录与社区居民健康有关信息的系统性文件，它包括以问题为向导的病史记录和健康检查记录，以预防为主的保健卡，以及个体、家庭和社区与健康有关的各种完整的记录，是医疗卫生机构为居民提供高质量医疗卫生服务的有效工具，是各级政府及卫生行政部门制定卫生政策的重要参考依据。

【目的】

（1）掌握居民的基本健康信息。

（2）有助于更好地开展社区护理工作。

（3）为解决社区居民健康问题提供依据。

（4）为全科医疗和社区护理教学、科研提供重要信息。

（5）为社会卫生规划提供资料来源。

（6）为社区卫生服务质量和技术水平提供评价依据。

【档案建立流程】

档案建立流程见下图。

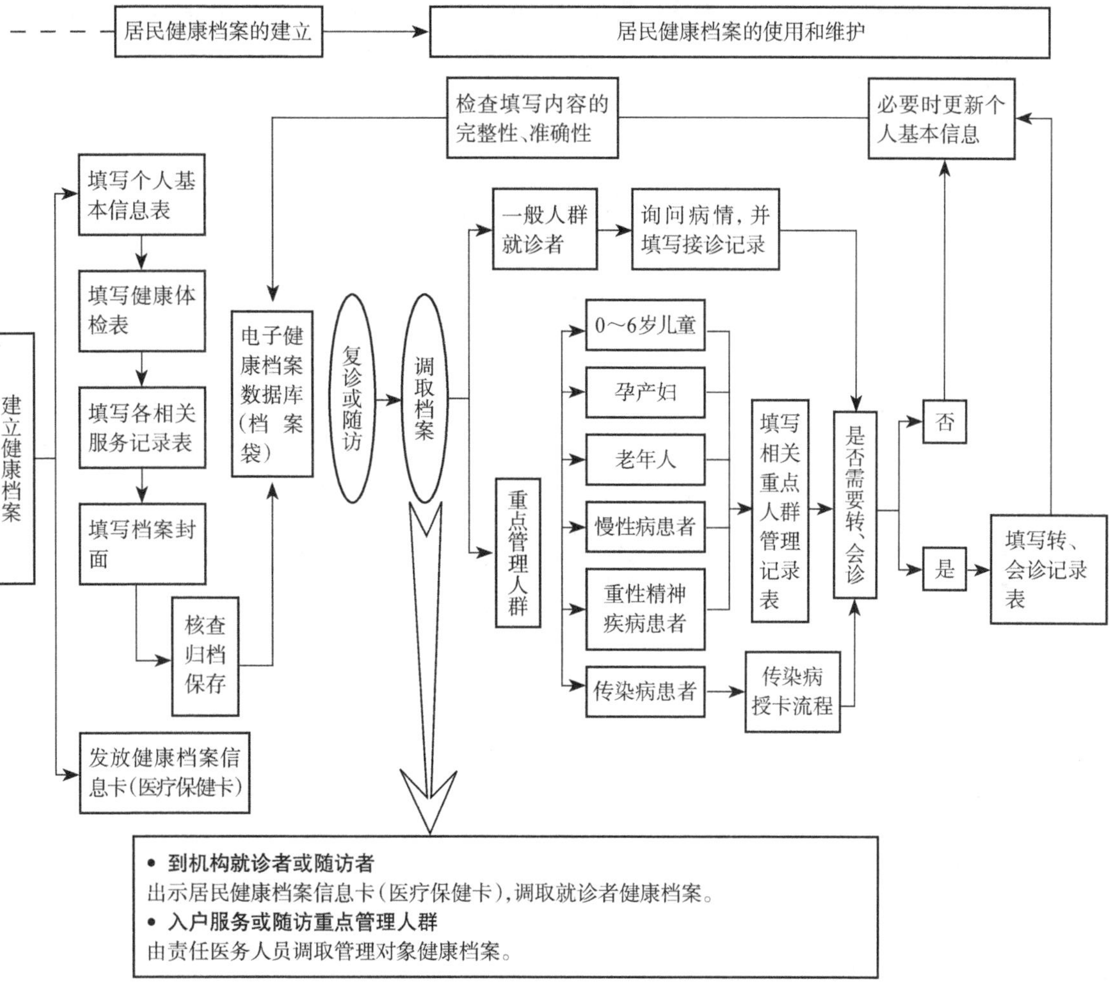

【反思】

（1）居民健康档案建立的主要内容有哪些？

（2）建立健康档案时有何要求？

（丁平俊）

笔记栏

技能四十六　常见慢性病患者的社区管理

慢性病是指慢性非传染性疾病的简称，是一类起病隐匿、病程长且迁延不愈、缺乏明确的传染性生物病因证据、病因复杂或病因未完全确认的疾病的概况总称。世界卫生组织定义为病情持续时间长、发展缓慢的疾病。

【目的】

(1) 有利于利用慢性病自身的特点,提高治疗效果。

(2) 有利于降低成本,增强社区居民的健康。

(3) 有利于发挥社区卫生服务机构的优势,更好地利用卫生资源。

(4) 有利于降低医疗费用。

【实验内容】

1. 高血压患者的社区管理　首次发现血压增高的患者,应在不同的时点多次测量血压,在未服用抗高血压药物的情况下,非同日3次测量,收缩压≥140 mmHg和(或)舒张压≥90 mmHg,可诊断为高血压。

2. 社区高血压患者管理步骤

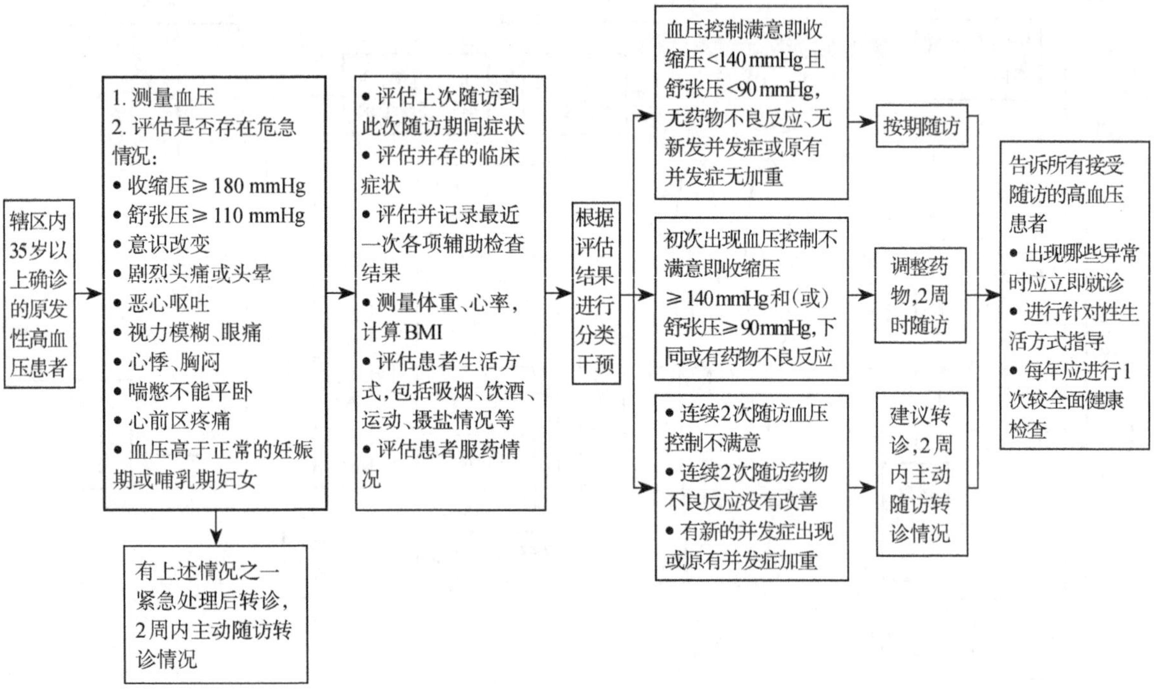

【反思】

如何做好老年慢性病的健康教育?

(丁平俊)

技能四十七　家庭访视

家庭访视是指在服务对象家庭里,为了维持和促进健康而对服务对象所提供的有目的的交往活动。家庭访视是家庭护理的重要工作方法,是为服务对象提供的主要服务形式。

【目的】

(1) 协助家庭发现健康问题。

(2) 确认影响家庭健康的危险因素。

笔记栏

(3) 寻求在家庭内解决问题的方法。

(4) 提供护理服务。

(5) 促进家庭功能。

(6) 提供判断社区健康问题的线索。

(7) 促进有效利用支持系统。

(8) 帮助社区护士与访视家庭建立良好关系。

【访视前准备】

1. *用物准备*　体检工具(体温计、血压计、听诊器、手电筒、量尺)、常用的消毒物品和外科器械(酒精、棉球、剪刀、止血钳、纱布)、隔离用品(帽子、口罩、工作衣、塑料围裙、消毒手套)、常用药物、注射用具、记录单、家庭护理手册、健康教育资料以及联系工具(地图、电话本)。增设的访视用品,如产后访视,应准备手提磅秤、有关母乳喂养以及婴儿计划免疫的宣传资料等。

2. *联络被访视家庭*　具体时间事先与访视家庭预约,一般通过电话预约,并向访视对象解释访视的目的、必要性、所提供的服务及所需时间等。

3. *安排访视路线*　根据具体情况安排一天的访视路线,可由远而近或由近而远。

【实施访视】

1. *初次访视*　社区护士要向访视对象介绍本人的姓名、角色、职责和所属单位名称,本次访视的目的,与服务对象及家庭建立相互信任的关系。

2. *评估*　对访视对象、其他家庭成员以及家庭进行评估,掌握家庭存在的问题或自上次访视后的变化情况。

3. *计划*　根据评估结果和家庭的意见与访视对象共同制订护理计划或调整计划,提高访视对象主动参与的积极性,降低抵触情绪,使护理计划更适合访视对象。

4. *实施护理干预*　对访视对象进行健康教育或护理操作,操作过程中严格遵循无菌技术原则和消毒隔离制度防止交叉感染,操作结束后正确处理用物并洗手。

5. *记录访视情况*　在访视过程中要对收集到的资料,实施的护理措施进行简要记录,及时回答访视对象提出的问题,必要时介绍转诊机构。

【访视后工作】

1. *消毒和整理用物*　检查、整理、消毒使用过的物品并及时补充访视包内的物品。

2. *记录和总结*　遵循正确、简洁、时效的原则重新整理家庭记录,记录内容应包括访视对象的态度、检查结果、现存的健康问题、访视对象的意见及要求、注意事项等,评价访视效果,判断访视目的实现情况,做好阶段性总结。

3. *修改护理计划*　分析家庭访视获取的资料,判断家庭新出现的问题以及问题的改善情况,提出解决问题的策略和方法,根据需要修改并完善护理计划。

4. *协调合作*　与其他相关的工作人员交流访视对象的情况,如个案讨论、汇报等。如现有的资源不能满足访视对象的需求,问题又不在社区护士的职责和能力范围之内,访视者应与其他服务机构联系,为服务对象做转诊安排或提供帮助。

【反思】

家庭访视中的注意事项有哪些?

(丁平俊)

笔记栏

第四篇

四 级 技 能

技能一　产科技能综合训练

【目的】

（1）通过综合性设计性实验，充分调动学生的主动性和参与意识，培养学生面对各种危急情况时的急救反应能力和综合应用知识的能力，培养学生分析问题、解决问题的临床思维能力。

（2）通过情景设置及角色扮演，培养学生的人际沟通和人文关怀能力及团队协作能力。

【实验内容】

（1）在《妇产科护理学》相关理论和专科技能学习之后，结合其他学科的相关知识进行综合性实验。

（2）实验过程中由教师指定病例，学生自己收集资料并进行综合性病例的设计，将相关理论和技能贯穿其中，提出护理问题，写出处理方案。

（3）通过情景模拟和角色扮演完成产科综合技能训练。

【实验方法】

1. 教学案例设计

（1）学生分组，由组长负责组织安排。

（2）指导老师负责学生收集案例时的问题解答及实验操作指导。

（3）实验前一周由指导老师向学生介绍实验的目的和要求，指定案例，学生通过查阅资料、临床实践，写出实验病例的具体设计及处理方案，要求至少设计3项护理操作。按照设计的情景以对话及旁白的形式编写实验剧本。

（4）每组同学需要设置医生、护士、护士长、患者、家属、学生、参观者等角色。

（5）实验设计过程中可以请指导老师提供意见和建议，实验设计要求尽量接近临床护理。

2. 实验课堂教学

（1）实验课各小组同学先进行自行练习，复习相关知识，练习相关技能。

（2）各实验组根据病例角色扮演着装，准备相应的物品和道具。

（3）各小组根据实验设计方案及编写的剧本进行20 min左右的情景模拟演习。

（4）带教老师和其余小组对各组进行考核，评价、讨论、总结。

【反思】

（1）本次实验的收获。

（2）本次实验的不足。

（3）根据自己所扮演的角色写出心得体会。

笔记栏

操作程序与考核标准

考核时间： 20 min。
考核资源： 模拟人、模拟病床、相关用物、道具。

项　目	评　价　要　点	分　值	得　分	扣分及说明
情景模拟表演	（1）组长对本组人员分工及剧情设计进行介绍	10		
	（2）用物道具准备	10		
	（3）临床反应能力	10		
	（4）沟通能力	10		
	（5）知识应用能力	10		
	（6）汇报者仪表端庄、举止得体、语言流畅	10		
	（7）团队协作能力	10		
案例设计	（1）案例贴近临床、包含相关的专业知识	10		
	（2）时间适度、组织合理	10		
	（3）剧本严谨、结构合理	10		
总　分		100		

案例分析

剖宫产患者的护理

1. 情景设置　　患者，女，23岁，大学文化。孕40周，第1胎，未见红，未破水。门诊检查后收入院。患者平素月经规律，孕4个月自觉胎动至今，孕中期经过良好。孕晚期无头痛、头晕，双下肢轻度水肿半月，血压正常，未治疗。既往体健，21岁结婚，无孕产史。入院体检：T 36.6℃，P 76次/分，R 20次/分，BP 120/70 mmHg。身高160 cm，体重70kg，心肺正常，腹膨隆。宫高35 cm，腹围92 cm，胎位左枕前，胎心140次/分，彩超双顶径9.2 cm，股骨长7.3 cm，羊水指数11.5 cm，胎盘成熟度Ⅱ级，胎儿体重3 600 g。初步诊断宫内孕40周。

2. 学习目标

（1）掌握妊娠期妇女的症状和体征，能识别异常症状体征。

（2）能运用相关知识有针对性地为孕妇进行产前健康教育。

（3）掌握入院护理、腹部四部触诊、胎心音测量、骨盆外测量、宫高腹围测量、正常分娩、疾病宣教、会阴擦洗、阴道灌洗、会阴湿热敷、阴道或子宫颈上药。

3. 可设定角色　　入院接待护士、责任护士、接诊医生、患者、患者家属、参观人员（群众）。

4. 用物　　模拟病房、床单位、模拟患者、产包、无菌手套、新生儿复苏器械、新生儿辐射台、吸引器和一次性吸痰管、骨盆测量尺、胎心监护仪、耦合剂、纸巾、软皮尺、温水、毛巾、无菌罐盛0.05%有效碘、无菌大棉签、治疗碗、中单、一次性治疗巾、一次性手套、便盆、加热的50%硫酸镁溶液（或遵医嘱）、1 mL、2 mL、5 mL、50 mL注射器、模拟药液、医嘱单、执行单，输液单、血气分析单、护理记录单、输液贴、笔表自备。

5. 情景模拟

（1）第一幕：入院护理，产妇由门诊护士及家属护送入产科病房。

1）接待新患者。

2）进行产前评估和初步护理。

3）完成新入院患者的宣教。

笔记栏

(2) 第二幕：产妇在待产室观察。

1) 监测生命体征。

2) 监测宫缩情况，胎心监测。

(3) 第三幕：产妇产程顺利，进入临产状态，准备接生。

1) 评估患者情况。

2) 采取正确的护理措施。

(4) 第四幕：分娩后母儿正常。

1) 母乳喂养宣教指导。

2) 会阴擦洗。

（康美玲）

技能二　妇科技能综合训练

【目的】

(1) 通过综合性设计性实验，充分调动学生的主动性和参与意识，培养学生面对各种危急情况时的急救反应能力和综合应用知识的能力，培养学生分析问题、解决问题的临床思维能力。

(2) 通过情景设置及角色扮演，培养学生的人际沟通和人文关怀能力及团队协作能力。

【实验内容】

(1) 在《妇产科护理学》(安力彬，陆虹，2017)相关理论和专科技能学习之后，结合其他学科的相关知识进行综合性实验。

(2) 实验过程中由教师指定病例，学生自己收集资料并进行综合性病例的设计，将相关理论和技能贯穿其中，提出护理问题，写出处理方案。

(3) 通过情景模拟和角色扮演完成妇产科综合技能训练。

【实验方法】

1. 教学案例设计

(1) 学生分组，由组长负责组织安排。

(2) 指导老师负责学生收集案例时的问题解答及实验操作指导。

(3) 实验前一周由指导老师向学生介绍实验的目的和要求，指定案例，学生通过查阅资料、临床实践，写出实验病例的具体设计及处理方案，要求至少设计3项护理操作。按照设计的情景以对话及旁白的形式编写实验剧本。

(4) 每组同学需要设置医生、护士、护士长、患者、家属、学生、参观者等角色。

(5) 实验设计过程中可以请指导老师提供意见和建议，实验设计要求尽量接近临床护理。

2. 实验课堂教学

(1) 实验课各小组同学先进行自行练习，复习相关知识，练习相关技能。

(2) 各实验组根据病例角色扮演着装，准备相应的物品和道具。

(3) 各小组根据实验设计方案及编写的剧本进行20 min左右的情景模拟演习。

(4) 带教老师和其余小组对各组进行考核，评价、讨论、总结。

笔记栏

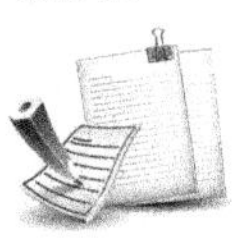

【反思】

(1) 本次实验的收获。

(2) 本次实验的不足。

(3) 根据自己所扮演的角色写出心得体会。

操作程序与考核标准

考核时间： 20 min。

考核资源： 模拟人、模拟病床、相关用物、道具。

项　目	评　价　要　点	分　值	得　分	扣分及说明
情景模拟表演	(1) 组长对本组人员分工及剧情设计进行介绍	10		
	(2) 用物道具准备	10		
	(3) 临床反应能力	10		
	(4) 沟通能力	10		
	(5) 知识应用能力	10		
	(6) 汇报者仪表端庄、举止得体、语言流畅	10		
	(7) 团队协作能力	10		
案例设计	(1) 案例贴近临床、包含相关的专业知识	10		
	(2) 时间适度、组织合理	10		
	(3) 剧本严谨、结构合理	10		
总　分		100		

案例分析

宫颈癌患者的护理

1. 情景设置　患者，女，50岁，主诉阴道不规则出血1周，接触性出血2个月来就诊。入院体检：T 36.6℃，P 86次/分，R 22次/分，BP 110/80 mmHg。身高160 cm，体重65 kg，心肺正常，病理学检查诊断：宫颈癌。

2. 学习目标

(1) 掌握宫颈癌的症状和体征。

(2) 能运用相关知识对宫颈癌患者进行术前、术后的护理。

(3) 掌握阴道灌洗、阴道或宫颈上药、导尿、肌注、备皮、心电监护、吸氧、生命体征监测、静脉输液、引流管护理、盆底肌锻炼等技能。

3. 可设定角色　入院接待护士、责任护士、接诊医生、患者、患者家属、参观人员（群众）。

4. 用物　模拟病房、床单位、模拟患者、治疗盘，一次性手套一副，一次性垫巾一块，无菌冲洗桶橡皮连接管一套，阴道灌洗头一个，血管钳一把，0.02%碘液1 000 mL，无菌镊子1把，卵圆钳1把，弯盘一个，无菌大棉球，窥阴器，水温计、心电监护仪、吸氧装置一套、静脉输液装置一套、医嘱单、执行单，输液单、护理记录单、输液贴、笔表自备。

5. 情景模拟

(1) 第一幕：入院护理。

1) 接待新患者。

2) 进行产前评估和初步护理。

3) 完成新入院患者的宣教。

(2) 第二幕：完成术前准备。

笔记栏

1）术前宣教。

2）备皮、阴道冲洗、阴道或宫颈上药、指导盆底肌锻炼、术前注射。

（3）第三幕：术后护理。

1）评估患者情况。

2）采取正确的护理措施。

（康美玲）

技能三　儿科技能综合训练

【目的】

（1）通过综合性设计性实验，充分调动学生的主动性和参与意识，培养学生面对各种危急情况时的急救反应能力和综合应用知识的能力，培养学生分析问题、解决问题的临床思维能力。

（2）通过情景设置及角色扮演，培养学生的人际沟通和人文关怀能力及团队协作能力。

【实验内容】

（1）在《儿科护理学》（崔焱，仰曙芬，2017）相关理论和专科技能学习之后，结合其他学科的相关知识进行综合性实验。

（2）实验过程中由教师指定病例，学生自己收集资料并进行综合性病例的设计，将相关理论和技能贯穿其中，提出护理问题，写出处理方案。

（3）通过情景模拟和角色扮演完成儿科综合技能训练。

【实验方法】

1. 教学案例设计

（1）学生分组，由组长负责组织安排。

（2）指导老师负责学生收集案例时的问题解答及实验操作指导。

（3）实验前一周由指导老师向学生介绍实验的目的和要求，指定案例，学生通过查阅资料、临床实践，写出实验病例的具体设计及处理方案，要求至少设计3项护理操作。按照设计的情景以对话及旁白的形式编写实验剧本。

（4）每组同学需要设置医生、护士、护士长、患者、家属、学生、参观者等角色。

（5）实验设计过程中可以请指导老师提供意见和建议，实验设计要求尽量接近临床护理。

2. 实验课堂教学

（1）实验课各小组同学先进行自行练习，复习相关知识，练习相关技能。

（2）各实验组根据病例角色扮演着装，准备相应的物品和道具。

（3）各小组根据实验设计方案及编写的剧本进行20 min左右的情景模拟演习。

（4）带教老师和其余小组对各组进行考核，评价、讨论、总结。

【反思】

（1）本次实验的收获。

（2）本次实验的不足。

（3）根据自己所扮演的角色写出心得体会。

笔记栏

操作程序与考核标准

考核时间：20 min。
考核资源：模拟人、模拟病床、相关用物、道具。

项　目	评　价　要　点	分　值	得　分	扣分及说明
情景模拟表演	（1）组长对本组人员分工及剧情设计进行介绍	10		
	（2）用物道具准备	10		
	（3）临床反应能力	10		
	（4）沟通能力	10		
情景模拟表演	（5）知识应用能力	10		
	（6）汇报者仪表端庄、举止得体、语言流畅	10		
	（7）团队协作能力	10		
案例设计	（1）案例贴近临床、包含相关的专业知识	10		
	（2）时间适度、组织合理	10		
	（3）剧本严谨、结构合理	10		
总　分		100		

案例分析

早产患儿的护理

1. 情景设置　患儿，王女士之女，女性，出生15 min。主因孕32周早产，出生15 min由产科转入儿科。Apgar评分1 min、5 min、10 min均为10分，羊水、胎盘、脐带无异常。为求进一步治疗转入儿科。体格检查：T 36.6℃，R 60次/分，P 140次/分，体重1 900 g，哭声弱，反应可。全身布满胎脂，皮肤稍发绀，前囟平，张力可。鼻翼扇动（+），口唇及口周稍发绀。呼吸急促，双肺呼吸音低，可闻及痰鸣音。心率140次/分，律齐，未闻及杂音。腹平软，无胃肠型及蠕动波。肠鸣音每分钟4次。指（趾）甲平指（趾）端。四肢张力稍低，新生儿原始反射弱。初步诊断：早产儿。

2. 学习目标

（1）掌握早产儿的症状和体征，早产儿常见的并发症及处理。

（2）能运用相关知识对该患者进行护理。

（3）掌握小儿体格测量、温箱使用、保温辐射台使用、新生儿沐浴、脐部护理、光照疗法、新生儿人工喂养技能。

3. 可设定角色　入院接待护士、责任护士、接诊医生、患者、患者家属、参观人员（群众）。

4. 用物　模拟病房、床单位、模拟患者、站立式磅秤（婴儿台秤）、卷尺、立位测量器（测量板）、皮肤消毒液、保温辐射台、心电监护仪、吸氧装置一套、静脉输液装置一套、医嘱单、执行单，输液单、护理记录单、输液贴、笔表自备。

5. 情景模拟

（1）第一幕：产科护士和家属护送早产儿到新生儿科。

1）接待新患者。

2）进行评估和初步护理。

3）向家属宣教。

（2）第二幕：患儿入院4 h，病情稳定，脐部少许分泌物，医生检查后开出医嘱：保温箱保温，

笔记栏

脐部护理，1次/天。

1）温箱使用。

2）新生儿沐浴、脐部护理。

3）新生儿人工喂养。

（3）第三幕：患儿入院3 d，经皮胆红素测定，198.84 μmol/L，医嘱为蓝光治疗。

1）评估患者情况。

2）采取正确的护理措施。

（康美玲）

技能四 急救技能综合训练

【目的】

（1）通过综合性设计性实验，充分调动学生的主动性和参与意识，培养学生面对各种危急情况时的急救反应能力和综合应用知识的能力，培养学生分析问题、解决问题的临床思维能力。

（2）通过情景设置及角色扮演，培养学生的人际沟通和人文关怀能力及团队协作能力。

【实验内容】

（1）在《急危重症护理学》（张波，桂莉，2017）相关理论和专科技能学习之后，结合其他学科的相关知识进行综合性实验。

（2）实验过程中由教师指定病例，学生自己收集资料并进行综合性病例的设计，将相关理论和技能贯穿其中，提出护理问题，写出处理方案。

（3）通过情景模拟和角色扮演完成急救综合技能训练。

【实验方法】

1. 教学案例设计

（1）学生分组，由组长负责组织安排。

（2）指导老师负责学生收集案例时的问题解答及实验操作指导。

（3）实验前一周由指导老师向学生介绍实验的目的和要求，指定案例，学生通过查阅资料、临床实践，写出实验病例的具体设计及处理方案，要求至少设计3项护理操作。按照设计的情景以对话及旁白的形式编写实验剧本。

（4）每组同学需要设置医生、护士、护士长、患者、家属、学生、参观者等角色。

（5）实验设计过程中可以请指导老师提供意见和建议，实验设计要求尽量接近临床护理。

2. 实验课堂教学

（1）实验课各小组同学先进行自行练习，复习相关知识，练习相关技能。

（2）各实验组根据病例角色扮演着装，准备相应的物品和道具。

（3）各小组根据实验设计方案及编写的剧本进行20 min左右的情景模拟演习。

（4）带教老师和其余小组对各组进行考核，评价、讨论、总结。

【反思】

（1）本次实验的收获。

（2）本次实验的不足。

（3）根据自己所扮演的角色写出心得体会。

笔记栏

操作程序与考核标准

考核时间： 20 min。

考核资源： 模拟人、模拟病床、相关用物、道具。

项 目	评 价 要 点	分 值	得 分	扣分及说明
情景模拟表演	（1）组长对本组人员分工及剧情设计进行介绍	10		
	（2）用物道具准备	10		
	（3）临床反应能力	10		
	（4）沟通能力	10		
情景模拟表演	（5）知识应用能力	10		
	（6）汇报者仪表端庄、举止得体、语言流畅	10		
	（7）团队协作能力	10		
案例设计	（1）案例贴近临床、包含相关的专业知识	10		
	（2）时间适度、组织合理	10		
	（3）剧本严谨、结构合理	10		
总 分		100		

案例分析

休克患者的护理

1. 情景设置　患者，男，40岁。1 h前因酒后车祸致右下肢受伤入院。伤后神志模糊，表情痛苦，极度烦躁，双上肢不断地抓空，呼吸稍费力，满嘴酒气，无头晕头痛，无咯血，无恶心呕吐，无呕血，无抽搐，无腹痛。体格检查：T 36.0℃，R 28次/分，P120次/分，BP 70/40 mmHg，全身冰冷，瞳孔等大等圆，直径约3 mm，不断有血从右下肢流出。

2. 学习目标

（1）熟悉休克的临床表现和严重程度的评估。了解休克的病因与分类。

（2）掌握急诊护理工作流程（包括接诊一分诊—处理）。

（3）掌握反映休克病情变化的观察指标。

（4）掌握休克患者的急救原则和护理措施。

3. 可设定角色　入院接待护士、责任护士、接诊医生、患者、患者家属、参观人员（群众）。

4. 用物　模拟病房、床单位、模拟患者、氧气枕、压舌板、电筒、体温计、血压计、听诊器、心电监护仪、给氧用物、静脉输液、输血用物、化验试管、抽血（静脉与动脉血）用物、各种注射用物、导尿用物、止血、包扎、固定用物、担架、模拟林格液（500 mL）、模拟“O”型浓缩红细胞、5%葡萄糖生理盐水500 mL、5%葡萄糖注射液500 mL、生理盐水500 mL、肝素（12 500 U/2 mL）；挂号预填单、病历本、危重患者护理记录单、化验单、血交叉单、输血治疗同意书、医嘱单、过敏试验标志等静脉输液装置一套、医嘱单、执行单，输液单、护理记录单、输液贴、笔表自备。

5. 情景模拟

（1）第一幕：救护车到达车祸现场。

1）检伤，止血、包扎、固定。

笔记栏

2）转运。

（2）第二幕：急救车护送患者至急诊科。

1）搬运患者，预检分诊。

2）配合医生抗休克治疗护理。

（3）第三幕：患者突然病情恶化，无意识，无反应，心搏骤停。

1）心肺复苏。

2）配合医生采取正确的护理措施。

（康美玲）

技能五 内科技能综合训练

【目的】

（1）通过综合性设计性实验，充分调动学生的主动性和参与意识，培养学生面对各种危急情况时的急救反应能力和综合应用知识的能力，培养学生分析问题、解决问题的临床思维能力。

（2）通过情景设置及角色扮演，培养学生的人际沟通和人文关怀能力及团队协作能力。

【实验内容】

（1）在《内科护理学》（尤黎明，吴瑛，2017）相关理论和专科技能学习之后，结合其他学科的相关知识进行综合性实验。

（2）实验过程中由教师指定病例，学生自己收集资料并进行综合性病例的设计，将相关理论和技能贯穿其中，提出相关护理问题，写出处理方案。

（3）通过情景模拟和角色扮演完成综合技能训练。

【实验方法】

1. 教学案例设计

（1）学生分组，由组长负责组织安排。

（2）指导老师负责学生收集案例时的问题解答及实验操作指导。

（3）实验前一周由指导老师向学生介绍实验的目的和要求，指定案例，学生通过查阅资料、临床实践，写出实验病例的具体设计及处理方案，要求至少设计3项护理操作。按照设计的情景以对话及旁白的形式编写实验剧本。

（4）每组同学需要设置医生、护士、护士长、患者、家属、学生、参观者等角色。

（5）实验设计过程中可以请指导老师提供意见和建议，实验设计要求尽量接近临床护理。

2. 实验课堂教学

（1）实验课各小组同学先进行自行练习，复习相关知识，练习相关技能。

（2）各实验组根据病例角色扮演着装，准备相应的物品和道具。

（3）各小组根据实验设计方案及编写的剧本进行20 min左右的情景模拟演习。

（4）带教老师和其余小组对各组进行考核，评价、讨论、总结。

【反思】

笔记栏

（1）本次实验的收获。

（2）本次实验的不足。

（3）根据自己所扮演的角色写出心得体会。

操作程序与考核标准

考核时间：20 min。

考核资源：模拟人、模拟病床、相关用物、道具。

项　目	评　价　要　点	分　值	得　分	扣分及说明
情景模拟表演	（1）组长对本组人员分工及剧情设计进行介绍	10		
	（2）用物道具准备	10		
	（3）临床反应能力	10		
	（4）沟通能力	10		
	（5）知识应用能力	10		
	（6）汇报者仪表端庄、举止得体、语言流畅	10		
	（7）团队协作能力	10		
案例设计	（1）案例贴近临床、包含相关的专业知识	10		
	（2）时间适度、组织合理	10		
	（3）剧本严谨、结构合理	10		
总　分		100		

案例分析

慢性阻塞性肺疾病患者的护理

1. 情景设置　　患者，男，70岁，退休工人，小学文化。20年前出现咳嗽、咳痰，痰液呈白色黏液状，量少，每年秋冬季节症状明显，每次发作持续3～4个月。2年前出现，干重体力活动后呼吸困难。2周前感冒后，咳嗽加重，痰量增多，黄色脓性痰，黏稠不易咳出，轻度活动后即有气促和胸闷。患者喜食腌制食物，吸烟30年，平均10支/天，无饮酒嗜好。入院体检：T38℃，P96次/分，R28次/分，BP130/70 mmHg。神志清楚，口唇发绀，桶状胸，呼吸浅快，触觉语颤减弱，叩诊呈过清音，双肺可闻及湿啰音。辅助检查：血常规检查，白细胞12.8×10^9/L。胸部X线检查：肺纹理增粗、紊乱，两肺透明度增加，提示"慢性支气管炎、肺气肿"。

2. 学习目标

（1）掌握慢性阻塞性肺病的相关知识

1）确定该患者诊断是否存在？

2）哪些依据可帮助确定？

3）导致本病发生的危险因素有哪些？

4）如何判断患者的病程和病情的严重程度？

5）患者存在哪些护理问题？

6）可采取哪些护理措施？

7）如何判断患者病情变化以及对治疗和护理的反应？

8）如何判断患者有无其他并发症？如何针对并发症进行护理？

（2）掌握入院护理、肺功能评估、生命体征测量、排痰护理、吸氧、雾化吸入给药、疾病宣教、心电监护、静脉输液、吸痰、动脉血标本采集等技能。

3. 可设定角色　　入院接待护士、责任护士、接诊医生、患者、患者家属、参观人员（群众）。

4. 用物　　模拟病房、床单位、模拟患者、体温计、血压计、听诊器、监护仪、吸氧用物一套、输液用物一套、雾化吸入器、动脉血气采血针、1 mL、2 mL、5 mL、50 mL注射器、模拟药液、医嘱单、执行单，输液单、血气分析单、护理记录单、输液贴、笔表自备。

笔记栏

5. 情景模拟

（1）第一幕：入院护理。

1）接待新患者。

2）进行入院评估和初步护理。

3）完成新入院患者的护理病历。

（2）第二幕：入院后患者主诉呼吸困难，痰液咳不出，请求护士给予帮助。

1）评估患者情况。

2）采取正确的护理措施。

（3）第三幕：入院后3 h，患者主诉胸闷憋气，不能平卧，T 38.3℃，P 106次/分，R 36次/分，BP 110/60 mmHg，口唇发绀明显。遵医嘱给予心电监护、血气分析、氧气吸入、头孢吡肟2 g静脉点滴。

（康美玲）

技能六　外科技能综合训练

【目的】

（1）通过综合性设计性实验，充分调动学生的主动性和参与意识，培养学生面对各种危急情况时的急救反应能力和综合应用知识的能力，培养学生分析问题、解决问题的临床思维能力。

（2）通过情景设置及角色扮演，培养学生的人际沟通和人文关怀能力及团队协作能力。

【实验内容】

（1）在《外科护理学》（李乐之，路潜，2017）相关理论和专科技能学习之后，结合其他学科的相关知识进行综合性实验。

（2）实验过程中由教师指定病例，学生自己收集资料并进行综合性病例的设计，将相关理论和技能贯穿其中，提出相关护理问题，写出处理方案。

（3）通过情景模拟和角色扮演完成综合技能训练。

【实验方法】

1. 教学案例设计

（1）学生分组，由组长负责组织安排。

（2）指导老师负责学生收集案例时的问题解答及实验操作指导。

（3）实验前一周由指导老师向学生介绍实验的目的和要求，指定案例，学生通过查阅资料、临床实践，写出实验病例的具体设计及处理方案，要求至少设计3项护理操作。按照设计的情景以对话及旁白的形式编写实验剧本。

（4）每组同学需要设置医生、护士、护士长、患者、家属、学生、参观者等角色。

（5）实验设计过程中可以请指导老师提供意见和建议，实验设计要求尽量接近临床护理。

2. 实验课堂教学

（1）实验课各小组同学先进行自行练习，复习相关知识，练习相关技能。

（2）各实验组根据病例角色扮演着装，准备相应的物品和道具。

（3）各小组根据实验设计方案及编写的剧本进行20 min左右的情景模拟演习。

（4）带教老师和其余小组对各组进行考核，评价、讨论、总结。

【反思】

（1）本次实验的收获。

笔记栏

（续表）

（2）本次实验的不足。

（3）根据自己所扮演的角色写出心得体会。

操作程序与考核标准

考核时间：20 min。

考核资源：模拟人、模拟病床、相关用物、道具。

项　目	评　价　要　点	分　值	得　分	扣分及说明
情景模拟表演	（1）组长对本组人员分工及剧情设计进行介绍	10		
	（2）用物道具准备	10		
	（3）临床反应能力	10		
	（4）沟通能力	10		
	（5）知识应用能力	10		
	（6）汇报者仪表端庄、举止得体、语言流畅	10		
	（7）团队协作能力	10		
案例设计	（1）案例贴近临床、包含相关的专业知识	10		
	（2）时间适度、组织合理	10		
	（3）剧本严谨、结构合理	10		
总　分		100		

案例分析

围手术期患者的护理

1. 情景设置　患者杨某，男，58岁，农民，2个月前无明显诱因下出现右上腹痛，较剧，阵发性加重，以夜间为剧，进食后加重，无向他处放射，伴恶心、呕吐，呕吐物为胃内容物及胆汁，速至医院就诊。入院体检：T 36.3℃，P 60次/分，R 20次/分，BP 125/73 mmHg，神志清，精神可，皮肤巩膜无黄染。腹部体征：腹部平软，右上腹压痛（+），无反跳痛。B超示胆囊结石。诊断胆囊结石胆囊炎，胆囊息肉。

2. 学习目标

（1）掌握围手术期患者术前、术后的护理评估内容及主要护理措施。

（2）能正确实施术前术后护理操作。

（3）能对患者及家属进行术前、术后相关知识宣教。

（4）与患者交流时语言自然、沟通高效、注意互动。

（5）掌握入院护理、肺功能评估、生命体征测量、排痰护理、吸氧、雾化吸入给药、疾病宣教、心电监护、静脉输液、吸痰、动脉血标本采集等技能。

3. 可设定角色　入院接待护士、责任护士、接诊医生、患者、患者家属、参观人员（群众）。

4. 用物　模拟病房、床单位、模拟患者、体温计、血压计、听诊器、监护仪、吸氧用物一套、输液用物一套、导尿用物一套、1 mL、2 mL、5 mL、50 mL注射器、模拟药液、医嘱单、执行单，输液单、血气分析单、护理记录单、输液贴、笔表自备。

5. 情景模拟

（1）第一幕：入院护理。

1）接待新患者。

2）进行入院评估和初步护理。

笔记栏

3）完成新入院患者的护理病历。

（2）第二幕：入院后2 d，医嘱定于明日行“腹腔镜下胆囊切除术”，责任护士进行相关准备。

1）术前宣教。

2）术前准备。

（3）第三幕：术后返回病房。

1）搬运患者。

2）病情观察，术后宣教。

（康美玲）

笔记栏